教育部职业教育与成人教育司推荐教材

高等职业教育食品科学与工程专业教学用书

# 食品卫生 检测技术

SHIPIN WEISHENG
JIANCE JISHU

主　编：张邦建　赵　珺

副主编：袁静宇　钟彩霞　王淑艳

参　编：纳　日　苏晓燕

　　　　李　莉　艾日登才次克

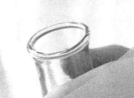

- 食品卫生与食品安全的概念
- 食品添加剂检测
- 食品中污染物的测定
- 食品中微生物和微生物毒素的检测
- 食品中有害物质的检测

海洋出版社

2013年·北京

# 内 容 简 介

本书是为了适应我国食品类高等教育发展的需要，全面推进素质教育，培养学生的创新精神和实践能力而编写的教材。

全书共分为 5 章，主要介绍了食品卫生与食品安全的概念、食品添加剂检测、食品中污染物的测定、食品中微生物和微生物毒素的检测和食品中有害物质的检测等。在编写时以食品检验为主线，从安全检测、微生物检测、添加剂检测三大角度讲清概念、理顺脉络、阐述方法，突出"重点、难点、要点"，以国家标准为基础，做到理论联系实际，对其中重要的内容尽量以实验设计或简明、直观和形象化的图示、表格等形式来表达，有利于学生加深理解，增强记忆和乐于自学等。

**适用范围：**高等职业教育院校食品类各专业教材，还可作为食品工程技术人员的参考书及相关人员的培训教材。

## 图书在版编目(CIP)数据

食品卫生检测技术/张邦建，赵珺主编. —北京：海洋出版社，2013.9
ISBN 978-7-5027-8608-3

Ⅰ.①食… Ⅱ.①张…②赵… Ⅲ.①食品卫生—食品检验 Ⅳ.①R155.5

中国版本图书馆 CIP 数据核字（2013）第 144559 号

| | |
|---|---|
| 总 策 划：刘 斌 | 发 行 部：(010) 62174379（传真）(010) 62132549 |
| 责任编辑：刘 斌 | (010) 68038093（邮购）(010) 62100077 |
| 责任校对：肖新民 | 网 址：www.oceanpress.com.cn |
| 责任印制：赵麟苏 | 承 印：北京画中画印刷有限公司 |
| 排 版：海洋计算机图书输出中心 晓阳 | 版 次：2013 年 9 月第 1 版 |
| | 2013 年 9 月第 1 次印刷 |
| 出版发行 海洋出版社 | 开 本：787mm×1092mm 1/16 |
| 地 址：北京市海淀区大慧寺路 8 号（716 房间） | 印 张：11.75 |
| 100081 | 字 数：282 千字 |
| 经 销：新华书店 | 印 数：1～4000 册 |
| 技术支持：(010) 62100055 | 定 价：35.00 元 |

本书如有印、装质量问题可与发行部调换

# 前　言

《食品卫生检测技术》是为了适应我国食品类高等教育发展的需要，全面推进素质教育，根据《教育部关于"十二五"普通高等教育本科教材建设的若干意见》的精神并全面贯彻党的教育方针，培养学生的创新精神和实践能力而编写的供高等职业院校使用的学生素质教育教材。

本书根据食品行业对食品质量安全控制岗位及各技术领域岗位群的任职要求选择编排内容，主要包括食品卫生检测项目、食品法律法规与标准、食品添加剂检测技术、食品微生物检测技术及近年来备受关注的引发食品安全事件的物质的检测，同时配套相应的技能训练，适应教师在现代高等职业教育"工学结合"教学理念的指导下，采用案例教学、项目教学等方法进行教学。本书的编写以本学科的科学性和系统性为前提，引入最新检测方法，依据最新的国家标准，注重学生知识面的拓展，力求实现强基础、重实践的目标。

本书是编者多年来在教学改革过程中的探索和总结。本书以食品检验为主线，从安全检测、微生物检测、添加剂检测三大角度去讲清概念、理顺脉络、阐述方法，突出三点"重点、难点、要点"，以国家标准为基础，做到理论联系实际，对其中重要的内容尽量以自行设计或精选的简明、直观和形象化的图示、表格等形式来表达，有利于学生加深理解，增强记忆和乐于自学等目的。

本书根据学科理论的发展，针对高职教育人才培养的特点，精心选择实验、实训内容。根据国家标准介绍了检验方法的原理、试剂的制备，并详细地介绍操作步骤及结果的计算，在每个项目后，细化了关于检验的说明及注意事项，便于学生自学。

本书将模拟完成企业"项目任务"贯穿整个编写过程，将内容置于企业生产经营活动中，具有理论联系实际，构思独特，简明易懂，突出技能实训的培养，可操作性、职业性和实用性较强等特点。适用于高等职业教育院校食品类各专业教材，还可作为食品工程技术人员的参考书及相关人员的培训教材。

本书由包头轻工职业技术学院张邦建和内蒙古化工职业技术学院赵珺担任主编，包头轻工职业技术学院袁静宇、钟彩霞、王淑艳担任副主编，参与编写的人员还有内蒙古化工职业学院的纳日、苏晓燕，内蒙古农业大学的李莉以及新疆维吾尔自治区动物卫生监督所的艾日登才次克。在编写过程中还得到了海洋出版社的大力支持和热心帮助，编者在此表示衷心的感谢。限于编者的学识和水平有限，书中不当及错漏之处难免，望广大学生和同行随时指正，以待日后再版时改进。

# 目　录

# 第 1 章
# 食品卫生检测概述

【知识目标】

☑ 了解食品卫生、食品安全的定义和食品安全标准。

☑ 掌握食品污染的途径及食品中毒的方式。

☑ 了解食品卫生检测技术的意义及发展。

☑ 掌握食品卫生检测的常规技术的分类及食品卫生检测技术的范围。

☑ 掌握现代食品检测技术的种类。

【技能目标】

☑ 培养鉴别食品卫生质量好坏的能力及食品安全标准的认知能力。

☑ 培养判断食品中毒及污染途径的识别能力。

## 1.1 食品卫生与食品安全

在中国，经过二十多年的改革开放后，已经基本解决了温饱问题，食品供给格局发生了根本性的变化，品种丰富，数量充足。近年来，食品质量安全问题已成为社会关注的热点问题，其原因是：一方面基于我国人民生活水平的提高，食物结构发生转变，全民食品营养卫生知识得到普及，饮食消费观念也发生转变，对食品的质量标准的要求有所提高。另一方面，由于我国环保技术和理念的落后，导致环境污染严重，水土流失，耕地质量下降，农业再生产能力下降；加上工业化进展迅速及城市人口剧增，工业三废、城市废物的大量排放，农药、兽药的使用增多，导致大量有毒有害物质进入土壤，加剧了食品工业原料的污染程度。随着食品卫生与安全问题日益被广大消费者和各国政府重视，以及国际食品贸易的不断发展，食品卫生检测的方法也日益受到重视并得以迅速发展。

### 1.1.1 食品卫生

食品卫生与食品安全紧密相关，食品卫生如果得不到良好的控制，将直接影响国民的食品安全。食品卫生是公共卫生的组成部分，也是食品科学的内容之一。食品卫生与食品安全这两个概念不仅在内容和意义方面是相互涵盖的，而且具有一定的联系。

食品卫生是指为防止食品污染和有害因素危害人体健康而采取的综合措施。从狭义上讲，根据世界卫生组织 1955 年对食品卫生的定义，指从食品原料的生产、加工、制造及最后消费的所有过程中，为保证食品的安全性、有益性和完好性而采取的全部措施。1996 年世界卫生组织将食品卫生定义为："为确保食品安全性和适合性在食品链的所有阶段必须采取的一切条件和措施。"从广义上讲，食品卫生还应该包括营养性及人类因食物丰富、过食、偏食所引起的所谓文明病，同时也包括用于免疫、抗菌、抗癌、老年病的防治、体能调节等健康食品。

## 1.1.2 食品安全与食品安全标准

### 1. 食品安全

食品安全是指研究食物的毒性因素和可能存在的风险，并为控制和降低毒性和风险制订相应的措施或方法的一门科学。

1996 年世界卫生组织在《加强国家级食品安全性计划指南》中将食品安全定义为："对食品按其原定用途进行制作和食用时不会使消费者受害的一种担保"。它是指在食品的生产和消费过程中，确保食品中存在或引入有毒有害物质未达到危害程度，从而保证人体按正常剂量和以正确方式摄入这样的食品不会受到急性或慢性的危害。

引起食源性中毒和食品污染的途径很多，最主要的是食品加工过程中存在的问题较多。包括食品加工过程工艺操作不当和储藏不当（如微生物杀灭不彻底，导致食品残留病原微生物），以及超量使用和滥用食品添加剂、非法添加物引起的食品安全问题。

### 2. 食品安全标准

目前与食品卫生与安全有关的国际组织，如食品法典委员会（CAC）、世界卫生组织（WHO）、国际兽医局（OIE）、联合国粮农组织（FAO）、国际标准化组织（ISO）以及食品药品监督管理局（FDA）等都在致力于国际社会食品卫生与安全通用法规和标准的建设，指导各国加强食品卫生与安全的监控与管理，消除食品国际贸易中的技术壁垒。中国也在制定和不断完善与食品有关的法律法规和标准，推行各种食品安全控制管理体系。

## 1.1.3 食品污染

随着化学工业的进步，人工合成的化学物质不断增加，这些医药品、农兽药、食品添加剂、工业用品或家庭用品在生产、运输、应用及应用后，如果管理不当，将直接或间接污染食品及环境，危害人体健康。例如多氯联苯（PCB），由于其卓越的物理化学性质，广泛应用于化学工业及电气产品。为了限制这类物质大量应用，加剧环境污染，危害人类健康，世界各国联合着手管理含有此类物质，将这类物质定义为特定化学物质，加以保护环境及人类健康。

食品污染是指食品被外来的、有害人体健康的物质所污染。食品污染物的定义及范围目前尚不明确，一般认为，在食品中含有超出一定限量能产生有毒有害等不良效果，且在一般动植物体内不能自然生成或者非有意添加的物质，即为污染物。国标 2762《食品中污染物限量》中定义为食品从生产（包括农作物种植、动物饲养和兽医用药）、加工、包装、贮存、运输、销售、直至食用等过程中产生的或由环境污染带入的、非有意加入的化学性危害物质。这些非有意加入食品中的物质为污染物，包括除农药、兽药、和真菌毒素以外的所有物质。我国对食品中农药残留限量、兽药残留限量、真菌毒素限量、放射性物质限量另行制定相关食品安全国家标准，因此，新的 GB2762 标准不包括农药残留、兽药残留、生物毒素和放射性物质限量指标。

食品污染的原因有二，一是由于人的生产或生活活动使人类赖以生存的环境介质，即水体、大气、土壤等受到不同程度和不同状况的污染，各种有害污染物被动植物吸收、富集、转移，造成食物或食品的污染；二是食物在生产、种植、包装、运输、储存、销售和加工烹调过程中造成的污染。

按污染物的性质不同，食物污染可以分为生物性、化学性及物理性污染 3 类。生物性污染包括微生物、寄生虫、昆虫污染。其中以微生物污染范围最广，危害最大；化学性污染种类繁杂，主要是指食品受到各种有害的无机或有机化合物以及人工合成物的污染；物理性污染主要是指食品在生产、储存、运输等环节发生的杂物污染，以及放射性物质的开采、冶炼、生产，在生活中的应用与排放，以及核爆炸和核废物的污染。

### 1.1.4　食物中毒

#### 1. 定义

食物中毒是指健康人摄入了含有生物性或化学性有毒有害物质的食物，或把有毒有害物质当作食物摄入后出现的非传染性疾病。食物中毒不包括因暴饮暴食而引起的急性胃肠炎、寄生虫病以及经饮食肠道传染的疾病，也不包括因一次大量或长期少量多次摄入某些有毒、有害物质而引起的以慢性毒害为主要特征的疾病。

#### 2. 食物中毒来源

造成食物中毒的病源可分 4 类。

（1）细菌：食物中毒以细菌引起的最为多见。食品被有毒的细菌污染后，会繁殖大量的有害细菌，如果食用前未经过加热杀菌则会引起中毒。常见的细菌有沙门氏菌、变形杆菌、副溶血性弧菌、致病性大肠菌、产毒素葡萄球菌、肉毒梭菌、蜡样芽孢杆菌、韦氏杆菌等。细菌性食物中毒多发于夏、秋季，以动物性食品发生较多，植物性食品如剩饭、凉糕、豆制品、面类发酵食品也有发生。

（2）霉菌和真菌：霉菌引起的食物中毒包括赤霉菌麦面食物中毒和霉变甘蔗中毒，前者由禾谷镰刀菌生长产生毒素引起，后者由甘蔗阜孢霉、串珠镰刀菌产生毒素引起。此外，甘薯黑斑病也能引起中毒。霉菌毒素能引起急性中毒。

（3）化学物质：食品在生产、加工、包装、运输等过程中如果受到有毒金属、非金属及其化合物、农药等各种有毒化学品污染，也会引起中毒。污染的途径包括：不遵守卫生制度，食品装入曾装有毒化学品而未经清洗消毒的容器或运输工具，加工过程使用了化学性不稳定的材料制作的工具、器具、设备、管道和容器，特别是与酸性较强的食品长期接触，有毒金属会大量溶解进入食品。较常见的有锌中毒、砷中毒、亚硝酸盐中毒等。如表 1-1 所示为容易引起食物中毒的化学物质。

（4）有毒动植物：因食用有毒动植物导致的中毒发病率较高，病死率因动植物种类而异。有毒动物包括河豚、有毒贝类等；有毒植物包括毒蕈、含氰苷果仁、木薯、四季豆等。

表 1-1 化学物质

| 化学物质名称 | 化学物质名称 | 化学物质名称 | 化学物质名称 |
| --- | --- | --- | --- |
| 砷化合物 | 锑化物 | 磷化锌 | 对硫磷 |
| 铅化合物 | PCB（多氯联二苯） | 四次甲基二砜四胺 | 对硝基甲苯胺 |
| 锡化合物 | 甲醇（木精） | 氟乙酰胺 | 紫苏醛 |
| 汞化合物 | 亚硝酸盐 | 阿托品 | 有机磷农药 |

# 1.2 食品卫生检测技术

食品卫生检测方法主要是指对食品在生产、加工、贮运过程中，食品组分中存在的或者环境中引入及产生的有毒有害物质的分析检测方法。包括使用物理、化学、微生物、仪器分析等手段，对食品中的重金属等进行检测。随着科技的发展，食品卫生检测技术也得到了大力的发展，国际上对这方面的研究可谓日新月异，其他学科的先进技术不断应用到食品检测领域中来，由于新技术的引入，食品行业开发出许多自动化纯度和精度很高的食品检测仪器。不仅缩短了分析时间，减少了认识误差，也大大提高了食品分析检验的速度、灵敏度和准确度。传统的检测方法包括食品感官检验法、化学分析法、仪器分析法、微生物分析法和酶分析法。

## 1.2.1. 食品感官检验

食品感官检验是食品最基本的检验方法之一，通过感官可以较直观的了解食品的色、香、味等品质，判别食品质量的优劣，具有方法简便、迅速、不需要仪器设备等特点。感官检验方法的运用与掌握，对正确评定食品品质有着重要意义。目前在粮谷类、罐头类等食品检验中占有一定的位置。

### 1. 感官检验的意义及类型

食品质量感官检验是指凭借人体自身的感觉器官，具体地讲就是凭借眼、耳、鼻、口和手，对食品的质量状况作出客观的评价。感官检验有两种类型，一是分析型感官检验，另一种是偏爱型感官检验。分析型感官检验与偏爱型感官检验的本质区别就是分析对象的不同，分析型感官检验可以凭借适当的测量仪器，可以依靠物理、化学手段测定质量特性值，也可以利用人的感官。其主要目的是判断食品样品有无差异为主。主要用于产品的入厂检验、工序控制与出厂检验。偏爱型感官检验是以食品样品为工具，了解人的感官反应及倾向。

### 2. 食品感官检验的种类

（1）视觉检验

通过被检验物作用于视觉器官所引起的反映对食品进行评价的方法称为视觉检验。视觉检验应在白昼的散射光线下进行。

（2）听觉检验

通过被检验物作用于听觉器官所引起的反映对食品进行评价的方法称为听觉检验。例如，对于同一物品，在外来机械敲击下，应该发出相同的声音。但当其中的一些成分、结构发生变化后，会导致原有的声音发生一些变化。

（3）嗅觉检验

通过被检物作用于嗅觉器官而引起的反映评价食品的方法称为嗅觉检验。在进行嗅觉检验时，常常需要稍稍加热，最好是在 15～25℃的常温下进行。食品气味检验的顺序应当是先识别气味淡的，后鉴别气味浓的，以免影响嗅觉的灵敏度。在鉴别前禁止吸烟。

（4）味觉检验

通过被检物作用于味觉器官所引起的反映评价食品的方法称为味觉检验。味觉是由舌面和口腔内味觉细胞(味蕾)产生的，基本味觉有酸、甜、苦、咸四种，其余味觉都是由基本味觉组成的混合味觉。受到食品温度、舌头部位、时间及呈味物质水溶性等的影响。

食品温度对味蕾灵敏度影响较大。一般来说，味觉检验的最佳温度为 20～40℃。温度过高会使味蕾麻木，温度过低会降低味蕾的灵敏度。舌头不同部位的味觉灵敏度是不同的，舌头各部位都有各自的味觉阈限；从刺激味觉感受器到出现味觉，一般需 0.15～0.4 秒。其中咸味的感觉最快，苦味的感觉最慢。味觉的强度与呈味物质的水溶性有关。只有溶解在水中的物质才能刺激味觉神经，产生味觉。在检验时，先检验味淡的，后检验味浓的食品，且每品尝一种样品后，都要用温水漱口。对已有腐败迹象的食品，不要进行味觉检验。

（5）触觉检验

食品除了味觉外，还有脆性、黏性、弹性、硬度、冷热、油腻性和接触压力等触感。

通过被检物作用于触觉感受器官所引起的反映评价食品的方法称为触觉检验。触觉检验借助手、皮肤等器官的触觉神经检验某些食品的弹性、韧性、紧密程度、稠度等。在进行感官检验时，通常先进行视觉检验，再进行嗅觉检验，然后进行味觉检验及触觉检验。

## 1.2.2 仪器分析

### 1. 仪器分析技术分类

可分为光学分析法、电化学法、色谱分析法及质谱分析法等类型。

### 2. 常用分析方法简介

（1）光学分析法

光学分析法是指根据物质发射的电磁辐射，或物质与辐射的相互作用，对物质做定性或定量测定的方法。光学分析法包括光谱分析和非光谱分析。光谱分析是指物质与光相互作用时，记录物质内部能量变化与波长的关系，分为吸收、发射、散射光谱。非光谱分析是指不以光的波长为特征讯号，仅通过测量电磁辐射的某些物理性质的变化的分析方法。

① 原子吸收光谱（Atomic Absorption Spectroscopy，AAS），即原子吸收光谱法，是基于气态的基态原子外层电子，对紫外光和可见光范围的相对应原子共振辐射线的吸收强度来定量测量被测元素含量为基础的分析方法，是一种测量特定气态原子对光辐射的吸收的方法。该方法主要适用样品中微量及痕量组分分析。包括火焰原子化和非火焰原子化两种。火焰原子化法如图 1-1 所示。

② 原子荧光光谱（Atomic Fluorescence Spectrometry，AFS），是介于原子发射光谱（AES）和原子吸收光谱（AAS）之间的光谱分析技术。它的基本原理是基态原子（一般蒸汽状态）

吸收合适的特定频率的辐射而被激发至高能态，在激发过程中以光辐射的形式发射出特征波长的荧光。如图 1-2 所示。

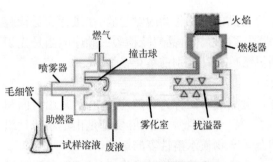

图 1-1　原子吸收光谱示意图

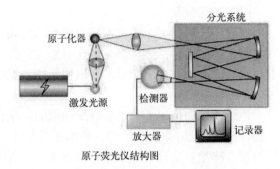

图 1-2　原子荧光结构示意图

（2）电化学分析法（electrochemical analysis），是仪器分析的重要组成部分之一。它是根据溶液中物质的电化学性质及其变化规律，建立在以电位、电导、电流和电量等电学量与被测物质某些量之间的计量关系的基础之上，对组分进行定性和定量分析的仪器分析方法。常见的方法包括电位分析法和极谱分析法。

① 电位分析法

电位分析法是一种通过测量电极电位来测定物质量的分析方法。如果能测定出电极电位 E，则可求出该物质的活度或浓度。如图 1-3 所示。

② 极谱分析法

极谱法（polarography）通过测定电解过程中所得到的极化电极的电流-电位（或电位-时间）

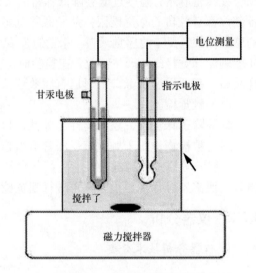

图 1-3　电位分析原理图

曲线来确定溶液中被测物质浓度的一类电化学分析方法。1922 年由捷克化学家 J.海洛夫斯基建立。它具有检测范围广、选择性好、准确度高等特点，常用于检测食品中的重金属含量，近年来使用最多的是单扫描极谱法。

（3）色谱分析法

色谱分析法是指利用物质在两相中的吸附、分配、交换、排阻等差异进行分析的方法。主要包括液相色谱、气相色谱、薄层色谱、毛细管电泳等方法。

### 1.2.3　微生物分析

食品卫生微生物分析主要包括食品卫生细菌的检验、霉菌的检验以及肠道致病菌的检验三个项目，食品卫生细菌的检验主要包括大肠菌群，菌落总数；食品卫生霉菌的检验包括常见的霉菌形态辨别；食品卫生肠道致病菌的检验分三类：致病性球菌，一般检测金黄色葡萄球菌、溶血性链球菌；致病性杆菌，一般检测沙门氏菌、志贺菌；致病性弧菌，一般检测霍乱弧菌、副溶血性弧菌。

### 1.2.4 食品快速检测技术的发展

**1. 目前常用的食品安全快速检测技术**

随着生物学技术的快速发展，其种类也越来越多，其中大多数都能用于食品安全检测。比较常用的快速检测方法主要有快速检验纸片法、免疫学技术、分子生物学检测方法等。

（1）快速检验纸片法

目前已经有许多微生物检测纸片，可以分别检测菌落总数、大肠菌群、霉菌、沙门菌、葡萄球菌等，这些微生物检测纸片与传统检测方法之间的相关性非常好。例如，使用大肠菌群快检纸片检测餐具的表面，其操作简便、快速、省料，特异性和敏感性与发酵法符合率高。美国3M公司生产的PF（Petrilm）试纸还加入了染色剂、显色剂，增强了效果，而且避免了热琼脂法不适宜受损细菌恢复的缺陷。在大肠菌群检测方面，国际方法报告的是MPN值而不是每g食品中的大肠菌群数，PF试纸可以得出精确数据。霉菌快速检测纸片采用25℃或36℃生化培养箱培养48h就可以观察结果，能够准确、快速地反映食品中霉菌的实际污染情况。

纸片法与国标法在霉菌检出率上无显著性差异，且菌落典型，易判定。纸片荧光法可以利用细菌产生某些代谢酶或代谢产物的特点而建立的一种酶——底物反应法。只需检测食品中大肠菌群、大肠杆菌的有关酶的活性，将荧光产物在365nm紫外光下观察即可。同时纸片可以进行高压灭菌处理，在4℃条件下保存，简化了实验准备、操作和判断。

（2）免疫学技术

免疫学技术通过抗原和抗体的特异性结合反应，再辅以免疫放大技术来鉴别细菌。免疫学技术的优点是样品在进行选择性增菌后，不需要分离，即可采用免疫技术进行筛选。由于抗原抗体反应的特异性，所以该方法的种类特别多，目前用于食品安全检测的技术主要有免疫磁珠分离法、免疫力检测试剂条、免疫乳胶试剂、免疫酶技术、免疫深沉法或免疫色谱法等。

由于免疫学技术有较高灵敏度，样品经增菌后可以在较短的时间内达到检出度，抗原和抗体的结合反应可以在很短时间内完成。例如，利用免疫磁珠分离技术可以有效地收集、浓缩大量样品中的少量病原微生物，为研究TDH阳性副溶血性弧菌引起的食物中毒的预防提供了重要的应用价值。胶体金免疫层析法可以用于迅速检测沙门氏菌，将抗沙门氏菌多抗用抗原吸收法封闭与其他肠道杆菌的交叉反应，标记胶体金溶胶制成探针，采用多膜复合的方法制成免疫层分析条，有良好的开发应用前景。

（3）分子生物学检测方法

聚合酶链式反应（polymerase chain reaction，PCR）是近年来分子生物学领域中迅速发展和广泛应用的一种技术。PCR技术检测细菌的基本原理是应用细菌遗传物质中各菌属菌种高度保守的核酸序列，设计出相关引物，对提取到的细菌核酸片段进行扩增，进而用凝胶电泳和紫外核酸检测仪观察扩增结果。从PCR扩增开始到得出实验结果一般仅需2～4小时，再加上富集的时间，整个过程所需的时间可以控制在24小时之内。目前对该法自身的应用研究也日新月异，派生出免疫捕获PCR、荧光定量PCR、基因芯片技术等。

① 免疫捕获PCR法。根据特异性抗体与病原菌菌体抗原特异性结合的免疫学原理，将特异性抗体包裹在磁珠或PCR管壁上，富集或捕获菌悬液和标本中的病原菌，再进行PCR反应，

即可检测目标病原菌。例如，0157病原菌检测，它基于生化特性的传统培养法约需72小时，而本方法只需4～5小时，如有必要，也只需增菌6小时以提高灵敏度。

② 荧光定量PCR法。荧光定量PCR在传统PCR的基础上添加一条标记2个荧光基团的探针，构成了能量传递结构，5'端荧光基团发出的荧光可以被3'的荧光基团吸收。当有特异PCR发生时，探针在PCR过程中被Taq酶的外切酶活性作用分解，荧光抑制作用消失，从而引起荧光信号的增长。在PCR过程中，连续不断地检测反应体系中的荧光信号变化，并由循环数与荧光值作图，阳性反应管呈现特征性的曲线，根据曲线特征可以判断体系中是否有特异性PCR扩增，同时通过与一系列标准比较，可以对体系中的模板进行定量。荧光定量PCR采用闭管检测扩增后无须电泳，减少了污染的可能性。使用检测荧光值代替肉眼分析结果，灵敏度比定性可以提高2～3个数量级。

③ 细菌直接计数法。主要包括流式细胞仪（flow cytometry，FCM）和固相细胞计数（solid phasecytometry，SPC）法。流式细胞仪通常以激光作为发光源，经过聚焦整形后的光垂直照射在样品流上，被荧光染色的细胞在激光束的照射下产生散射光和激发荧光。光散射信号基本上反映了细胞体积的大小；荧光信号的强度则代表了细胞膜表面抗原的强度或其核内物质的浓度，由此可以通过仪器检测散射光信号和荧光信号来估计微生物的大小、形状和数量。流式细胞计数具有高度的敏感性，可以同时对目的菌进行定性和定量。目前已经建立了细菌总数、致病性沙门菌、大肠埃希氏菌等的FCM检验方法。固相细胞计数法可以在单个细胞水平对细菌进行快速检测。在滤过样品后，将存留的微生物在滤膜上进行荧光标记，采用激光扫描设备自动计数。每个荧光点可以直观地由通过计算机驱动的流动台连接到Chem Scan上的落射荧光显微镜来检测，对于生长缓慢的微生物来说，该方法检测用时短，明显优于传统平板计数法。

④ ATP生物发光法。该法是近年发展较快的一种用于食品生产加工设备结晶度检测的快速检测方法。利用ATP生物发光法分析技术和体细胞清除技术，可以测量细菌ATP和体细胞ATP，细菌ATP的量与细菌数成正比。使用ATP生物发光分析技术检测肉类食品细菌污染状况或食品器具的现场卫生学检测，都能够达到快速适时的目的。

⑤ 微型自动荧光酶标法（mini VIDAS）。该法是利用酶联荧光免疫分析技术，通过抗原——抗体特异反应，分离出目标菌，由特殊仪器根据荧光的强弱自动判断样品的阳性或阴性。VIDAS法检测食品沙门菌较常规法敏感特异，使用其检测为阴性的样品时，能够很快作出非沙门菌的判断，可以比常规法提前2～3天。

**2. 我国食品安全检测技术的研究进展**

经过我国食品安全检验实验室科研人员的多年努力，我国在农药残留检测、兽药残留检测、重要有机物的痕量与超痕量检测、食品添加剂与违禁化学品检验方法、生物毒素和中毒控制常见毒素检测、食品中重要人畜疾病病原体检测技术等方面的研究取得很大进展。

（1）在农药残留检测技术方面的研究

在这方面，重点研究酶抑制法和仪器分析法。酶抑制法检测试纸已研制成功，测试盒及酶速测仪也研究成功，胶体测试条正在研究。食品中150种农药残留系统检测技术正在研究中，已建立了苄嘧磺隆等7种农药单残留检验方法。食品安全移动检测车也已研制成功，并正在开发快速样品净化仪等其他小型设备。

（2）在兽药残留检测技术方面研究

我国开展了多残留仪器分析和验证方法研究。完成了包括 B-兴奋剂、激素、磺胺、四环素类、氟霉素类、硝基呋喃类、B-内酰胺类、苯并咪唑类、阿维菌类、喹喏酮类、硝基咪唑类、氨基糖苷类、氨基硫脲类等 13 项药物的检测研究。同时完成了新型综合微量样品处理仪、超临界流体萃取在线富集离线净化装置、高效快速浓缩仪、便携式酶标仪的研制。

（3）在重要有机污染物的痕量与超痕量检测技术方面的研究

完成了二恶英、多氯联苯和氯丙醇的痕量与超痕量检测技术的研究；建立了包括 12 种具有二恶英活性共平面 PCBs 单体同位素稀释高分辨质谱方法、以稳定性同位素稀释技术同时测定食品中氯丙醇方法，以及食品中丙烯酰胺、有机锡、灭蚊灵、六氯苯的检测技术。

（4）在食品添加剂、饲料添加剂与违禁化学检验技术方面的研究

开展了纽甜、三氟蔗糖、防腐剂的快速检测的研究；进行了番茄红色素、辣椒红色素、甜菜红色素、红花色素、饲料添加剂虾青素、白梨芦醇等的检测研究；建立了阿力甜、姜黄素，保健食品中的红景天甙、15 种脂肪酸测定方法，番茄红素和叶黄素、红曲发酵产物中 Monacoinlink 开环结构的定量分析方法，食品（焦糖色素、酱油）中 4-甲基咪唑含量的毛细管气相色谱分析方法，芬氟拉明、杂氟拉明、杂醇油快速检验方法，磷化物快速检验方法。

（5）在生物毒素检测技术方面的研究

我国已经研究成功真菌毒素、藻类毒素、贝类毒素 EIJ SA 试剂盒和检测方法，建立了果汁中展青霉素的高效液相色谱方法。

随着科学技术的发展，食品安全的快速检测方法在食品卫生检验方面起着越来越重要的作用。从长远的发展来看，免疫学、分子生物学、自动化和计算机技术的发展对建立更敏感、快捷的食品安全检测方法起到了积极促进作用，建立食品安全快速检测方法，对食品生产、运输、销售过程中质量的监控具有十分重要的意义。这些快速检测技术的推广应用，不仅是对传统的食品安全检测技术的一个改进和提高，也使我们的食品质量安全有了进一步的保障，从而推动食品工业更加健康、快速向前发展，也将改变人类的生活质量，满足人民提高健康水平的需要。

# 1.3　样品采集

## 1.3.1　理化样品的采集

食品卫生理化检验的一般程序是：样品的采集、制备和保存；样品的预处理；成分分析；分析数据处理；撰写分析报告。

样品采集是指从大量的分析对象中抽取有代表性的一部分样品作为分析材料，即分析样品。

（1）采样原则

采样过程中应遵循两个原则：一是采集的样品要均匀，具有代表性，能反映全部被检测食品的组成、质量及卫生状况；二是采样中避免成分逸散或引入杂质，应保持原有的理化指标。

（2）采样步骤

采样一般分三步。首先是获取检样，从大批物料的各个部分采集少量的物料称为检样；然后将所有获取的检样综合在一起得到原始样品；最后是将原始样品经技术处理后，抽取其中的一部分作为分析检验的样品，这些样品称为平均样品。

（3）采样方案

采样数量应能反映该食品的卫生质量和满足检验项目对试样量的需求，样品应一式三份，分别供检验、复验、备查或仲裁，一般散装样品每份不少于 0.5kg。具体采样方法，因分析对象的性质而异。

① 液体、半流体饮食品。例如，鲜乳、酒类或其他饮料，如果使用桶或大罐包装时，应先充分混合后采样。样品分别放入三个干净的容器中。

② 粮食及固体食品。从每批食品的上、中、下三层中的不同部位分别采取部分样品混合后按四分法对角取样，再进行几次混合，最后取有代表性的样品。

③ 肉类、水产等食品。按分析项目的要求，可以分别采取不同部位的样品混合后代表一只动物；或从很多只动物的同一部位取样混合后代表某一部位的样品。

④ 罐头、瓶装食品。可以根据批号随机取样。同一批号的取样件数，250g 以上的包装不得少于 6 个，250g 以下的包装不得少于 10 个。掺伪食品和食物中毒的样品采集，要具有典型性。

采样示例：圆锥四分法

圆锥四分法是一种常用的手工缩分方法，也叫做堆锥四分法，简称四分法。

将试样置于洁净平整的铁板上，用铁铲铲起第一铲试样，落下，堆成圆锥形，而后用铁铲将全部试样依次铲起，自圆锥顶尖处落下，使均匀的沿锥尖散落，注意不要使圆锥中心错位；全部堆成圆锥形后，重复操作，将试样再次堆成圆锥形（称为转堆）；如此反复至少三次，使试样充分混匀；然后将圆锥顶尖用平板向下均匀压平成圆饼状（高度降低二分之一），通过中心按照十字形切分为四等分，弃去任意对角的两份，剩下的两份即为缩分后的试样。重复操作，缩分至不少于该粒度的最小留量。

缩分的次数不是随意的。在每次缩分时，试样的粒度与保留量之间应符合采样（缩分）公式。否则应进一步破碎后再缩分。

缩分经验公式 $$Q = Kd^a$$

式中 $q$——试样质量，kg；

$d$——试样最大粒度，mm；

$k$——系数，取决于物料的粒度和特性（被测物料的比重、含量、分布的均匀程度、物料粒子的形状等）；

$a$——指数，用来校正试样质量与颗粒大小的关系，取值为 1.5～2.7，一般取为 2.0。

缩分后试样质量应大于 Q 值才有代表性。

在盛装样品的容器上要贴上标签，注明样品名称、采样地点、采样日期、样品批号、采样方法、采样数量、分析项目及采样人。

## 1.3.2 样品预处理

### 1. 有机物破坏法

在测定食物中的无机物含量时，常常采用有机物破坏法来消除有机物的干扰。因为食物中的无机元素会与有机质结合，形成难溶、难离解的化合物，使无机元素失去原有的特性，而不能依法检出。有机物破坏法是指将有机物在强氧化剂的作用下经过长时间的高温处理，破坏其分子结构，其中的有机质分解成气态逸散，而被测定的无机元素得以释放。该方法除了常用于测定食品中微量金属元素之外，还可以用于检测硫、氮、氯、磷等非金属元素。根据具体操作不同，有机物破坏法又分为干法和湿法两大类。

（1）干法（又称灰化）

是指通过高温灼烧将有机物破坏，除汞外的大多数金属元素和部分非金属元素的测定均可采用此法。具体的操作方法：将一定量的样品置于坩埚中加热，使有机物脱水、炭化、分解、氧化，再在高温电炉中（500～550℃）灼烧灰化，残灰应为白色或浅灰色，否则应继续灼烧，最后得到的残渣即为无机成分，可供测定使用。

干法的特点是破坏彻底，操作简便，使用试剂少，空白值低。由于破坏时间长、温度高，容易对汞、砷、锑、铅造成挥散损失。所以在对某些元素的测定时，可以添加助灰化剂。

（2）湿法（又称消化）

湿法是指在酸性溶液中，向样品中加入硫酸、硝酸、过氯酸、过氧化氢、高锰酸钾等氧化剂，并加热消煮，使有机质完全分解、氧化，呈气态逸出，待测组分转化成无机状态存在于消化液中，供测试用。

湿法是一种常用的样品无机化法。其特点是分解速度快，时间短；因加热温度低可减少金属的挥发逸散损失。缺点是消化时易产生大量有害气体，需要在通风橱中操作；另外消化初期会产生大量泡沫外溢，需要随时照看；因试剂用量较大，空白值偏高。

### 2. 溶剂提取法

在同一溶剂中，不同的物质有不同的溶解度；同一物质在不同的溶剂中溶解度也不同。利用样品中各组分在特定溶剂中溶解度的差异，使其完全或部分分离即为溶剂提取法。常用的无机溶剂有水、稀酸、稀碱；有机溶剂有乙醇、乙醚、氯仿、丙酮、石油醚等。使用溶剂提取法可以从样品中提取被测物质或除去干扰物质。在食品分析中常用于维生素、重金属、农药及黄曲霉毒素的测定。

溶剂提取法可用于提取固体、液体及半流体，根据提取对象不同可分为浸取和萃取两种方法。

（1）浸取法

使用适当的溶剂将固体样品中的某种被测组分浸取出来的方法称为浸取法，也称为液-固萃取法。该方法应用广泛，例如，在测定固体食品中脂肪的含量时，可以使用乙醚反复浸取样品中的脂肪，而杂质不溶于乙醚，再使乙醚挥发掉，称出脂肪的质量。

（2）萃取法

利用适当的溶剂（常为有机溶剂）将液体样品中的被测组分（或杂质）提取出来的方法称为萃取法。萃取法的原理是被提取的组分在两互不相溶的溶剂中分配系数不同，从一相转移到另一相中而与其他组分分离。这种方法操作简单、快速，分离效果好，使用广泛。缺点是萃取剂易燃，有毒性。如图1-4所示。

### 3. 蒸馏法

蒸馏法是利用液体混合物中各组分挥发度的不同进行分离的方法。它既可以将干扰组分蒸馏除去，也可以将待测组分蒸馏逸出，然后收集馏出液进行分析。根据样品组分性质的不同，蒸馏法有常压蒸馏、减压蒸馏、水蒸气蒸馏3种方式，如图1-5～图1-7所示。

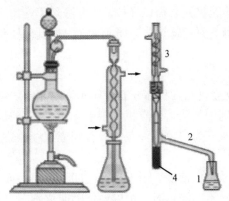

图 1-4　萃取法示意图

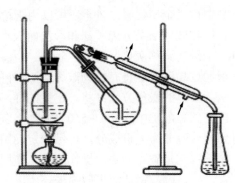

图 1-5　常压蒸馏

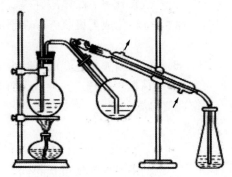

图 1-6　减压蒸馏

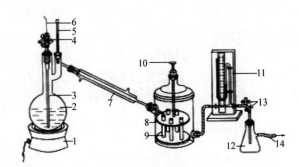

图 1-7　水蒸气蒸馏

**4. 色层分离法**

色层分离法是指将样品中的组分在载体上进行分离的一系列方法，又称为色谱分离法。根据分离原理的不同可以分为吸附色谱分离、分配色谱分离和离子交换色谱分离等。色层分离法的分离方法效果好，在食品检验中广为应用。

**5. 化学分离法**

化学分离法包括磺化法和皂化法、沉淀分离法以及掩蔽法等。

（1）磺化法和皂化法

磺化法和皂化法是去除油脂的常用方法，可以用于食品中农药残存的分析。

磺化法是指以硫酸处理样品提取液，通过硫酸使其中的脂肪磺化，并与脂肪和色素中的不饱和键起加成作用，生成溶于硫酸和水的强极性化合物，从有机溶剂中分离出来。使用该方法进行农药分析时只适用强酸介质中稳定的农药。例如，有机氯农药中的六六六、DDT 回收率在 80% 以上；皂化法是指以热碱 KOH-乙醇溶液与脂肪及其杂质发生皂化反应，而将其除去。本方法只适用于对碱稳定的农药提取液的净化。

（2）沉淀分离法

沉淀分离法是指向样液中加入沉淀剂，利用沉淀反应使被测组分或干扰组分沉淀下来，再经过过滤或离心实现与母液分离。该方法是常用的样品净化方法。例如，在对饮料中的糖精钠测定时，可以加碱性硫酸铜将蛋白质等杂质沉淀下来，然后过滤除去。

（3）掩蔽法

掩蔽法是指向样液中加入掩蔽剂，使干扰组分改变其存在状态（被掩蔽状态），以消除其对被测组分的干扰。掩蔽法有一个最大的好处，就是可以免去分离操作，使分析步骤大大简化，因此在食品检验中广泛用于样品的净化。特别是在测定食品中的金属元素时，常常加入配位掩蔽剂消除共存的干扰离子的影响。

### 6. 浓缩法

在样品经过提取、净化后，往往因样液体积过大、被测组分的浓度太小而影响其分析检测，此时需要对样液进行浓缩，以提高被测成分的浓度。常用的浓缩方法有常压浓缩和减压浓缩。

# 1.4　微生物样品的采集

### 1. 样品的种类

（1）大样：一整批样品（数量不固定）。
（2）中样：从大样的不同部位取得的混合样品，一般为 200g。
（3）小样：从中样取的、供检验用的样品，一般为 25g。

### 2. 采样原则

（1）根据检验目的、食品特点、批量、检验方法、微生物的危害程度等确定采样方案。
（2）应采用随机原则进行采样，确保所采集的样品具有代表性。
（3）采样过程遵循无菌操作技术程序，应采取必要的措施防止样品中原有微生物的数量变化，保持样品的原有状态。

### 3. 采样注意事项

（1）在无菌操作下进行。
（2）采样用具必须是无菌的。
（3）所用容器不得含有任何消毒剂、防腐剂、抗生素等杀菌或抑菌物质。
（4）根据样品的种类，例如，袋、瓶、罐装者，应采取完整未开封的，如果样品包装过大，则使用无菌采样器采样。当样品为固体粉末时，应边取边混合；当样品为液体时，应振摇均匀后再取样；当样品为冷冻食品时，采样后应保持在冷冻状态；在非冷冻食品采样后，应保持在 0～5℃（不能冷冻）。
（5）按规定采样数量及方法采集样品量。
（6）在样品采集好后应贴标签，标明品名、来源、数量、地点、采样者及年、月、日等，必要时可贴封条送检。
（7）记录采样现场的温度、湿度及卫生状况。

### 4. 各类食品的采样方案

按相应的产品标准中的规定执行。

### 5. 各类食品的采样方法

在采样时应遵循无菌操作程序，采样工具和容器应无菌、干燥、防漏，其形状及大小应适宜。

（1）即食类预包装食品：选取相同批次的最小零售原包装，在检验前应保持包装的完整，避免污染。

（2）非即食类预包装食品：对于原包装小于 50g 的固态食品或小于 500mL 的液态食品，选取相同批次的最小零售原包装；对于大于 500mL 的液态食品，应在采样前摇动或用无菌棒搅拌液体，使其达到均质后分别从相同批次的 n 个容器中采集 5 倍或以上检验单位的样品；对于大于 500g 的固态食品，应使用无菌采样器从统一包装的几个不同部位分别采取适量样品，然后放入同一个无菌采样容器内，采样总量应满足微生物指标检验的要求。

（3）散装食品或现场制作食品：根据不同食品的种类和状态及相应检验方法中规定的检验单位，使用无菌采样器现场采集 5 倍或以上检验单位的样品，放入无菌采样容器内，采样总量应满足微生物指标检验的要求。

（4）食源性疾病及食品安全事件的食品样品：采样量应满足食源性疾病诊断和食品安全事件病因判定的检验要求。

**6. 采集样品的标记**

采样完成后，应对采集的样品进行及时、准确的记录和标记，采样人员应清晰填写采样单（包括采样人、采样地点、时间、样品名称、来源、批号、数量、保存条件等信息）。

**7. 采集样品的贮存和运输**

样品必须在接近原有贮存温度的条件下尽快送往实验室检验。在运输时必须保持样品完整。如果不能及时运送，应在接近原有贮存温度条件下贮存。

**8. 注意事项**

（1）采样时必须遵循一定采样原则。
（2）采样过程中注意无菌操作。
（3）不同的食品有不同的采样方法和采样数量的要求。
（4）采样后要及时填写采样单。
（5）样品应尽快送往实验室检验。

# 1.5 知识拓展——现代食品检测技术与国家标准

**1. 现代食品检测技术**

（1）分类
主要包括计算机视觉技术；现代仪器分析技术；食品物性的力学、声学、电学检测技术；电子传感检测技术；生物传感技术；核酸探针检测技术；PCR 基因扩增检测技术；免疫学检测技术。

（2）主要特点
① 食品检测技术更加注重实用性和精确性。
② 食品检测技术中大量应用生物技术领域的研究成果。
③ 与计算机技术结合得越来越紧密。
④ 不断应用其他领域先进技术。

### 2. 国家标准

国家标准是指由国家标准化主管机构批准发布，对全国经济、技术发展有重大意义，且在全国范围内统一的标准。国家标准是在全国范围内统一的技术要求，由国务院标准化行政主管部门编制计划，协调项目分工，组织制定（含修订），统一审批、编号、发布。法律对国家标准的制定另有规定的，依照法律的规定执行。国家标准的年限一般为 5 年，过了年限后，国家标准就要被修订或重新制定。此外，随着社会的发展，国家需要制定新的标准来满足人们生产、生活的需要。因此，标准是种动态信息。

（1）书写格式

国家标准的书写格式如下：

① 标准号：标准号至少由标准的代号、编号、发布年代三部分组成。

② 标准状态：自标准实施之日起，至标准复审重新确认、修订或废止的时间，称为标准的有效期；又称标龄。

③ 归口单位：实际上是指按国家赋予该部门的权利和承担的责任、各司其职，按特定的管理渠道对标准实施管理。

④ 替代情况：替代情况在标准文献里就是指新的标准替代原来的旧标准。即在新标准发布即日起，原来的旧标准作废。另外有种情况是某项标准废止了，而没有新的标准替代的。

⑤ 实施日期：标准实施日期是有关行政部门对标准批准发布后生效的时间。

⑥ 提出单位：指提出建议实行某条标准的部门。

⑦ 起草单位：负责编写某项标准的部门。

（2）分类

按级别来说标准可以分为国家标准、行业标准、地方标准和企业标准，还可以按执行情况将标准分为强制性标准和推荐性标准两类。

# 1.6 习题

1. 影响食品安全的主要危害和因素是什么？
2. 世界卫生组织对食品卫生、食品安全的定义分别是什么？
3. 食品污染的定义及分类？
4. 食物中毒的定义、特点及其来源？
5. 采样的基本原则有哪些？
6. 采样时有哪些注意事项？
7. 样品送检的基本程序是什么？
8. 不能及时送检的样品应如何处理？
9. 在室温下较难溶解的食品应该如何处理？
10. 生肉及脏器检样如何进行处理？
11. 碳酸饮料检样如何进行处理？
12. 检样的处理与制备过程中应注意哪些？

# 第 2 章
# 食品添加剂检测

【知识目标】

☑ 了解食品中防腐剂的定义、作用机理及分类。
☑ 掌握防腐剂的测定方法。
☑ 了解食品中护色剂的定义、作用机理。
☑ 掌握护色剂的测定方法。
☑ 了解食品中漂白剂的定义、作用机理。
☑ 掌握漂白剂的测定方法。
☑ 了解食品中甜味剂的定义、作用机理。
☑ 掌握甜味剂的测定方法。
☑ 了解食品中着色剂的定义、作用机理。
☑ 掌握着色剂的测定方法。

【技能目标】

☑ 培养正确使用食品甜味剂的能力。
☑ 培养检测食品中甜味剂的能力。
☑ 培养正确使用食品漂白剂的能力。
☑ 培养检测食品中漂白剂的能力。
☑ 培养正确使用食品护色剂的能力。
☑ 培养检测食品中护色剂的能力。
☑ 培养正确使用食品防腐剂的能力。
☑ 培养检测食品中防腐剂的能力。
☑ 培养正确使用食品着色剂的能力。
☑ 培养检测食品中着色剂的能力。

## 2.1 防腐剂的测定

食品是人类赖以生存的基本物质，新鲜的食品则是保障人类健康的基本条件。食品中含有许多丰富的蛋白质、碳水化合物和脂肪类营养物质，在物理、生物化学和有害微生物等的作用下，可能会因为失去原有的色、香、味、形而发生腐烂变质。食品的保鲜与防腐是食品加工生产的首要问题，从 1986 年开始，我国准许使用食品添加剂，在 2011 年颁布的新国标中规定，食品添加剂按照功能类别分为 22 类，其中防腐剂就是其中一大类。一般而言，食品添加剂选用不当或过量使用会给人体造成一定危害，主要表现在添加剂本身含有微量的毒素，破坏消化道菌群，影响一些抗菌素的正常使用，在食品热加工时产生有害成分等方面，因此食品防腐剂的选择和安全性的检测与鉴定成为了社会关注的热点问题。

防腐剂（Preservative）是指在食品中使用的，能够防止和抑制食品在加工后的存放、储运、销售等过程微生物的繁殖，延长食品保质期的添加剂。

防腐剂的作用机理主要是破坏微生物细胞的细胞壁膜系统，通过影响细胞内遗传物质，干扰微生物细胞的正常代谢。

防腐剂可以根据来源、对微生物的作用和组成成分分为不同的类别。

（1）根据来源分类

根据防腐剂的来源不同，可以将防腐剂分为天然防腐剂和合成防腐剂两类。

① 天然防腐剂：从生命组织中提取的具有防腐作用的食品添加剂，如鱼精蛋白等。

② 合成防腐剂：指化学合成的具有防腐作用的食品添加剂，如苯甲酸及其盐类等。

天然防腐剂安全性较高，但是有效价低、抗菌时间短等特点，最常用的还是苯甲酸及其盐类、山梨酸及其盐类这些化学合成的防腐剂。

（2）根据对微生物的作用分类

根据对微生物的作用不同，可以将防腐剂分为杀菌剂和抑菌剂两类。

① 杀菌剂：能够在较短的时间内杀死微生物的食品添加剂，如环氧乙酸等。

② 抑菌剂：能够使微生物生长繁殖减慢甚至停止的食品添加剂，如壳聚糖等。

这两种防腐剂常常因为浓度高低、作用时间长短和微生物种类等不同而很难区分。

（3）根据组成成分分类

根据组成成分的不同，可以将防腐剂分为有机防腐剂、无机防腐剂和生物防腐剂三类。

① 有机防腐剂：其成分是有机物的防腐剂，如山梨酸钾及其盐类等。

② 无机防腐剂：其成分是无机物的防腐剂，如亚硝酸盐类等。

③ 生物防腐剂：从微生物的代谢产物中提取的有防腐作用的物质，如乳酸链球菌素等。生物防腐剂安全性相对较高但是其适用范围较小，最常见的还是前两种。

根据我国食品卫生标准，允许使用的食品防腐剂的使用范围及最大使用量如表 2-1 所示。

表 2-1　食品中防腐剂的使用范围及最大使用量

| 食品防腐剂的种类 | 使用范围 | 最大使用量/(g/kg) |
| --- | --- | --- |
| 苯甲酸 | 果汁（果味）冰、食醋 | 1.0 |
| 苯甲酸钠 | 碳酸饮料、酱菜等 | 0.2 |
| 山梨酸 | 果汁（果味）冰、果冻 | 0.5 |
| 山梨酸钾 | 碳酸饮料、乳饮料 | 0.5 |
| | 调制酒、果酒 | 0.2 |
| | 灌肠、胶原蛋白肠衣 | 1.5 |

| 食品防腐剂的种类 | 使用范围 | 最大使用量/(g/kg) |
|---|---|---|
| 对羟基苯甲酸 | 果酱（罐头除外） | 0.25 |
| | 焙烤食品馅料及表面用挂浆(仅限糕点馅) | 0.5 |
| 二甲基二碳酸盐 | 果蔬汁（肉）、饮料（包括发酵型产品等） | 0.25 |
| 2,4-二氯苯氧乙酸 | 经表面处理的鲜水果 | 0.01 |
| 桂醛 | 经表面处理的鲜水果 | 根据生产使用 |
| 联苯醚（又名二苯谜） | 经表面处理的鲜水果（仅限柑橘类） | 3.0 |
| 乳酸链球菌素 | 食用菌和藻类罐头、八宝粥罐头 | 0.2 |
| | 其他杂粮制品(仅限杂粮、灌肠制品) | 0.25 |
| 双乙酸钠 | 基本不含水的脂肪和油、豆干类、豆干再制品、原粮 | 1.0 |
| | 大米 | 0.2 |
| 脱氢乙酸及其钠盐 | 黄油和浓缩黄油、腌渍的蔬菜 | 0.3 |
| | 淀粉制品 | 1.0 |
| 乙酸钠 | 复合调味料 | 10.0 |
| | 膨化食品 | 1.0 |
| 二氧化碳 | 碳酸饮料 | 根据生产需要 |

下面以山梨酸和苯甲酸的测定为例，介绍食品中防腐剂的测定方法。

在国家标准中规定，食品山梨酸、苯甲酸的测定方法有气相色谱法、高效液相色谱法、薄层色谱法。

## 2.1.1 气相色谱法测定山梨酸和苯甲酸

可以使用气相色谱法（GB/T5009.29—2003）测定食品中的山梨酸和苯甲酸。其原理为：在样品酸化后，使用乙醚提取苯甲酸、山梨酸，利用气相色谱仪分离测定，与标准系列比较定量。

**1. 仪器**

气相色谱仪：带氢火焰离子化检测器。

**2. 试剂**

（1）乙醚：（不含过氧化物）。

（2）石油醚：（沸程在 30～60℃）。

（3）丙盐酸、无水硫酸钠。

（4）盐酸（1+1）。

（5）氯化钠酸性溶液（40g/L）：于氯化钠溶液（40g/L）中加入盐酸（1+1）酸化。

（6）山梨酸、苯甲酸标准溶液：准确称取山梨酸、苯甲酸 0.2000g，置于 100mL 的容量瓶中，使用石油醚-乙醚（3+1）混合溶剂溶解后并稀释至刻度，此溶液每毫升相当于 2.0mg 山梨酸或苯甲酸。

（7）山梨酸、苯甲酸标准使用液：吸取适量的山梨酸、苯甲酸标准溶液，以石油醚-乙醚（3+1）混合溶剂稀释至每毫升相当于50μg、100μg、150μg、200μg、250μg山梨酸或苯甲酸。

### 3. 样品处理

称取2.50g事先混合均匀的试样，置于25mL的带塞量筒中，添加0.5mL盐酸（1+1）酸化，使用15mL和10mL乙醚提取两次，每次振摇1分钟，将上层乙醚提取液吸入另一个25mL的带塞量筒中，合并乙醚提取液。使用3mL氯化钠酸性溶液（40g/L）洗涤两次，静止15分钟，使用滴管将乙醚层通过无水硫酸钠滤入25mL容量瓶中，添加乙醚至刻度，摇晃均匀。准确吸取5mL乙醚提取液到5mL带塞试管中，置于40℃水浴上挥干，加入2mL石油醚-乙醚（3+1）混合溶剂溶解残渣，备用。

### 4. 测定

（1）色谱参考条件

① 色谱柱：内径3mm，长2m，内装涂以5%DEGS+1%磷酸固定液的60～80目Chromosorb W AW。

② 气流速度：载气为氮气，50mL/min（氮气和空气、氢气之比按照各仪器型号选择各自的最佳比例条件）

③ 温度：进样口温度为230℃；检测器温度为230℃；温柱为170℃。

（2）样品测定

进样2μL标准系列中各浓度标准使用液于气象色谱仪中，可以测得不同浓度

将山梨酸、苯甲酸的峰高以浓度为横坐标，以相应峰值为纵坐标，绘制标准曲线。

同时进样2μL试样溶液，测得峰高与标准曲线比较定量。

### 5. 结果计算

试样中山梨酸或苯甲酸的含量按下式进行计算。

$$X = \frac{A \times 1000}{m \times \dfrac{5}{25} \times \dfrac{V_2}{V_1} \times 1000}$$

式中   $X$ ——试样中山梨酸或苯甲酸的含量，单位为mg/kg；

     $A$ ——测定用试样中山梨酸或苯甲酸的质量，单位为μg；

     $V_1$——加入石油醚-乙醚（3+1）混合剂的体积，单位为mL；

     $V_2$——测定时进样的体积，单位为mL；

     $m$ ——试样的质量，单位为g；

     5 ——测定时吸取乙醚提取液的体积，单位为mL；

     25——测定时提取提取液的体积，单位为mL。

由测得的苯甲酸的量乘以1.18，即为试样中苯甲酸钠的含量。计算结果保留两位有效数字。

山梨酸或苯甲酸的气象色谱图如图2-1所示，其中山梨酸的保留时间为2分钟53秒；苯甲酸的保留时间为6分钟8秒。

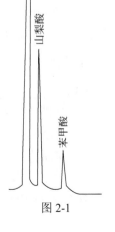

图2-1

## 2.1.2 高效液相色谱法测定山梨酸和苯甲酸

使用高效液相色谱法（GB/T5009.23—2003）也可以测定食品中的山梨酸和苯甲酸。其原理为：将试样加温除去二氧化碳和乙醇，调和 pH 值至近中性，在过滤后进行高效液相色谱仪，经过反相色谱法分离后，根据保留时间和峰面积进行定性和定量测定。

**1. 仪器**

高效液相色谱仪（带紫外检测器）。

**2. 试剂**

本方法中所用试剂，除另有规定外，均为分析纯试剂、水蒸馏水或同等纯度水，溶液为水溶液。

（1）甲醇。

（2）稀氨水（1+1）。

（3）乙酸铵溶液（0.02mol/L）。

（4）碳酸氢钠溶液（20g/L）。

（5）苯甲酸标准储备溶液：准确称取 0.1000g 苯甲酸，添加碳酸氢钠溶液（20g/L）5mL，加热溶解，移入 100mL 容量瓶中，加水定容至 100mL。苯甲酸含量为 1mg/mL，作为储备液。

（6）山梨酸标准储备溶液：准确称取 0.1000g 山梨酸，添加碳酸氢钠溶液（20g/L）5mL，加热溶解，移入 100mL 容量瓶中，加水定容至 100mL，苯甲酸含量为 1mg/mL，作为储备液。

（7）苯甲酸、山梨酸标准混合使用溶液：称取苯甲酸、山梨酸标准储备溶液各 10.0mL，放入 100mL 的容量瓶中，加水至刻度。此溶液含苯甲酸、山梨酸各 0.1mg/mL。经 0.45μm 滤膜过滤（同时测定糖精钠时加入 GB/T5009.28—2003 中糖精钠标准储备液）。

**3. 样品处理**

（1）汽水：称取 5～10g 试样，放入小烧杯中，微温搅拌除去二氧化碳，用氨水（1+1）调 pH 约 7。加水定容至 10～20mL,经滤膜（0.45μm）过滤。

（2）果汁类：称取 5～10g 试样，用氨水（1+1）调和 pH 约 7，加水定容至适当体积，离心沉淀，上清液经 0.45μm 滤膜过滤。

（3）配制酒类：称取 10g 试样，放入小烧杯中，水浴加热除去乙醇，用氨水（1+1）调和 pH 约 7。加水定容至适当体积，经滤膜（0.45μm）过滤。

**4. 测定**

（1）高效液相色谱参考条件

① 色谱柱：YWG-C18 4.6mm×250mm，10μm 不锈钢柱。

② 流动相：甲醇：乙醇铵溶液（0.02mol/L）（5：95）。

③ 检测器：紫外检测器，230nm 波长，0.2AUFS。

（2）样品测定

进样量为 10μL，流速为 1mL/min 进行测定，根据保留时间定性，外标峰面积法定量。

### 5. 结果计算

试样中苯甲酸或山梨酸的含量按下式进行计算

$$X = \frac{A \times 1000}{m \times \frac{V_1}{V_2} \times 1000}$$

式中　$X$ ——试样中山梨酸或苯甲酸的含量，单位为 mg/kg；

　　　$A$ ——测定用试样中山梨酸或苯甲酸的质量，单位为 μg；

　　　$V_1$——试样稀释的体积，单位为 mL；

　　　$V_2$——测定时进样的体积，单位为 mL；

　　　$m$ ——试样的质量，单位为，单位为 g。

计算结果保留两位有效数字。

### 6. 注意事项

（1）甲醇：经滤膜（0.5μm）过滤。

（2）乙酸铵溶液（0.02mol/L）溶解经 0.45μm 滤膜过滤。

（3）碳酸氢钠为优级纯。

## 2.1.3　薄层色谱法测定山梨酸和苯甲酸

使用薄层色谱法（GB/T5009.23—2003）也可以测定食品中的防腐剂。其原理为：在试样酸化后，使用乙醚提取苯甲酸、山梨酸。将试样提取液浓缩，点于聚酰胺拨测板上，展开。显色后，根据薄层板上苯甲酸、山梨酸的比移值与标准比较定性，并且可以进行概略定量。

### 1. 仪器

（1）吹风机。

（2）层析缸。

（3）玻璃板：10cm×18cm。

（4）微量注射器：10μL，100μL。

（5）喷雾器。

### 2. 试剂

（1）异丙醇。

（2）正丁醇。

（3）石油醚：沸程 30～60℃。

（4）乙醚：不含过氧化物。

（5）氨水。

（6）无水乙醇。

（7）聚酰胺粉：200 目。

（8）盐酸（1+1）：取 100mL 盐酸，加水稀释至 200mL。

（9）氯化钠酸性溶液（40g/L）：于氯化钠溶液（40g/L）中加入盐酸（1+1）酸化。

（10）正丁醇+氨水+无水乙醇（7+1+2）。

（11）山梨酸标准溶液：准确称取山梨酸 0.2g，用少量的乙醇溶解后移入 100mL 的容量瓶中，并稀释至刻度，此溶液每毫升相当于 2.0mg 山梨酸。

（12）苯甲酸标准溶液：准确称取 0.2g 苯甲酸，用少量乙醇溶解后移入 100mL 的容量瓶中，并稀释至刻度，此溶液每毫升相当于 2mg 苯甲酸。

（13）显色剂：溴甲酚紫-乙醇（50%）溶液（0.4g/L）调至 pH8。

### 3. 样品处理

称取 2.50g 事先混合均匀的试样，置于 25mL 带塞量筒中，加 0.5mL 盐酸（1+1）酸化，使用 15mL 和 10mL 乙醚提取两次，每次振摇 1 分钟，将上层乙醚提取液吸入另一个 25mL 带塞量筒中，合并乙醚提取液。使用 3mL 氯化钠酸性溶液（40g/L）洗涤两次，静止 15 分钟，使用滴管将乙醚层通过无水硫酸钠滤入 25mL 容量瓶中，加乙醚至刻度，均匀。准确吸取 5mL 乙醚提取液于 5mL 带塞试管中，置于 40℃水浴上挥干，加入 2mL 石油醚-乙醚（3+1）混合溶剂溶解残渣，备用。

### 4. 测定

（1）聚酰胺粉板的制备：称取 1.6g 聚酰胺粉，加 0.4g 可溶性淀粉，添加约 15mL 的水，研磨 3～5 分钟，立即倒入涂布器内制成 10cm×18cm、厚度为 0.3mm 的薄板两块，在室温干燥后，于 80℃中干燥 1 小时，然后取出置于干燥器中保存。

（2）点样：在薄层板下端 2cm 的基线上，使用微量注射器点 1μL、2μL 试样液，同时各点 1μL、2μL 山梨酸、苯甲酸标准溶液。

（3）展开与显色：将点样后的薄层板放入预先盛有展开列的展开槽内，展开槽周围贴有滤纸，待溶剂前沿上展至 10cm 后，取出挥干，喷显色剂，斑点成黄色，背景为蓝色，试样中所含山梨酸、苯甲酸的量与标准斑点比较定量（山梨酸、苯甲酸的比移值依次为 0.82、0.73）。

### 5. 结果计算

试样中山梨酸或苯甲酸的含量按下式进行计算。

$$X = \frac{A \times 1000}{m \times \frac{10}{25} \times \frac{V_2}{V_1} \times 1000}$$

式中　$X$ ——试样中山梨酸或苯甲酸的含量，单位为 g/kg；

$A$ ——测定用试样中山梨酸或苯甲酸的质量，单位为 mg；

$V_1$——加入乙醇的体积，单位为 mL；

$V_2$——测定时点样的体积，单位为 mL；

$m$ ——试样的质量，单位为 g；

10——测定时吸取乙醚提取液的体积，单位为 mL；

25——试样乙醚提取提取液的总体积，单位为 mL。

## 2.1.4 中和法测定山梨酸和苯甲酸

在实际应用中，还可以使用中和法测定食品中的山梨酸或苯甲酸。其原理为：在弱酸条件中，使用乙醚将样品中的苯甲酸提取出来，将乙醚挥发后，使用中性酒精或醇醚混合物溶解内容物，使用酚酞作为指示剂，采用 0.1N 标准的 NaOH 滴定至终点，然后根据氢氧化钠消耗的体积计算苯甲酸或苯甲酸钠的含量。

**1. 仪器**

（1）碱式滴定管。
（2）300mL 烧杯。
（3）250mL 容量瓶。
（4）500mL 分液漏斗。
（5）水浴箱。
（6）吹风机。
（7）分析天平。
（8）锥形瓶。

**2. 试剂**

（1）纯乙醚：置乙醚于蒸馏瓶中，在水浴上蒸馏，收取 35℃部分的馏液。
（2）盐酸（6mol/L）。
（3）氢氧化钠溶液（100g/L）：准确称取氢氧化钠 100g 于小烧杯中，先使用少量蒸馏水溶解，再转移至 1000mL 容量瓶中，定容至刻度。
（4）氯化钠饱和溶液。
（5）纯氯化钠。
（6）95%中性乙醇：在 95%乙醇中加入数滴酚酞指示剂，以氢氧化钠溶液中和至微红色。
（7）中性醇醚混合液：将乙醚与乙醇按 1∶1 的体积等量混合，以酚酞为指示剂，使用氢氧化钠中和至微红色。
（8）酚酞指示剂（1%乙醇溶液）：溶解 1g 酚酞于 100mL 中性乙醇中。
（9）氢氧化钠标准溶液（0.05mol/L）：称取纯氢氧化钠约 3g，加入少量蒸馏水溶去表面部分，然后弃去这部分溶液，将剩余的氢氧化钠（约 2g）用经过煮沸后冷却的蒸馏水溶解并稀释至 1000mL，按下法标定其浓度。

**3. 样品的处理**

（1）固体或半固体样品：称取经粉碎的样品 100g 置入 250mL 容量瓶中，加入 300mL 蒸馏水，以及加入分析纯氯化钠至不溶解为止（使其饱和），然后使用 100g/L 氢氧化钠溶液使其成碱性（石蕊试纸试验），摇匀，再加饱和氯化钠溶液至刻度，放置 2 小时（要不断振摇），过滤，弃去最初的 10mL 滤液，收集滤液供测定用。
（2）含酒精的样品：吸取 250mL 样品，加入 100g/L 氢氧化钠溶液使其成碱性，将其置于水浴上蒸发至约 100mL 时，移入 250mL 容量瓶中，加入氯化钠 30g，振摇使其溶解，再加入氯化钠饱和溶液至刻度，摇匀，放置 2 小时（要不断振摇），过滤，取滤液供测定用。

（3）含脂肪较多的样品：经上述方法制备后，在滤液中加入氢氧化钠溶液使其成碱性，加入 20～50mL 乙醚提取，振摇 3 分钟，然后静置分层，溶液供测定用。

**4. 测定**

（1）提取

吸取以上制备的样品滤液 100mL，移入 250mL 分液漏斗中，加入 6mol/L 盐酸至酸性（石蕊试纸试验）。再加入 3mL 盐酸（6mol/L），然后依次使用 40mL、30mL、30mL 纯乙醚，使用旋转方法小心提取。每次摇动不少于 5 分钟。待静置分层后，将提取液移至另一个 250mL 分液漏斗中（3 次提取的乙醚层均放在这一分液漏斗中）。使用蒸馏水洗涤乙醚提取液，每次 10mL，直至最后的洗液不呈酸性（石蕊试纸试验）为止。再将此乙醚提取液置于锥形瓶中，于 40～45℃水浴上回收乙醚。待乙醚只剩下少量时，停止回收，以风扇吹干剩余的乙醚。

（2）滴定

在提取液中加入 30mL 中性醇醚混合液，10mL 蒸馏水，酚酞指示剂 3 滴，以 0.05mol/L 氢氧化钠标准溶液滴至微红色为止。

**5. 结果计算**

结果按下式计算

$$X = \left( N \cdot V \times \frac{0.122}{W} \right) \times 100$$

式中　　$X$——试样中苯甲酸的百分含量

$N$——标准氢氧化钠的浓度，单位为 mol/L；

$V$——标准氢氧化钠的体积，单位为 mL；

$W$——样品质量，单位为 g；

0.122——1mL0.1mol/L 氢氧化钠约等于苯甲酸的克数。

采用此方法测定苯甲酸及其盐类的最大缺点是：当样品中有其他有机酸时，在使用乙醚萃取时容易带过来，所以此方法测定的误差较大。

# 2.2　护色剂的测定

随着人们生活水平的提高，对食品的色泽要求也越来越高，在食品加工过程中添加发色剂来改善食品本身的色泽就成了必然，然而大多数护色剂都有毒性，所以在选择护色剂和使用量的把握上要特别慎重。

护色剂是指一些加入食品中后，能与食品原有的某些成分发生作用，产生令人喜爱的色泽的物质。

例如，亚硝酸盐在酸性条件下分解产生的亚硝基（$NO^-$）能与肌红蛋白（Mb）反应生成亮红色的亚硝基肌红蛋白（MbNO），使肉制品呈现鲜艳的红色。

食品中常用的护色剂有亚硝酸钠、亚硝酸钾、硝酸钠、硝酸钾（硝石）、硫酸亚铁。我国国家标准允许使用的食品护色剂的使用范围及最大使用量如表 2-2 所示。

表2-2　食品中护色剂的使用范围及最大使用量

| 食品护色剂的种类 | 使用范围 | 最大使用量/(mg/kg) | 备注 |
| --- | --- | --- | --- |
| 亚硝酸钠，亚硝酸钾 | 腌腊肉制品类（如咸肉、腊肉、板鸭、中式火腿、腊肠） | 0.15 | 以亚硝酸钠计，残留量≤30mg/kg |
| | 西式火腿（熏烤、烟熏、蒸煮火腿）类 | 0.15 | 酱菜等以亚硝酸钠计，残留量≤70mg/kg |
| 葡萄糖酸亚铁 | 腌渍的蔬菜（仅限橄榄） | 0.15 | 以铁计 |
| D-异抗坏血酸及其钠盐 | 八宝粥罐头 | 1.0 | 以抗坏血酸计 |
| 硝酸钠，硝酸钾 | 腌腊肉制品类（如咸肉、腊肉、板鸭、中式火腿、腊肠） | 0.5 | 以亚硝酸钠计，残留量≤30mg/kg |

　　下面以测定亚硝酸盐、硝酸盐为例，介绍食品中护色剂的测定方法。在国家标准中规定，食品亚硝酸盐、硝酸盐的测定方法有离子色谱法、分光光度法。

## 2.2.1　离子色谱法测定亚硝酸盐和硝酸盐

　　使用离子色谱法（GB5009.33—2010）可以测定食品中的亚硝酸盐和硝酸盐。其原理为：将试样经过沉淀蛋白质、除去脂肪后，采用相应的方法提取和净化，以氢氧化钾溶液为淋洗液，使阴离子交换柱分离。一般使用电导检测器检测，以保留时间定性，外标法定量。

### 1. 仪器

（1）离子色谱仪：包括电导检测器，配有抑制器，高容量阴离子交换柱。

（2）50μL 定量环。

（3）食物粉碎机。

（4）超声波清洗器。

（5）天平：感量为 0.1mg 和 1mg。

（6）离心机：转速≥10000 转/分钟，配 5mL 或 10mL 离心管。

（7）0.22μm 水性滤膜针头滤器。

（8）进化柱：包括 C18 柱、Ag 柱和 Na 柱或等效柱。

（9）注射器：1.0mL 和 2.5mL。

### 2. 试剂

（1）超纯水：电阻率＞18.2M。

（2）乙酸（$CH_3COOH$）：分析纯。

（3）氢氧化钾（KOH）。

（4）乙酸溶液（3%）。

（5）亚硝酸根离子（$NO_2^-$）标准溶液（100mL/L，水基体）。

（6）硝酸根离子（$NO_3^-$）标准溶液（1000mL/L，水基体）。

（7）亚硝酸盐和硝酸盐混合标准使用液：准确称取亚硝酸根离子和硝酸根离子的标准溶液各 1.0mL 于 100mL 容量瓶中，用水稀释至刻度，此溶液每 1L 含亚硝酸根离子 1.0mg 和硝酸根离子 10.0mg。

### 3. 样品处理

（1）试样前处理

① 新鲜蔬菜、水果：将试样用去离子水洗净，晾干后，取可食用部分切碎混匀。将切碎的样品用四分法取适量，用食物粉碎机制成匀浆备用。如果需加水时，应记录加水量。

② 肉类、蛋、水产及其制品：用四分法取适量或取全部，用食物粉碎机制成匀浆备用。

③ 乳粉、豆奶粉、婴儿配方粉等固态乳制品（不包括干酪）：将试样装入能够容纳2倍试样体积的带盖容器中，通过反复摇晃和颠倒容器，使样品充分混匀直到使试样均一化。

④ 发酵乳、乳、炼乳及其他液体乳制品：通过搅拌或反复摇晃和颠倒容器使试样充分混匀。

⑤ 干酪：取适量的样品研磨成均匀的泥浆状。为避免水分损失，在淹没过程中应避免产生过多的热量。

（2）提取

① 水果、蔬菜、鱼类、肉类、蛋类及其制品等：称取试样匀浆5g（精确至0.01g，可适当调整试样的取样量，以下相同），以80mL水洗入100mL容量瓶中，超声提取30分钟，每隔5分钟振摇一次，保持固相完全分散。在75℃水浴中放置5分钟，取出放置至室温，加水稀释至刻度。溶液经滤纸过滤后，取部分溶液于10000转/分钟离心15分钟，上清液备用。

② 腌鱼类、腌肉类及其他腌制品：称取试样匀浆2g（精确至0.01g），以80mL水洗入100mL容量瓶中，超声提取30分钟，每隔5分钟振摇一次，保持固相完全分散。于75℃水浴中放置5分钟，取出放置至室温，加水稀释至刻度。溶液经滤纸过滤后，取部分溶液于10000转/分钟离心15分钟，上清液备用。

③ 乳：称取试样10g（精确至0.01g），置于100mL容量瓶中，加水80mL，摇匀，超声30提取分钟，加入3%乙酸溶液2mL，在4℃的环境中放置20分钟，取出放置到室温，加水稀释至刻度。溶液经滤纸过滤后，取上清液备用。

④ 乳粉：称取试样2.5g（精确至0.01g），至于100mL容量瓶中，加水80mL，摇匀，超声提取30分钟，加入3%乙酸溶液2mL，在4℃的环境中放置20分钟，取出放置到室温，加水稀释至刻度。溶液经滤纸过滤后，取上清液备用。

取上述备用的上清液约15mL，通过0.22μm水性滤膜针头滤器、C18柱，弃取前面3mL（如果氯离子大于100mg/L，则需要依次通过针头滤器、C18柱、Ag柱和Na柱，弃取前面7mL），收集后面洗脱液待测。

固相萃取应注意使用前需要进行活化，如使用OnGuard Ⅱ RP柱（1.0mL）、OnGuard Ⅱ Ag柱（1.0mL）和OnGuard Ⅱ Na柱（1.0mL），其活化过程为：OnGuard Ⅱ RP柱（1.0mL）使用前依次用10mL甲醇、15mL水通过，静置活化30分钟。OnGuard Ⅱ Ag柱（1.0mL）和OnGuard Ⅱ Na柱（1.0mL）用10mL水通过，静置活化30分钟。

（3）参考色谱条件

① 色谱柱：氢氧化物选择性，可兼容梯度洗脱的高容量阴离子交换柱，如Dionex IonPac AS11-HC 4mm×250mm（带Dionex IonPac AG11-HC型保护柱4mm×50mm），或性能相当的离子色谱柱。

② 淋洗液包括一般试样和粉状婴幼儿配方食品。一般试样：氢氧化钾溶液，浓度为6mmol/L～70mmol/L；洗脱梯度为6mmol/L30min，70mmol/L5min；流速1.0mL/min。粉状

婴幼儿配方食品：氢氧化钾溶液，浓度为 5mmol/L～50mmol/L；洗脱梯度为 5mmol/L33min，50mmol/L5min，5mmol/L5min；流速 1.3mL/min。

③ 抑制器：连续自动再生膜阴离子抑制器或等效抑制装置。

④ 检测器：电导检测器，检测池温度为 35℃。

⑤ 进样体积：50 μL（可根据试样中被测离子含量进行调整）。

### 4. 测定

（1）标准曲线

称取亚硝酸盐和硝酸盐混合标准使用液，加水稀释制成系列标准溶液，含亚硝酸根离子浓度为 0.00mg/L、0.02mg/L、0.04mg/L、0.06mg/L、0.08mg/L、0.10mg/L、0.15mg/L、0.20mg/L；硝酸根离子浓度为 0.0mg/L、0.2mg/L、0.4mg/L、0.6mg/L、0.8mg/L、1.0mg/L、1.5mg/L、2.0mg/L 的混合标准溶液，以从低到高浓度顺序依次进样。得到上述各浓度标准溶液的色谱图，如图 2-2 所示。以亚硝酸根离子或硝酸根离子的浓度（mg/L）为横坐标，以峰高（μS）或峰面积为纵坐标，绘制标准曲线或计算线性回归方程。

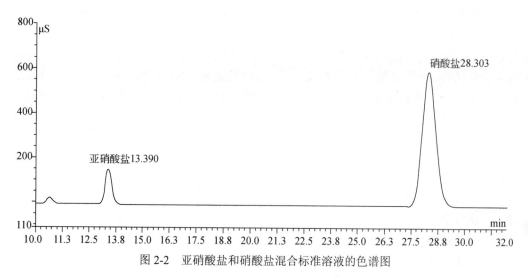

图 2-2　亚硝酸盐和硝酸盐混合标准溶液的色谱图

（2）样品测定

分别吸取空白和试样溶液 50μL，在相同工作条件下，依次注入离子色谱仪中记录色谱图。根据保留时间定性，分别测量空白和样品的峰高（μS）或峰面积。

### 5. 结果计算

试样中亚硝酸盐（$NO_2^-$）或硝酸盐（$NO_3^-$）含量按下式计算：

$$X = \frac{(C - C_0) \times V \times f \times 1000}{m \times 1000}$$

式中　$X$ ——试样中亚硝酸根离子或硝酸根离子的含量，单位为 mg/kg；

$C$ ——测定用试样溶液中的亚硝酸根离子或硝酸根离子浓度，单位为 mg/L；

$C_0$——试剂空白液中亚硝酸根离子或硝酸根离子的浓度，单位为 mg/L；

$V$ ——试样溶液体积，单位为 mL；

$F$ ——试样溶液稀释倍数；

$m$ ——试样取样量，单位为 g。

说明：试样中测得的亚硝酸根离子含量乘以换算系数 1.5，即可得到亚硝酸盐（按亚硝酸钠计）的含量；试样中测得的硝酸根离子含量乘以换算系数 1.37，即可得到硝酸盐（按硝酸钠计）含量。

其含量以重复性条件下获得的两次独立测定结果的算术平均值表示，结果保留两位有效数字。

### 6. 注意事项

本实验中用到的所有玻璃器皿在使用前均需依次用 2mol/L 氢氧化钾和水分别浸泡 4 小时，然后用水冲洗 3 次～5 次，晾干备用，另外，在重复性条件下获得的两次独立测定结果的绝对值差不得超过算数平均值得 10%。

### 2.2.2 分光光度法测定亚硝酸盐和硝酸盐

使用分光光度法（GB5009.33—2010）可以测定食品中的亚硝酸盐和硝酸盐含量。其中，亚硝酸盐采用盐酸奈乙二胺法测定，硝酸盐采用镉柱还原法测定。

其原理为：将试样经过沉淀去除蛋白质，以及除去脂肪后，在弱酸条件下亚硝酸盐与对氨基苯磺酸重氮化后，再与盐酸奈乙二胺偶合形成紫红色染料，然后使用外标法测得亚硝酸盐含量。采用镉柱将硝酸盐还原成亚硝酸盐，测得亚硝酸盐总量，由此总量减去亚硝酸盐含量，即可得到试样中硝酸盐含量。

#### 1. 仪器

（1）天平：感量为 0.1mg 和 1mg。

（2）组织捣碎机。

（3）超声波清洗器。

（4）恒温干燥箱。

（5）分光光度计。

（6）镉柱：海绵状镉的制备：投入足够的锌皮或锌棒于 500mL（200g/L）过 3～4 小时的镉全部被锌置换后，使用玻璃棒轻轻刮下，取出残余锌棒，使镉沉底，然后倾去上层清液，以水用倾泻法多次洗涤，然后移入组织捣碎机中，加 500mL 水，捣碎约 2 秒钟，将细粒洗至标准筛上，取 20～40 目之间的部分。

（7）镉柱的装填：使用水装满镉柱玻璃管，并装入 2cm 璃棉坐垫，将玻璃棉压向柱底时，应将其中所包含的空气全部排出，在轻轻敲击下加入海绵状镉至 8～10cm 高，上面用 1cm 高的玻璃棉覆盖，上面放置一个贮液漏斗，末端要穿过橡皮塞与镉柱玻璃管紧密连接。如图 2-3 所示。

#### 2. 试剂

（1）亚铁氰化钾〔$K_4Fe(CN)_6 \cdot 3H_2O$〕。

（2）乙酸锌〔$Zn(CH_3COO)_2 \cdot 2H_2O$〕。

（3）醋酸（$CH_3COOH$）。

（4）硼酸钠（$Na_2B_4O_7 \cdot 10H_2O$）。

（5）盐酸（$\rho$=1.19g/mL）。

（6）氨水（25%）。

（7）对氨基苯磺酸（$C_6H_7NO_3S$）。

（8）酸奈乙二胺（$NaNO_2$）。

（9）亚硝酸钠。

（10）硝酸钠。

（11）锌皮或锌棒。

（12）硫酸镉。

（13）亚铁氰化钾溶液（106g/L）。

（14）乙酸锌溶液（220g/L）。

（15）饱和硼砂溶液（50g/L）。

（16）氨缓冲溶液（pH9.6～9.7）。

（17）氨缓冲液的稀释液。

（18）盐酸（0.1mol/L）。

（19）对氨基苯磺酸溶液（4g/L）。

（20）盐酸奈乙二胺溶液（2g/L）。

（21）亚硝酸盐标准使用液（200μg/mL）：准确称取0.1000 g于110～120℃干燥恒重的亚硝酸钠，加水溶解移入500mL容量瓶中，加水稀释至刻度，混匀；亚硝酸钠标准使用液（5.0μg/mL）：在使用前吸取亚硝酸钠标准溶液5.00mL，置于200mL容量瓶中，加水稀释至刻度；

（22）硝酸钠标准溶液（200μg/mL，以亚硝酸钠计）：准确称取0.1232g于110～120℃干燥恒重的硝酸钠，加水溶解，移入500mL容量瓶中，并稀释至刻度；酸钠标准使用液（5μg/mL）：在使用前吸取硝酸钠标准溶液2.50mL，置于100mL容量瓶中，加水稀释至刻度。

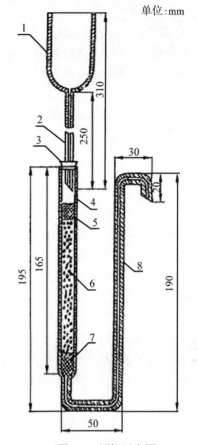

单位：mm

图2-3　镉柱示意图

1—储液漏斗，内径35nm，外径nm；
2—进液毛细管，内径0.4 nm，外径6 nm；
3—像皮塞；4—镉柱玻璃管，内径12 nm，外径16 nm；
5、7—玻璃棉；6—海绵状镉；8—出液毛细管，内径2 nm，外径8 nm。

### 3. 样品处理

（1）试样前处理

① 新鲜蔬菜、水果：将试样用去离子水洗净、晾干后，取可食用部分切碎混匀。将切碎的样品用四分法取适量，用食物粉碎机制成匀浆备用。如果需要加水时，应记录加水量。

② 肉类、蛋、水产及其制品：使用四分法取适量或取全部，使用食物粉碎机制成匀浆备用。

③ 乳粉、豆奶粉、婴儿配方粉等固态乳制品（不包括干酪）：将试样装入能够容纳2倍试样体积的带盖容器中，通过反复摇晃和颠倒容器，使样品充分混匀直到使试样均一化。

④ 发酵乳、乳、炼乳及其他液体乳制品：通过搅拌或反复摇晃和颠倒容器使试样充分混匀。

⑤ 干酪：取适量的样品研磨成均匀的泥浆状。为了避免水分损失，在淹没过程中应避免产生过多的热量。

（2）提取

称取 5g（精确至 0.01g）制成匀浆的试样（如制备过程中加水，应按加水量折算），置于 50mL 烧杯中，加入 12.5mL 饱和硼砂溶液，搅拌均匀，以 70℃左右的水约 300mL，将试样洗入 500mL 容量瓶中，在沸水浴中加热 15 分钟，然后取出置入冷水浴中冷却，并放置至室温。

（3）提取液净化

在振荡上述提取液时加入 5mL 亚铁氰化钾溶液，摇匀，再加入 5mL 乙酸锌溶液以沉淀蛋白质。加水至刻度，摇匀，放置 30 分钟，除去上层脂肪，上清液用滤纸过滤，弃去初滤液 30mL，然后滤液备用。

### 4. 测定

（1）酸盐的测定

吸取 40.0mL 上述滤液于 50mL 带塞比色管中，另吸取 0.00mL、0.20mL、0.40mL、0.60mL、0.80mL、1.00mL、1.50mL、2.00mL、2.50mL 亚硝酸钠标准使用液（相当于 0.0μg、1.0μg、2.0μg、3.0μg、4.0μg、5.0μg、7.5μg、10.0μg、12.5μg 亚硝酸钠），分别置于 50mL 带塞比色管中。在标准管与试样管中分别加入 2mL 对氨基苯磺酸溶液，混匀，静置 3～5 分钟后各加入 1mL 的盐酸萘乙二胺溶液，加水至刻度，混匀，静置 15 分钟，使用 2cm 比色杯，以零管调节零点，在波长 538nm 处测试吸光度，然后绘制标准曲线比较。同时做试剂空白。

（2）盐的测定

镉柱还原：先以 25mL 稀氨缓冲液冲洗镉柱，将流速控制在 3～5mL/min（以滴定管代替的可控制在 2～3mL/min）。吸取 20mL 滤液于 50mL 烧杯中，加 5mL 氨缓冲溶液，在混合后注入贮液漏斗，使流经镉柱还原，以原烧杯收集流出液，当贮液漏斗中的样液流尽后，再加 5mL 水置换柱内留存的样液。以同样方法将全部收集液再经镉柱还原一次，将第二次流出液收集于 100mL 容量瓶中，继续以水流经镉柱洗涤三次，每次 20mL，然后将洗液一并收集于同一容量瓶中，加水至刻度，混匀。

### 5. 结果计算

（1）酸盐含量计算

亚硝酸盐（以亚硝酸钠计）的含量按下进行计算。

$$X_1 = \frac{A_1 \times 1000}{m \times \dfrac{V_1}{V_0} \times 1000}$$

式中　$X_1$——试样中亚硝酸钠的含量，单位为 mg/kg；

　　　$A_1$——测定用样液中亚硝酸钠的质量，单位为 μg；

　　　$m$——试样质量，单位为 g；

　　　$V_1$——测定用样液体积，单位为 mL；

　　　$V_0$——试样处理液总体积，单位为 mL。

其含量以重复性条件下获得的两次独立测定结果的算术平均值表示，结果保留两位有效数字。

（2）硝酸盐含量的计算

硝酸盐（以硝酸钠计）的含量按下式进行计算：

$$X_2 = \left\{ \frac{A_2 \times 1000}{m \times \dfrac{V_2}{V_1} \times \dfrac{V_3}{V_4} \times 1000} - X_1 \right\} \times 1.232$$

式中　$X_2$——试样中硝酸钠的含量，单位为 mg/kg；

　　　　$A_2$——经镉粉还原后测得总亚硝酸钠的质量，单位为 μg；

　　　　$m$——试样的质量，单位为 g；

　　1.232——亚硝酸钠换算成硝酸钠的系数；

　　　　$V_2$——总亚硝酸钠的测定用样液体积，单位为 mL；

　　　　$V_1$——试样处理液总体积，单位为 mL；

　　　　$V_3$——经镉柱还原后样液总体积，单位为 mL；

　　　　$V_4$——经镉柱还原后样液的测定用体积，单位为 mL；

　　　　$X_1$——由式（3）计算出的试样中亚硝酸钠的含量，单位为 mg/kg。

　　　其含量以重复性条件下获得的两次独立测定结果的算术平均值表示，结果保留两位有效数字。

### 6. 注意事项

（1）在镉柱无玻璃管时，以 25mL 酸式滴定管代用，但过柱时要注意始终保持液面在镉层之上。当镉柱填装好后，先使用 25mL 盐酸（0.1mol/L）洗涤，再以水洗两次，每次 25mL，在镉柱不用时用水封盖，随时都要保持水平面在镉层之上，不得使镉层夹有气泡。

（2）在镉柱每次使用完毕后，应先以 25mL 盐酸（0.1mol/L）洗涤，再以水洗两次，每次 25mL，最后用水覆盖镉柱。

（3）镉柱还原效率需要按照以下方法测定。

镉柱还原效率的测定：吸取 20mL 硝酸钠标准使用液，加入 5mL 氨缓冲液的稀释液，混匀后注入贮液漏斗，使样液流经镉柱还原，以原烧杯收集流出液，当贮液漏斗中的样液流完后，再加 5mL 水置换柱内留存的样液。取 10.0mL 还原后的溶液（相当 10μg 亚硝酸钠）置入 50mL 比色管中，以"吸取 0.00mL、0.20mL、0.40mL、0.60mL、0.80mL、1.00mL……"的方法操作，根据标准曲线计算测得结果，与加入量一致，还原效率应大于 98% 为符合要求。

还原效率计算：

$$X = \frac{A}{10} \times 100\%$$

式中　$X$——还原效率，单位为%；

　　　　$A$——测得亚硝酸钠的含量，单位为 μg；

　　　　10——测定用溶液相当亚硝酸钠的含量，单位为 μg。

## 2.2.3　乳及乳制品中亚硝酸盐与硝酸盐的测定

　　乳及乳制品中亚硝酸盐与硝酸盐的测定（GB5009.33—2010）原理为：将试样经过沉淀蛋白质、除去脂肪后，使用镀铜镉粒使部分滤液中的硝酸盐还原为亚硝酸盐。在滤液和已还原的滤液中，加入磺胺和 N-1-萘基-乙二胺二盐酸盐，使其显示为粉红色，然后使用分光光度计在 538nm 波长下测定其吸光度。将测得的吸光度与亚硝酸钠标准系列溶液的吸光度进行比较，就可以计算出样品中的亚硝酸盐含量和硝酸盐还原后的亚硝酸总量；从两者之间的差值可以计算出硝酸盐的含量。

**1. 仪器**

（1）天平：感量为 0.1mg 和 1mg。

（2）烧杯：100mL。

（3）锥形瓶：250mL、500mL。

（4）容量瓶：100mL、500mL、1000mL。

（5）吸量管：2mL、5mL、10mL、25mL。

（6）量筒：根据需要选取。

（7）玻璃漏斗：直径约9cm，短颈。

（8）定性滤纸：直径约18cm。

（9）还原反应柱：简称镉柱，如图 2-4 所示。

（10）分光光度计：测定波长 538nm，使用 1～2cm 光程的比色皿。

（11）pH 计：精度为±0.01，使用前用 pH7 和 pH9 的标准溶液进行校正。

**2. 试剂**

（1）亚硝酸钠、硝酸钾、镀铜镉柱、硫酸铜（$CuSO_4 \cdot 5H_2O$）溶液（20g/L）、盐酸-氨水缓冲溶液（pH9.60～9.70）、盐酸（2mol/L）、盐酸（0.1mol/L）、沉淀蛋白和脂肪的溶液、硫酸锌（$ZnSO_4 \cdot 7H_2O$）溶液（535g/L）、亚铁氰化钾溶液（172g/L）、EDTA 溶液（33.5g/L）。

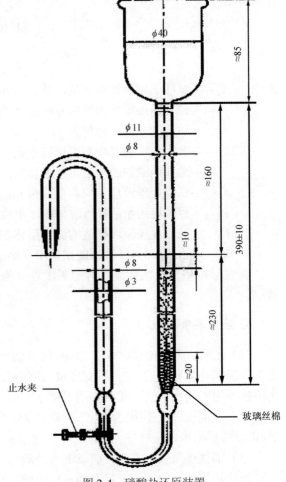

图 2-4　硝酸盐还原装置

（2）显色液 1：体积比为 450 : 550 的盐酸。将 450mL 浓盐酸（质量分数为 36%～38%）加入到 550mL 水中，冷却后装入试剂瓶中。

（3）显色液 2:5g/L 的磺胺溶液。在 75mL 水中加入 5mL 浓盐酸（质量分数为 36%～38%），然后在水浴上加热，用其溶解 0.5g 磺胺。冷却至室温后用水稀释至 100mL。在必要时进行过滤。

（4）显色液 3:1g/L 的萘胺盐酸盐溶液。将 0.1g 的 N-1-萘基—乙二胺二盐酸盐溶于水，稀释至 100mL。必要时过滤。此溶液应少量配制，装于密封的棕色瓶中，在冰箱中以 2～5℃的温度保存。

（5）亚硝酸钠标准溶液：相当于亚硝酸根的浓度为 0.001g/L。将亚硝酸钠在 110～120℃的范围内干燥至恒重。冷却后称取 0.150g，溶于 1000mL 容量瓶中，用水定容。在使用的当天配制该溶液。

（6）取 10mL 上述溶液和 20mL 缓冲溶液置入 1000mL 容量瓶中，用水定容。每 1mL 该标准溶液中含 1.00μg 的 $NO_2^-$。

（7）硝酸钾标准溶液，相当于硝酸根的浓度为 0.0045g/L。将硝酸钾在 110～120℃的温度范围内干燥至恒重，冷却后称取 1.4580g，溶于 1000mL 容量瓶中，用水定容。

（8）在使用当天，取 5mL 上述溶液和 20mL 缓冲溶液，置入 1000mL 的容量瓶中，用水定容。每 1mL 的该标准溶液含有 4.50μg 的 $NO_3^-$。

### 3. 样品处理

（1）制备镀铜镉柱

① 将镉粒置入锥形瓶中（所用镉粒的量以达到要求的镉柱高度为准）。加入足量的盐酸（2mol/L）以浸没镉粒，摇晃几分钟，滗出溶液，在锥形烧瓶中用水反复冲洗，直到把氯化物全部冲洗掉。然后在镉粒上镀铜，向镉粒中加入硫酸铜溶液（20g/L）（每克镉粒约需 2.5mL），振荡 1 分钟，滗出液体，立即用水冲洗镀铜镉粒，注意镉粒要始终用水浸没。当冲洗水中不再有铜沉淀时即可停止冲洗。在用于盛装镀铜镉粒的玻璃柱的底部装上几厘米高的玻璃纤维。在玻璃柱中灌入水，排净气泡。将镀铜镉粒尽快装入玻璃柱，使其暴露于空气的时间尽量短。镀铜镉粒的高度应在 15～20cm 的范围内。

② 新制备柱的处理。将由 750mL 水、225mL 硝酸钾标准溶液（1.4580g/L）、20mL 盐酸-氨水缓冲溶液和 20mLEDTA 溶液组成的混合液以不大于 6mL/min 的流量通过刚装好镉粒的玻璃柱，接着使用 50mL 水以同样流速冲洗该柱。

③ 检查柱的还原能力。每天至少要进行两次，一般在开始时和一系列测定之后。使用移液管将 20mL 的硝酸钾标准溶液移入还原柱顶部的贮液杯中，再立即向该贮液杯中添加 5mL 盐酸-氨水缓冲溶液。使用一个 100mL 的容量瓶收集洗提液。洗提液的流量不应超过 6mL/min。

在贮液杯将要排空时，使用约 15mL 水冲洗杯壁。冲洗水流尽后，再用 15mL 水重复冲洗。当第二次冲洗水也流尽后，将贮液杯灌满水，并使其以最大流量流过柱子。

当容量瓶中的洗提液接近 100mL 时，从柱子下取出容量瓶，用水定容至刻度，混合均匀。移取 10mL 洗提液于 100mL 容量瓶中，加水至 60mL 左右。然后在每个容量瓶中先加入 6mL 显色液 1，边加边混；再加入 5mL 显色液 2 小心混合溶液，使其在室温下静置 5 分钟，避免直射阳光。在 15 分钟内，使用 538nm 波长，以第一个溶液（不含亚硝酸钠）为对照，测定另外八个溶液的吸光度。

根据测得的吸光度，从标准曲线上可以查得稀释洗提液中的亚硝酸盐含量（μg/mL）。据此可计算出以百分率表示的柱还原能力（$NO^-$ 的含量为 0.067μg/mL 时还原能力为 100%）。如果还原能力小于 95%，柱子就需要再生。

④ 柱子再生。在柱子使用后，或镉柱的还原能力低于 95% 时，按如下步骤进行再生。在 100mL 水中加入约 5mL EDTA 溶液和 2mL 盐酸，以 10mL/min 左右的速度过柱。当贮液杯中混合液排空后，按顺序使用 25mL 水、25mL 盐酸和 25mL 水冲洗柱子。最后检查镉柱的还原能力，如果低于 95%，就需要重复再生。

（2）样品的称取和溶解

① 液体乳样品：称取 90mL 样品放入 500mL 锥形瓶中，使用 22mL 温度为 50～55℃ 的水分数次冲洗样品量筒，将冲洗液倾入锥形瓶中，混匀。

② 乳粉样品：在 100mL 烧杯中称取 10g 样品，准确至 0.001g。使用 112mL 温度为 50～55℃ 的水将样品洗入 500mL 锥形瓶中，混匀。

③ 乳清粉及以乳清粉为原料生产的粉状婴幼儿配方食品样品：在 100mL 烧杯中称取 10g

样品，准确至 0.001g。使用 112mL 温度为 50～55℃ 的水将样品洗入 500mL 锥形瓶中，混匀。使用铝箔纸盖好锥形瓶口，将溶好的样品在沸水中煮 15 分钟，然后冷却至约 50℃。

（3）脂肪和蛋白的去除

按顺序加入 24mL 硫酸锌溶液、24mL 亚铁氰化钾溶液和 40mL 盐酸-氨水缓冲溶液，加入时要边加边摇，每加完一种溶液都要充分摇匀。静置 15 分钟～1 小时。然后使用滤纸过滤，滤液用 250mL 锥形瓶收集。

（4）硝酸盐还原为亚硝酸盐

称取 20mL 滤液置入 100mL 小烧杯中，加入 5mL 缓冲溶液，摇匀，倒入镉柱顶部的贮液杯中，以小于 6mL/min 的流速过柱。将洗提液（过柱后的液体）接入 100mL 容量瓶中。当贮液杯快要排空时，用 15mL 水冲洗小烧杯，再倒入贮液杯中。冲洗水流完后，再用 15mL 水重复一次。当第二次冲洗水快流尽时，将贮液杯装满水，以最大流速过柱。当容量瓶中的洗提液接近 100mL 时，取出容量瓶，用水定容，混匀。

**4. 测定**

（1）样品测定

分别称取 20mL 洗提液和 20mL 滤液置入 100mL 容量瓶中，加水至约 60mL。在每个容量瓶中先加入 6mL 显色液 1，边加边混合；再加入 5mL 显色液 2，小心混合溶液，使其在室温下静置 5 分钟，应避免阳光直接照射。然后加入 2mL 显色液 3，小心混合，使其在室温下静置 5 分钟，避免阳光直接照射。用水定容至刻度，混匀。在 15 分钟内使用 538nm 波长以空白试验液体为对照，测定上述样品溶液的吸光度。

（2）标准曲线制作

分别称取（或用滴定管放出）0mL、2mL、4mL、6mL、8mL、10mL、12mL、16mL 和 20mL 亚硝酸钠标准溶液于 9 个 100mL 容量瓶中。在每个容量瓶中加水，使其体积约为 60mL。在每个容量瓶中先加入 6mL 显色液 1，边加边混；再加入 5mL 显色液 2，小心混合溶液，使其在室温下静置 5 分钟，避免阳光直接照射。加入 2mL 显色液 3，小心混合，使其在室温下静置 5 分钟，避免阳光直接照射。用水定容至刻度，混匀。在 15 分钟内，使用 538 nm 波长以第一个溶液（不含亚硝酸钠）为对照，测定另外 8 个溶液的吸光度。将测得的吸光度对亚硝酸根质量浓度作图。亚硝酸根的质量浓度可以根据加入的亚硝酸钠标准溶液的量计算出来。其中以亚硝酸根的质量浓度为横坐标，以吸光度为纵坐标。亚硝酸根的质量浓度以 μg/100mL 表示。

**5. 结果计算**

（1）亚硝酸盐含量

样品中亚硝酸根含量按以下公式计算：

$$X = \frac{20000 \times C_1}{m \times V_1}$$

式中　$X$ ——样品中亚硝酸根含量，单位为 mg/kg；

$C_1$——根据滤液的吸光度，从标准曲线上读取的 $NO_2^-$ 的浓度，单位为 μg/100mL；

$m$ ——样品的质量（液体乳的样品质量为 90×1.030g），单位为 g；

$V_1$——所取滤液的体积，单位为 mL。

样品中以亚硝酸钠表示的亚硝酸盐含量，按下式计算：

$$W(NaNO_2) = 1.5 \times W(NO_2^-)$$

式中　$W(NO_2^-)$——样品中亚硝酸根的含量，单位为 mg/kg；

　　$W(NaNO_2)$——样品中以亚硝酸钠表示的亚硝酸盐的含量，单位为 mg/kg。

以重复性条件下获得的两次独立测定结果的算术平均值表示，结果保留两位有效数字。

（2）硝酸盐含量

样品中硝酸根含量按下式计算：

$$X = 1.35 \times \left[ \frac{100000 \times C_2}{m \times V_2} - W(NO_2^-) \right]$$

式中　$X$——样品中硝酸根含量，单位为 mg/kg；

　　$C_2$——根据洗提液的吸光度，从标准曲线上读取的亚硝酸根离子浓度，单位为 μg/100mL；

　　$m$——样品的质量，单位为 g；

　　$V_2$——所取洗提液的体积，单位为 mL；

$W(NO_2^-)$——计算出的亚硝酸根含量。

如果考虑柱的还原能力，样品中硝酸根含量按下式计算：

$$样品的硝酸根含量（mg/kg）= 1.35 \times \left[ \frac{100000 \times C_2}{m \times V_2} - W(NO_2^-) \right] \times \frac{100}{r}$$

式中　$r$——测定一系列样品后柱的还原能力。

样品中以硝酸钠计的硝酸盐的含量按下式计算：

$$W(NaNO_3) = 1.371 \times W(NO_3^-)$$

式中　$W(NO_3^-)$——样品中硝酸根的含量，单位为 mg/kg；

　　$W(NaNO_3)$——样品中以硝酸钠计的硝酸盐的含量，单位为 mg/kg。

其值以重复性条件下获得的两次独立测定结果的算术平均值表示，结果保留两位有效数字。

**6. 注意事项**

（1）所有玻璃仪器都要用蒸馏水冲洗，以保证不带有硝酸盐和亚硝酸盐。

（2）为避免镀铜镉柱中混入小气泡，柱制备柱还原能力的检查和柱再生时所用的蒸馏水或去离子水最好是刚沸过并冷却至室温的。

## 2.2.4　卤肉制品中硝酸盐及亚硝酸盐含量的测定

使用反相高效液相色谱法可以同时测定卤肉制品中硝酸盐及亚硝酸盐的含量，它具有快速、准确、灵敏、线性范围大等优点，样品中的其他组分如色素、动物性蛋白等对其检测不构成干扰，与国家标准法比较，测定结果无显著性差异。

**1. 仪器**

岛津 LC-10A 液相色谱仪（Class-VP5.0 型二极管阵列检测器、LC-10A 溶剂输送泵、HS

色谱数据工作站 V6.2）：0.45μm 微孔滤膜；艾科浦 U 系列纯化水机（AWJ2b-10-U）。

### 2. 试剂

（1）甲醇（光谱纯），去离子水（18.36mΩ/cm）。

（2）饱和硼砂溶液〔50.0g/L，称取 5.0 硼酸钠（$Na_2B_4O_7 \cdot 10H_2O$），溶于 100mL 热水中，冷却后备用〕。

（3）亚铁氰化钾溶液（106.0g/L，称取 106.0g 用水溶解，并稀释至 1000mL）。

（4）醋酸锌溶液（220.0g/L，称取 220.0g 加 30mL 冰乙酸溶于水，并稀释至 1000mL）。

（5）硝酸盐标准溶液（200mg/L，准确称取 0.2000g，在 110～120℃的温度下干燥恒重的硝酸钠，加水溶解，然后放入 1000mL 的容量瓶中，并稀释至刻度，放在冰箱里保存）。

（6）亚硝酸盐标准溶液（200mg/L，准确称取 0.1000g，在硅胶干燥器中干燥 24 小时的亚硝酸钠，加水溶解并稀释至 500mL）。

### 3. 样品预处理

称取 5g 左右经过绞碎混匀的试样放入 100mL 烧杯中，然后加入 12.5mL 硼砂饱和液搅拌均匀，使用 70℃左右的水约 300mL 将试样洗入 500mL 容量瓶中，在沸水浴中加热 15 分钟，取出后冷却至室温，然后一面转动，一面加入 5mL 亚铁氰化钾溶液，摇匀，再加入 5mL 醋酸锌溶液，以沉淀蛋白质。最后加水至刻度，摇匀，静置片刻，取上清夜经 0.45μm 滤膜滤过，待测。

### 4. 测定

（1）色谱条件色谱柱

Shim-pack CLC-ODS $\phi$6×150mm；预柱：Shim-packG-ODS。

流动相：甲醇+1.25mmol/L 混合磷酸盐，含 3mmol/L 四丁基溴化铵，配比为 15+85。

流速：1.0mL/min。

柱温：25℃；

检测波长：220nm。

进样量：20μL：保留时间定性，峰面积外标法定量。

（2）标准曲线的制作

配制系列浓度的标准溶液，采用多点线性校正，建立峰面积-浓度标准曲线或直线回归方程。根据 IUPAC 的规定倍噪音为样品检出限。

# 2.3  漂白剂的测定

漂白剂是指在食品加工过程中能够抑制与破坏食品的发色因素，使颜色褪去或使食品免于褐变的食品添加剂。

漂白剂的作用机理主要是通过氧化、还原等化学作用破坏食品中发色集团的分子结构，使其功能结构发生变化而失去颜色。

根据漂白剂与色素分子的作用方式不同，可以将漂白剂分为还原型漂白剂和氧化型漂白剂。

（1）还原型漂白剂

是指具有还原性的漂白剂。还原型的漂白剂的作用比较轻缓，被漂白的物质再次被氧化时还会显色。我国使用的还原性漂白剂主要是亚硫酸及其盐类，在使用时要注意以下几点：

① 还原性漂白剂是亚硫酸类物质，由于各种亚硫酸类物质中含有的有效二氧化硫含量不同，因此应现配现用，以防亚硫酸盐不稳定而挥发。

② 食品中存在的金属离子能够将残留的亚硫酸氧化，还能使已经还原的色素氧化显色，从而降低漂白剂的效力。所以在生产的同时常常使用金属螯合剂去除金属离子。

③ 由于使用亚硫酸盐类漂白的物质，在二氧化硫消失后而容易复色，而且通常在食品中会残留二氧化硫，其残留量不得超过标准。

④ 亚硫酸不仅抑制不了果胶酶的活性，还会有损于果胶的凝聚力。而且在用亚硫酸处理水果时，二氧化硫会渗入到水果组织内部，使用单纯加热的方法不能去除它，只有把水果组织破碎才能除尽二氧化硫。

⑤ 亚硫酸盐对硫胺素有破坏作用，故不用于鱼类食品。

⑥ 亚硫酸盐易与醛、酮、蛋白质等反应，影响食品原有成分。

（2）氧化型漂白剂

是指具有氧化性的漂白剂。氧化型漂白剂的特点是漂白速度快、漂白效果好、漂后不返黄、操作简便、使用成本低，并兼有防腐保鲜功效，但是使用过程中会破坏食品中原有的营养成分，而且有异味，使用完后的残留量也比较大。常用的氧化型漂白剂有过氧化氢、过氧化苯甲酰等。

我国标准允许使用的食品漂白剂的使用范围及最大使用量见表 2-3 所示。

表 2-3　食品中漂白剂的使用范围及最大使用量

| 食品漂白剂的种类 | 使用范围 | 最大使用量/(g/kg) | 备　　注 |
|---|---|---|---|
| 二氧化硫，焦亚硫酸钾，焦亚硫酸钠，亚硫酸钠，亚硫酸氢钠，低亚硫酸钠 | 经表面处理的鲜水果最大 | 0.05 | 使用量以二氧化硫残留量计 |
| 硫磺 | 水果干类 | 0.1 | 最大使用量以二氧化硫残留量计 |
| | 蜜饯凉果 | 0.35 | 最大使用量以二氧化硫残留量计 |
| | 淀粉糖（果糖、葡萄糖、饴糖、部分转化糖等） | 0.04 | 最大使用量以二氧化硫残留量计 |
| | 水果干类 | 0.1 | 只限用于熏蒸，最大使用量以二氧化硫残留量计 |
| | 蜜饯凉果 | 0.35 | 只限用于熏蒸，最大使用量以二氧化硫残留量计 |
| | 干制蔬菜 | 0.2 | 只限用于熏蒸，最大使用量以二氧化硫残留量计 |
| | 粉丝、粉条 | 0.1 | 只限用于熏蒸，最大使用量以二氧化硫残留量计 |
| 过氧化苯甲酰 | 小麦粉 | 0.06 | 碳酸钙作为过氧化苯甲酰的稀释剂 |

国家标准中规定，食品亚硫酸盐的测定方法有盐酸副玫瑰苯胺法、蒸馏法等。

### 2.3.1 盐酸副玫瑰苯胺法测定亚硫酸盐

盐酸副玫瑰苯胺法（GB/T5009.34—2003）是国家标准中规定的食品中亚硫酸盐的测定方法。其原理为：亚硫酸盐与四氯汞钠反应生成稳定的络合物，再与甲醛及盐酸副玫瑰苯胺作用生成紫红色络合物，然后将其结果与标准系列比较定量。

**1. 仪器**

分光光度计。

**2. 试剂**

（1）四氯汞钠吸收液：称取 13.6g 氯化高汞及 6.0g 氯化钠，溶于水中并稀释至 1000mL，混匀。

（2）氨基磺酸铵溶液（12g/L）。

（3）甲醛溶液（2g/L）。

（4）淀粉指示液（称取 1g 可溶性淀粉，用少许水调成糊状，缓缓倾入 100mL 沸水中，随加随搅拌，煮沸，放冷备用，此溶液临用时现配）。

（5）亚铁氰化钾溶液（106g/L）、乙酸锌溶液（称取 22g 乙酸锌溶于少量水中，加入 3mL 冰乙酸，加水稀释至 100mL）。

（6）盐酸副玫瑰苯胺溶液：称取 0.1g 盐酸副玫瑰苯胺于研钵中，加少量水研磨使溶解并稀释至 100mL，取出 20mL，置于 100mL 容量瓶中，加盐酸（1+1），充分摇匀后使溶液由红变黄，如果不变黄，则再滴加少量盐酸使其出现黄色，再加水稀释至刻度线，摇匀备用（如无盐酸副玫瑰苯胺，可用盐酸品红代替）。

（7）二氧化硫使用液（临用前将二氧化硫标准溶液以四氯汞钠吸收液稀释成每毫升相当于 2μg 二氧化硫）。

（8）氢氧化钠溶液（20g/L）。

（9）硫酸（1+71）。

**3. 样品处理**

（1）水溶性固体试样：例如，白砂糖等可以称取 10.00g 均匀试样（试样量可视含量高低而定），以少量的水溶解，置于 100mL 容量瓶中，加入 4mL 的氢氧化钠溶液（20g/L），等待 5 分钟后加入硫酸（1+71），然后加入 20mL 四氯汞钠吸收液，以水稀释至刻度线。

（2）其他固体试样：例如，饼干、粉丝等可以称取 5.0～10.0g 研磨均匀的试样，以少量水湿润并移入 100mL 容量瓶中，然后加入 20mL 四氯汞钠吸收液，浸泡 4 小时以上，如果上层溶液不澄清，则可以加入亚铁氰化钾及乙酸锌溶液各 2.5mL，最后用水稀释至 1000mL 刻度，过滤后备用。

（3）液体试样：例如，葡糖酒等可以直接吸取 5.0～10.0mL 试样，置于 100mL 容量瓶中，以少量水稀释，加 20mL 四氯汞钠吸收液，摇匀，最后加水至刻度线，混匀，必要时过滤备用。

**4. 测定**

（1）盐酸副玫瑰苯胺的精制

称取 20g 盐酸副玫瑰苯胺于 400mL 水中，用 50mL 盐酸（1+5）酸化，徐徐搅拌，加 4～

5g 活性炭，加热煮沸 2 分钟。将混合物倒入大漏斗中，过滤（用保温漏斗趁热过滤）。将滤液放置过夜，出现结晶，然后再用布氏漏斗抽滤，将结晶悬浮于 1000mL，乙醚—乙醇（10∶1）的混合溶液中，振摇 3～5 分钟，以布氏漏斗抽滤，再用乙醚反复洗涤至醚层不带色为止，于硫酸干燥器中干燥，研细贮于棕色瓶中保存。

碘溶液、硫代硫酸钠标准溶液、二氧化硫标准溶液：称取 0.5g 亚硫酸氢钠，溶于 200mL 四氯汞钠吸收液中，放置过夜，上清液用定量滤纸过滤备用，吸收 10mL 亚硫酸氢钠—四氯汞钠溶液于 250mL 碘量瓶中，加 100mL 水，准确加入 20mL 碘溶液（0.1mol/L），5mL 冰乙酸，摇匀，放置于暗处，2 分钟后迅速以硫代硫酸钠（0.100mol/L）标准溶液滴定至淡黄色，加 0.5mL 淀粉指示液，继续滴至无色。另取 100mL 水，准确加入碘溶液 20.0mL（0.1mol/L）、5mL 冰乙酸，按同一方法做试剂空白试验。

二氧化硫标准溶液的浓度按下式进行计算。

$$X = \frac{(V_2 - V_1) \times C \times 32.03}{10}$$

式中　$X$——二氧化硫标准溶液的浓度，单位为 mg/mL；

　　　$V_1$——测定用亚硫酸氢钠-四氯汞钠溶液消耗硫代硫酸钠标准溶液的体积，单位为 mL；

　　　$V_2$——试剂空白消耗硫代硫酸钠标准溶液的体积，单位为 mL；

　　　$C$——硫代硫酸钠标准溶液的摩尔浓度，单位为 mol/L；

　32.03——每毫升硫代硫酸钠标准溶液相当于二氧化硫的质量，单位为 mg；

（2）样品测定

吸取 0.50～5.0mL 上述试样处理液于 25mL 带塞比色管中。另外吸取 0mL、0.20mL、0.40mL、0.60mL、0.80mL、1.00mL、1.50mL、2.00mL 二氧化硫标准使用液（相当于 0μ、0.4μ、0.8μ、1.2μ、1.6μ、2.0μ、3.0μ、4.0μ 二氧化硫），分别置于 25mL 带塞比色管中。

在试样及标准管中分别加入四氯汞钠吸收液至 10mL，然后再加入 1mL 氨基磺酸铵溶液（12g/L）、1mL 甲醛溶液（2g/L）及 1mL 盐酸副玫瑰苯胺溶液，摇匀，放置 20 分钟。最后使用 1cm 比色杯，以零管调节零点，在波长 550nm 处测吸光度，绘制标准曲线比较。

### 5. 结果计算

试样中二氧化硫的含量按下式进行计算。

$$X = \frac{A \times 1000}{m \times \dfrac{V}{100} \times 1000 \times 1000}$$

式中　$X$——试样中二氧化硫的含量，单位为 g/kg；

　　　$A$——测定用样液中二氧化硫的质量，单位为 μg；

　　　$m$——试样的质量，单位为 g；

　　　$V$——测定时进样的体积，单位为 mL。

计算结果保留三位有效数字。

## 2.3.2　蒸馏法测定亚硫酸盐

使用蒸馏法（GB/T5009.34—2003）也可以测定食品中的亚硫酸盐。其原理为：在密闭容器中对试样进行酸化并蒸馏，以释放出其中的二氧化硫，释放的气体用乙酸铅溶液吸收。吸收后用浓酸酸化，再以碘标准溶液滴定，根据所消耗的碘标准溶液量计算出试样中二氧化硫的含量。本方法适用于检测色酒及葡萄糖糖浆、果脯。

**1. 仪器**

（1）全玻璃蒸馏器。
（2）碘量瓶。
（3）酸式滴定管。

**2. 试剂**

（1）盐酸（1+1）。
（2）乙酸铅溶液（20g/L）。
（3）碘标准溶液（0.0100mol/L）。
（4）淀粉指示液（称取1g可溶性淀粉，用少许水调成糊状，缓缓倾入100mL沸水中，随加随搅拌，煮沸2分钟，放冷，备用）。

**3. 样品处理**

（1）固体试样：可以使用刀切或剪刀剪成碎末后混匀，称取约5.00g混匀后的均匀试样（试样量可视含量高低而定）。
（2）液体试样：可以直接吸取5.0mL～10.0mL试样，置于500mL圆底蒸馏烧瓶中。

**4. 测定**

（1）蒸馏：将称好的试样置于圆底烧瓶中，加入250mL水，装上冷凝装置，冷凝管下端应插入碘量瓶中的25mL乙酸铅（20g/L）吸收液中，然后在蒸馏瓶中加入10mL盐酸（1+1），立即塞盖，加热蒸馏。当蒸馏液约200mL时，使冷凝管下端离开液面，再蒸馏1分钟。用少量蒸馏水冲洗插入乙酸铅溶液的装置部分。在检测试样的同时要做空白实验。
（2）滴定：向取下的碘量瓶中一次性加入10mL浓盐酸、1mL淀粉指示液（10g/L）。摇匀之后用碘标准滴定溶液（0.010mol/L）滴定至变蓝且在30秒内不褪色为止。

**5. 结果计算**

试样中二氧化硫的含量按下式进行计算。

$$X = \frac{(A-B) \times 0.01 \times 0.032 \times 1000}{m}$$

式中　　$X$——试样中二氧化硫的含量，单位为g/kg；
　　　　$A$——滴定试样所用碘标准滴定溶液（0.01mol/L）的体积，单位为mL；
　　　　$B$——滴定试剂空白所用碘标准滴定溶液（0.01mol/L）的体积，单位为mL；
　　　　$m$——试样的质量，单位为g；
　　　　0.032——1mL碘标准滴定溶液（1.0mol/L）相当于二氧化硫的质量，单位为g。

### 2.3.3 小麦粉中过氧化苯甲酰的测定

使用液相色谱法可以测定小麦粉中的过氧化苯甲酰。其原理为：使用碘化钾作为还原剂，将由甲醇提取的过氧化苯甲酰还原为苯甲酸，使高效液相色谱分离，在230nm下检测。

### 1. 仪器

（1）高效液相色谱仪：配有紫外检测器；色谱柱：C18反相柱。
（2）天平：感量为0.0001g。
（3）旋涡混合器。
（4）溶剂过滤器。

### 2. 试剂

（1）甲醇（色谱纯）。
（2）碘化钾（50%水溶液）。
（3）苯甲酸（基准物质）。
（4）乙酸铵缓冲液（0.02mol/L）。
（5）苯甲酸标准储备液（1mg/mL）：准确称取0.1g苯甲酸，用甲醇稀释至100mL。

### 3. 样品的制备

称取样品5g（准确至0.1mg），放入50mL具塞比色管中，加入10.0mL甲醇，在旋涡混合器上均匀1分钟。然后静置5分钟，加入50%碘化钾水溶液5.0mL，在旋涡混合器上均匀1分钟，随后放置10分钟，加水至50.0mL，混匀，静置，吸取上层清液通过0.22μm的滤膜，滤液放入样品瓶中备用。

### 4. 测定

（1）色谱条件
① 柱：4.6mm×250mm，5μmC18反相柱。
② 检测波长：230nm。
③ 流动相：甲醇：水〔含乙醇铵溶液（0.02mol/L）〕为10：90体积分数。
④ 流速：1.0mL/min。
⑤ 进样量：10μL。
（2）标准曲线的制备
准确称取苯甲酸标准储备液 0mL、0.625mL、1.25mL、2.50mL、5.00mL、10.00mL、12.50mL、25.00mL 分别置于8个25mL的容量瓶中。在每个容量瓶中加入甲醇至25mL。配成浓度为0μg/mL、25.0μg/mL、50.01μg/mL、100.0μg/mL、200.0μg/mL、400.0μg/mL、500.0μg/mL、1000.0μg/mL的苯甲酸标准系列溶液。

分别取8份5.0000g不含苯甲酸和过氧化苯甲酰的小麦粉，放入8支50mL的具塞比色管中，分别加入苯甲酸系列标准溶液10.00mL，在旋涡混合器上均匀1分钟，然后放置10分钟，加水至50.0mL，混匀，静置，吸取上层清液通过0.22μm的滤膜，将滤液至于样品瓶中备用。标准溶液的最终浓度为0μg/mL、5.0μg/mL、10.01μg/mL、20.0μg/mL、40.0μg/mL、80.0μg/mL、100.0μg/mL、200.0μg/mL。依次取不同浓度的苯甲酸标准系列溶液10.0μL，注入液相色谱仪，以苯甲酸峰面积为纵坐标，以苯甲酸浓度为横坐标，绘制标准曲线。

（3）样品测定

取 10μL 试液注入液相色谱仪，根据苯甲酸的峰面积从工作曲线上查取对应的苯甲酸浓度，计算样品中过氧化苯甲酰的含量。

**5. 结果计算**

按下式计算过氧化苯甲酰的含量

$$D = \frac{C \times V \times 1000}{m \times 1000 \times 1000} \times 0.992$$

式中　　$D$——样品中过氧化苯甲酰的含量，单位为 g/kg；

　　　　$C$——由工作曲线上查出的试样测定液中相当于苯甲酸的浓度，单位为 μg/mL；

　　　　$V$——试样提取液的体积，单位为 mL；

　　　　$m$——试样的质量，单位为 g；

0.992——由苯甲酸换算成过氧化苯甲酰的系数。

最后结果保留两位有效数字。

# 2.4　甜味剂的测定

甜味是 5 种基本味觉之一，在日常的膳食消费中也占有很大的比重，但由于食糖热量大、后味发酸，还可能导致龋齿、肥胖、血糖高、少儿近视等，因而食糖摄入量过多被当代人认为是一个重要的不健康因子。无论发达国家还是发展中国家，在其提出的"国民健康指南"中，无一例外地劝告国民限制对蔗糖的摄入。1996 年世界爱牙日的主题被定为"少食含糖的食品，有益健康"。因而那些对食品中食糖含量甚为敏感但又向往甜味刺激的人们，不约而同地把目光投向了低能量、抗龋齿、适用范围广的甜味剂。甜味剂是一类本身具有甜味，只需少量即可赋予食品甜味，但几乎不产生热能并且营养价值又很低的物质。

甜味剂是指赋予食品甜味的食品添加剂。根据来源、化学结构与性质以及营养价值不同，可以将甜味剂分为不用的类型。

**1. 根据来源分类**

（1）天然甜味剂：指自然界本身就有的或者从天然生物中提取出来的甜味剂，如木糖醇、甘草甜味素、甜菊糖等。

（2）人工合成甜味剂：指化学合成的甜味剂。如糖精钠、甜味素、甜蜜素、安赛蜜等。

**2. 根据对化学结构和性质分类**

（1）糖类甜味剂：指本身就是糖类的甜味剂，如糖醇等

（2）非糖类甜味剂：指甜度很高但是不属于糖类、不参与代谢的甜味剂，如甘草甜味素、甜菊糖、糖精钠等。

**3. 根据营养价值分类**

（1）营养型甜味剂：指本身可以为机体提供营养的甜味剂，如糖醇类等。

（2）非营养型甜味剂：指只有甜味而没有营养价值的甜味剂剂，如糖精钠、甜蜜素等。

国家标准允许使用的食品甜味剂的使用范围及最大使用量见表2-4所示。

表2-4　食品中甜味剂的使用范围及最大使用量

| 食品甜味剂的种类 | 使用范围 | 最大使用量/(g/kg) |
|---|---|---|
| 甘草，甘草酸铵，甘草酸一钾及三钾 | 蜜饯凉果、糖果、饼干、肉罐头类 | 按生产需要适量使用 |
| D-甘露糖醇 | 糖果 | 按生产需要适量使用 |
| 环己基氨基磺酸钠（又名甜蜜素），环己基氨基磺酸钙 | 水果罐头<br>蜜饯凉果<br>凉果类<br>腌渍的蔬菜、面包、糕点、饼干、果冻 | 0.65<br>1.0<br>8.0<br>0.65 |
| 麦芽糖醇和麦芽糖醇液 | 调味乳、炼乳及其调制品、稀奶油类似品 | 按生产需要适量使用 |
| 乳糖醇 | 发酵乳 | 30.0 |
| 三氯蔗糖（又名蔗糖素） | 调味乳、风味发酵乳<br>调制乳粉和调制奶油粉（包括调味乳粉和调味奶油粉）<br>水果罐头 | 0.3<br>1.0<br>0.25 |
| 山梨糖醇和山梨糖醇液 | 熟制坚果与籽类（仅限油炸坚果与籽类）<br>生湿面制品（如面条、饺子皮、馄饨皮、烧麦皮） | 按生产需要适量使用<br>30.0 |
| 糖精钠 | 蜜饯凉果<br>凉果类<br>果酱<br>面包、糕点、饼干 | 1.0<br>5.0<br>0.2<br>0.15 |
| L-α-天冬氨酰-N-（2,2,4,4-四甲基-3-硫化三亚甲基)-D-丙氨酰胺（又名阿力甜） | 胶基糖果<br>餐桌甜味料 | 0.3<br>0.15g/份 |
| 甜菊糖苷 | 蜜饯凉果、糕点 | 按生产需要适量使用 |
| 乙酰磺胺酸钾（又名安赛蜜） | 风味发酵乳<br>水果罐头、果酱 | 0.35<br>0.3 |
| 异麦芽酮糖 | 果酱 | 按生产需要适量使用 |

下面以测定食品中的糖精钠为例，介绍食品中甜味剂的检测技术。在我国国家标准中规定，食品中糖精钠的测定方法有高效液相色谱法、薄层色谱法、离子选择电极法等。

## 2.4.1　高效液相色谱法测定糖精钠

使用高效液相色谱法（GB/T5009.28—2003）可以检测食品中的糖精钠。其原理为：将试样加温除去二氧化碳和乙醇，调整 pH 值至近中性，待过滤后进入高效液相色谱仪，经反相色谱分离后，根据保留时间和峰面积进行定性和定量。

### 1. 仪器

高效液相色谱仪，紫外检测器。

### 2. 试剂

（1）甲醇（经 0.5μm 滤膜过滤）。

（2）氨水。

（3）乙酸铵溶液（0.02mol/L 经 0.45μm 滤膜过滤）。

（4）糖精钠标准储备溶液：准确称取 0.0851g 经 120℃烘干 4 小时后的糖精钠（$C_6H_4CONNaSO_2$ *$2H_2O$），加入溶解定容至 100mL。

（5）将糖精钠标准储备液 10mL 放入 100mL 容量瓶中，加水至刻度，经 0.45μm 滤膜过滤，该溶液每毫升相当于 0.10mg 的糖精钠。

### 3. 样品处理

（1）汽水：称取 5.00～10.00g 试样放入小烧杯中，微湿搅拌除去二氧化碳，用氨水（1+1）调整 pH 值为 7。加水定容至适当的体积，经 0.45μm 滤膜过滤。

（2）果汁类：称取 5.00～10.00g 试样，用氨水（1+1）调整 pH 值约为 7，加水定容至适当的体积，离心沉淀，上清液经 0.45μm 滤膜过滤。

（3）配制酒类：称取 10.00g 试样，放入小烧杯中，经水浴加热除去乙醇，用氨水（1+1）调整 pH 值为 7，加水定容至 20mL，经 0.45μm 滤膜过滤。

### 4. 测定

（1）色谱参考条件

① 柱：YWG-C18，4.6mm×250mm10μm 不锈钢住。

② 流动相：甲醇：乙酸铵溶液（0.02mol/L）（5+95）。

③ 流速：1mL/min。

④ 检测器：紫外检测器，230nm 波长，0.2AUFS。

（2）样品测定

取处理液和标准使用液各 10μL（或相同体积）注入高效液相色谱仪进行分离，以仪器标准溶液峰的保留时间为依据进行定性，以其峰面积求出样液中被测物质的含量，供计算。（分离条件可以同时测定苯甲酸、山梨酸、糖精钠），分离图如图 2-5 所示：

### 5. 结果计算

试样中糖精钠的含量按下式进行计算。

$$X = \frac{A \times 1000}{m \times \frac{V_2}{V_1} \times 1000}$$

式中　$X$——试样中糖精钠的含量，单位为 g/kg；

　　　$A$——进样体积中糖精钠的质量，单位为 mg；

　　　$V_1$——试样稀释液的总体积，单位为 mL；

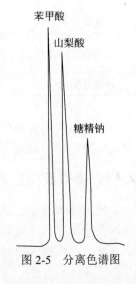

图 2-5　分离色谱图

$V_2$——测定时进样的体积，单位为 mL；

$m$——试样的质量，单位为 g。

最后的计算结果保留 3 位有效数字。

## 2.4.2 薄层色谱法测定糖精钠

使用薄层色谱法（GB/T5009.28—2003）也可以测定食品中的糖精钠。其原理为：在酸性条件下，将食品中的糖精钠用乙醚提取、浓缩、薄层色谱分离、显色后，与标准比较，进行定性和半定量测定。

**1. 仪器**

（1）玻璃纸。

（2）玻璃喷雾剂。

（3）微量注射器。

（4）紫外灯光：波长 253.7nm。

（5）薄层板：10cm×20cm 或 20cm×20cm。

（6）展开槽。

**2. 试剂**

（1）乙醚。

（2）无水硫酸钠。

（3）无水乙醇及乙醇（95%）。

（4）盐酸（1+1）。

（5）聚酰胺粉：200 目。

（6）正丁醇+氨水+无水乙醇（7+1+2）。

（7）异丙醇+氨水+无水乙醇（7+1+2）。

（8）显色剂：溴甲酚紫（0.4g/L）：称取 0.04g 溴甲酚紫，用乙醇（95%）溶解，加氢氧化钠溶液（4g/L）1.1mL 调制 pH 值为 8，定容至 100mL。

（9）硫酸铜溶液（100g/L）。

（10）氢氧化钠溶液（40/L）。

（11）糖精钠标准溶液：准确称取 0.0851g 经 120℃干燥 4 小时后的糖精钠，加乙醇溶解，移入 100mL 容量瓶中，加乙醇（95%）稀释至刻度，此溶液每毫升相当于 1mg 糖精钠。

**3. 样品处理**

（1）饮料、冰棍、汽水：取 10mL 均匀试样（如果试样中含有二氧化碳，需要先加热除去。如果试样中含有酒精，可以加 4%氢氧化钠溶液使其呈碱性，在沸水浴中加热除去），置入 100mL 分液漏斗中，加 2mL 盐酸（1+1），使用 30mL、20mL、20mL 乙醚提取三次，合并乙醚提取液，使用 5mL 盐酸酸化的水洗涤一次，弃去水层。乙醚层通过无水硫酸钠脱水后，挥发乙醚，加 2.0mL 乙醇溶解残留物，密塞保存，备用。

（2）酱油、果汁、果酱等：称取 20.0g 或吸取 20.0mL 均匀试样置入 100mL 容量瓶。加水至约 60mL，再加入 20mL 硫酸铜溶液（100g/L），摇晃均匀，再加入 4.4mL 氢氧化钠溶液（40g/L），加水至刻度，混匀，静置 30 分钟，然后过滤。接着取 50mL 滤液置入 150mL 分液漏斗中，加入 2mL 盐酸（1+1），使用 30mL、20mL、20mL 乙醚提取三次，合并乙醚提取液，用 5mL 盐酸酸化的水洗涤一次，弃去水层。乙醚层通过无水硫酸钠脱水后，挥发乙醚，加 2.0mL 乙醇溶解残留物，密塞保存，备用。

（3）固体果汁粉等：称取 20.0g 磨碎的均匀试样，置入 200mL 容量瓶中，加 100mL 水，加温使溶解、放冷，加 20mL 硫酸铜溶液（100g/L），均匀，再加入 4.4mL 氢氧化钠溶液（40g/L），加水至刻度，混匀，静置 30 分钟，然后过滤。取 50mL 滤液置入 150mL 分液漏斗中，加 2mL 盐酸（1+1），用 30mL、20mL、20mL 乙醚提取三次，合并乙醚提取液，用 5mL 盐酸酸化的水洗涤一次，弃去水层。乙醚层通过无水硫酸钠脱水后，挥发乙醚，加 2.0mL 乙醇溶解残留物，密塞保存，备用。

（4）糕点、饼干等蛋白、脂肪、淀粉多的食品：称取 25.0g 均匀试样，放在透析用玻璃纸中，然后放入大小适当的烧杯内，加入 50mL 氢氧化钠溶液（0.8g/L）。将试样调成糊状，将玻璃之口扎紧，放入盛有 200mL 氢氧化钠溶液（0.8g/L）的烧杯中，盖上表面皿，透析过夜。量取 125mL 透析液（相当于 12.5g 试样），加约 0.4mL 盐酸（1+1）使其成为中性，加 20mL 硫酸铜溶液（100g/L），混匀，再加 4.4mL 氢氧化钠溶液（40g/L），混匀，静置 30 分钟，然后过滤。取 120mL（相当于 10g 试样），置于 250mL 分液漏斗中，加 2mL 盐酸（1+1），用 30mL、20mL、20mL 乙醚提取三次，合并乙醚提取液，用 5mL 盐酸酸化的水洗涤一次，弃去水层。乙醚层通过无水硫酸钠脱水后，挥发乙醚，加 2.0mL 乙醇溶解残留物，密塞保存，备用。

### 4. 测定

（1）薄层板的制备

称取 1.6g 聚酰胺粉，加 0.4g 可溶性淀粉，再加入约 7.0mL 水，研磨 3～5 分钟，立即涂成 0.25～0.30mm 厚的 10cm×20cm 的薄层板，在室温下干燥后，在 80℃下干燥 1 小时。然后放在干燥器中保存。

（2）点样

在薄层板下端 2cm 处，用微量注射器 10μL 和 20μL 的样液两个点，同时点 3.0μL、5.0μL、7.0μL、10.0μL 糖精钠标准溶液，各点间距 1.5cm。

（3）展开与显色

将点好的薄层板放入盛有展开剂的展开槽中，展开剂液层约 0.5cm，并预先已达到饱和状态。展开至 10cm，取出薄层板，挥干，喷显色剂，斑点显黄色，根据试样点和标准点的比移值进行定性，根据斑点颜色深浅进行半定量测定。

### 5. 结果计算

试样中糖精钠的含量按下式进行计算。

$$X = \frac{A \times 1000}{m \times \dfrac{V_2}{V_1} \times 1000}$$

式中　$X$——试样中糖精钠的含量，单位为 g/kg 或 g/L；

　　　$A$——测定用样液中糖精钠的质量，单位为 mg；

　　　$V_1$——试样提取液残留物加入乙醇的体积，单位为 mL；

$V_2$——点板液体积，单位为 mL；

$m$——试样的质量或体积，单位为 g 或 mL。

### 2.4.3  离子选择电极测定法测定糖精钠

在对食品中的糖精钠进行测定时，还可以使用离子选择电极测定法（GB/T5009.28—2003）。其原理为：糖精选择电极是以季铵盐所制 PVC 薄膜为感应膜的电极，它和作为参比电极的饱和甘汞电极配合使用以测定食品中糖精钠的含量。当测定温度、溶液总离子强度和溶液接界电位条件一致时，测得的电位遵守能斯特方程式，电位差随溶液中糖精离子的活度（或浓度）改变而变化。被测溶液中糖精钠含量在 0.02～1mg/mL 范围内，电极值与糖精离子浓度的负对数成直线关系。

**1. 仪器**

（1）精密及酸度计，或离子活度计，或其他精密级电位计，准确到±1mV。

（2）糖精选择电极。

（3）217 型甘汞电极：具有双盐桥式甘汞电极，下面的盐桥内装入含 1%琼脂的氯化钠溶液（3mol/L）。

（4）磁力搅拌器。

（5）透析用玻璃纸。

（6）半对数纸。

**2. 试剂**

（1）乙醚〔使用前用盐酸（6mol/L）饱和〕。

（2）无水硫酸钠。

（3）盐酸（6mol/L）。

（4）氢氧化钠溶液（0.06mol/L）：硫酸铜溶液（100g/L）、氢氧化钠溶液（40g/L）、氢氧化钠溶液（0.02mol/L）。

（5）磷酸二氢钠〔$c(NaH_2PO_4 \cdot 2H_2O)$=1mol/〕溶液：取 78g $NaH_2PO_4 \cdot 2H_2O$ 溶解后转入 500mL 容量瓶中，加水稀释至刻度，摇匀。

（6）磷酸氢二钠〔$c(NaHPO_4 \cdot 12H_2O)$=1mol/L〕溶液：取 89.5g $NaHPO_4 \cdot 12H_2O$ 于 250mL 容量瓶中加水稀释至刻度，摇匀。

（7）总离子强度调节缓冲液：87.7mL 磷酸二氢钠溶液（1mol/L）与 12.3mL 磷酸氢二钠溶液（1mol/L）混合。

（8）糖精钠标准溶液：准确称取 0.0851g 经过 120℃的温度下干燥 4 小时后的糖精钠结晶，将其移入 100mL 容量瓶中，加水稀释至刻度，摇匀备用。此溶液每毫升相当于 1.0mg 糖精钠（$C_6H_4CONNaSO_2 \cdot 2H_2O$）。

**3. 样品处理**

（1）液体试样：浓缩果汁、饮料、汽水、汽酒、配制酒等。准确吸取 25mL 均匀试样（汽水、汽酒等需先除去二氧化碳后取样）置于 250mL 分液漏斗中，加 2mL 盐酸（6mol/L），用 20mL、20mL、10mL 乙醚提取三次，然后合并乙醚提取液，用 5mL 经盐酸酸化的水洗涤一次，弃去水层，将乙醚层转移至 50mL 容量瓶。使用少量乙醚洗涤原分液漏斗后合并入容量瓶，并用乙醚定容至刻度，必须加入少许无水硫酸钠，摇匀，脱水备用。

（2）含蛋白质、脂肪、淀粉量高的食品：糕点、饼干、酱菜、豆制品、油炸食品等。称取 20.00g 切碎试样，放在透析用玻璃纸中，加 50mL 氢氧化钠溶液（0.02mol/L），调匀后将玻璃纸口扎紧，放入盛有 50mL 氢氧化钠溶液（0.02mol/L）的烧杯中，盖上表面皿，透析 24 小时，并不时搅动浸泡液。量取 125mL 透析液，加约 0.4mL 盐酸（6mol/L）使其成为中性，加 20mL 硫酸铜溶液混匀，再加 4.4mL 氢氧化钠溶液（40g/L），混匀。静置 30 分钟，然后过滤。取 100mL 滤液于 250mL 分液漏斗中，加 2mL 盐酸（6mol/L），用 20mL、20mL、10mL 乙醚提取三次，合并乙醚提取液，使用 5mL 经盐酸酸化的水洗涤一次，弃去水层，将乙醚层转移至 50mL 容量瓶，使用少量乙醚洗涤原分液漏斗后合并入容量瓶，并用乙醚定容至刻度，必须加入少许无水硫酸钠，摇匀，脱水备用。

（3）蜜饯类：称取 10.0g 切碎的均匀试样，放在透析用玻璃纸中，加 50mL 氢氧化钠溶液（0.06mol/L），调匀后将玻璃纸扎紧，放入盛有 200mL 氢氧化钠溶液（0.06mol/L）的烧杯中，量取 125mL 透析液，加约 0.4mL 盐酸（6mol/L）使其成为中性，加 20mL 硫酸铜溶液混匀，再加 4.4mL 氢氧化钠溶液（40g/L），混匀。静置 30 小时，过滤。取 100mL 滤液于 250mL 分液漏斗中，加 2mL 盐酸（6mol/L），用 20mL、20mL、10mL 乙醚提取三次，合并乙醚提取液，用 5mL 经盐酸酸化的水洗涤一次，弃去水层，将乙醚层转移至 50mL 容量瓶，用少量乙醚洗涤原分液漏斗合并入容量瓶，并用乙醚定容至刻度，必须加入少许无水硫酸钠，摇匀，脱水备用。

（4）糯米制食品：称取 25.00g 切成米粒状的小块的均匀试样，放在透析用玻璃纸中，加 50mL 氢氧化钠溶液（0.02mol/L）调匀后将玻璃纸口扎紧，放入盛有 50mL 氢氧化钠溶液（0.02mol/L）的烧杯中，盖上表面皿，透析 24 小时，并不时搅动浸泡液。量取 125mL 透析液，加约 0.4mL 盐酸（6mol/L）使其成为中性，加 20mL 硫酸铜溶液混匀，再加 4.4mL 氢氧化钠溶液（40g/L），混匀。静置 30 分钟，过滤。取 100mL 滤液于 250mL 分液漏斗中，加 2mL 盐酸（6mol/L），用 20mL、20mL、10mL 乙醚提取三次，合并乙醚提取液，用 5mL 经盐酸酸化的水洗涤一次，弃去水层，将乙醚层转移至 50mL 容量瓶，用少量乙醚洗涤原分液漏斗合并入容量瓶，并用乙醚定容至刻度，必须加入少许无水硫酸钠，摇匀，脱水备用。

## 4. 测定

（1）标准曲线的绘制：准确吸取 0mL、0.5mL、1.0mL、2.5mL、5.0mL、10.0mL 糖精钠标准溶液（相当于 0mg、0.5mg、1.0mg、2.5mg、5.0mg、10.0mg 糖精钠）。分别置入 50mL 容量瓶中，各加 5mL 总离子强度调节缓冲液，加水至刻度，摇匀。将糖精钠选择电极和甘汞电极分别与测量仪器的负端和正端相连接，将电极插入盛有水的烧杯中，按其仪器的使用说明书调节至使用状态，在搅拌下用水洗至电极起始电位（例如某些电极起始电位达-320mV）。取出电机用滤纸吸干。将上述标准系列溶液按低浓度到高浓度逐个测定，得到其在搅拌时的平衡电位值（-mV）。在半对数纸上以毫升（毫克）为纵坐标，以电位值（-mV）为横坐标绘制标准曲线。

（2）试样的测定：准确吸取 20mL 乙醚提取液置于 50mL 烧杯中，待其挥发至干，将得到的残渣加 5mL 总离子强度调节缓冲液。小心转动，振摇烧杯使残渣溶解，将烧杯内容物全部定量转移入 50mL 容量瓶中，原烧杯用少量水多次漂洗后入容量瓶中，最后加水至刻度摇匀。依法测定其电位值（-mV），查标准曲线求得测定液中的糖精钠毫克数。

**5. 结果计算**

试样中糖精钠的含量按下式进行计算。

$$X = \frac{A \times 1000}{m \times \frac{V_2}{V_1} \times 1000}$$

式中　$X$ ——试样中糖精钠的含量，单位为 g/kg 或 g/L；

　　　$A$ ——测定液中糖精钠的质量，单位为 mg；

　　　$V_1$——乙醚提取液的体积，单位为 mL；

　　　$V_2$——分取乙醚提取液的体积，单位为 mL；

　　　$m$ ——试样的质量或体积，单位为 g/mL。

这种方法对于苯甲酸钠的浓度在 200～1000mg/kg 时无干扰；山梨酸的浓度在 50～500mg/kg，糖精钠含量在 100～150mg/kg 范围内，约有 3%～10% 的正误差；水杨酸及对羟基苯甲酸酯等对本法的测定有严重干扰。

## 2.4.4　山梨糖醇的测定

使用高效液相色谱法可以测定食品中的山梨糖醇（GB29219—2012）。其原理为：使用高效液相色谱法，在选定的工作条件下，以水作流动相。用高压输液泵将流动相泵入装有钙性强酸性阳离子交换树脂填充剂的色谱柱,使样品溶液中的各组分进行分离。用示差折光进行检测，有数据处理系统纪律和处理色谱信号。

**1. 仪器**

高效液相色谱仪，配置差折光检测器

**2. 色谱条件**

① 色谱柱：以钙性强酸离子交换树脂为填充剂，专用于糖及糖醇的分析柱；柱长为 300mm，柱内径为 7.8mm，或其他等效色谱柱。

② 流速：0.5～1.0 mL/min。

③ 柱温：70～90℃。

④ 进样量：20μL。

**3. 操作步骤**

（1）标准溶液制备

称取 5.0g 试样，精确至 0.0002g，置入 100mL 容量瓶中，使用流动相溶解稀释定容至刻度，色谱分析前用 0.45m 微控滤膜过滤。

（2）试样溶液的制备

称取 5.0g 试样，精确至 0.0002g，置入 100mL 容量瓶中，用流动相溶解稀释定容至刻度，混匀，色谱分析前用 0.45m 微控滤膜过滤。

（3）测定

在规定的色谱柱条件下，取标准溶液的试样溶液各 20μL，分别注入液相色谱仪，记录所得的标准溶液峰面积和试样溶液的山梨糖醇峰面积。

### 4. 结果计算

山梨糖醇含量以山梨糖醇的质量分数计，按下式计算：

$$W_1 = \frac{A_u \times m_s \times W_s}{A_s \times m_u} \times 100\%$$

式中　$m_s$——山梨糖醇标准样品的质量的数值，单位为 g；

$m_u$——试样的干基质量的数值，质量为 g；

$A_s$——标准溶液中的山梨糖醇峰面积的数值；

$A_u$——试样溶液中的山梨糖醇峰面积的数值；

$W_1$——标准样品中山梨糖醇的质量分数，单位为%。

# 2.5　合成着色剂的测定

色彩是构成食品感官性状的要素之一，往往是食用者视觉的第一感官印象，给人以味道的联想。许多天然食品具有本身的色泽，能促进人的食欲，增加消化液的分泌，因而有利于消化和吸收，是食品的重要感官指标。但是，天然食品在加工保存过程中容易褪色或变色，为了改善食品的色泽，人们常常在加工食品的过程中添加食用色素，以改善感官性质。

在1850年英国人发明第一种合成食用色素苯胺紫之前，人们都是用天然色素来着色。早在公元10世纪以前，古人就开始利用植物性天然色素给食品着色，最早使用色素的是大不列颠的阿利克撒人，当时他们用茜草植物色素做成玫瑰紫色糖果。其后，美洲的托尔铁克人与阿芒特克族人相继从雌性胭脂虫中提取胭脂虫红，用于食品着色。我国自古就有使用红曲米酿酒、酱肉、制红肠等习惯。在西南一带也有黄饭花，而在江南一带则有使用乌饭树叶捣汁染糯米饭食用的习惯。在20世纪初，随着毒理学和生物学研究的不断深入，发现原先曾允许使用的人工合成食用色素中，大多数种类对人体都有不同程度的伤害，尤其有致癌、致畸、致突变的后果，这一点引起人们的高度重视，因此，大部分具有一定毒性的合成色素被淘汰使用。

着色剂是指能使食品着色和改善食品色泽的食品添加剂。

着色剂分子本身含有某些特殊的基团，即生色团，它们的吸收波长在200～400nm之间时仍是无色的。如果有机物分子中有2个或2个以上生色基共轭时，可以使分子对光的吸收波长移向可见光区域内，该有机物就能显示颜色。

根据来源的不同，可以将着色剂分为食用天然色素和食用合成色素。

（1）食用天然色素

主要是指由生物体中提取的色素，例如，从植物中提取的辣椒红素、姜黄等；从动物体内提取的有胭脂虫红、紫胶红等，以及从微生物体内提取的有红曲红等。

食用天然色素大多数来自食品本身，它的安全性比较高，有的还会有一定的营养价值，着色后产生的颜色也比较自然，但是也存在不稳定、易混浊、成本高、有怪味等缺点。

（2）食用合成色素

主要指使用人工化学合成方法所得到的色素，基本为有机物质。例如，靛蓝（色淀）、亮蓝（色淀）、二氧化钛（白色素）等都属于人工合成色素。

食用合成色素与食用天然色素相比，其安全性受到质疑，但是它也有色彩鲜艳、色调多、性质稳定、着色力强、坚牢度大、可任意调配、成本低廉、使用方便等优点。近几年食用合成色素应用很广泛，用量和使用范围也受到严格限制。

国家标准中允许使用的食品着色剂的使用范围及最大使用量见表 2-5 所示。

表 2-5　食品中着色剂的使用范围及最大使用量

| 食品着色剂的种类 | 使用范围 | 最大使用量/(g/kg) |
|---|---|---|
| 茶黄色素，茶绿色素 | 装饰性果蔬、糖果 | 按生产需要适量使用 |
| 赤藓红及其铝色淀 | 凉果类<br>装饰性果蔬 | 0.05<br>0.1 |
| 靛蓝及其铝色淀 | 蜜饯类<br>凉果类<br>除胶基糖果以外的其他糖果 | 0.1<br>0.1<br>0.3 |
| 二氧化钛 | 果酱<br>凉果类 | 5.0<br>10.0 |
| 番茄红 | 风味发酵乳 | 0.006 |
| 番茄红素（合成） | 糖果<br>固体汤料 | 0.06<br>0.39 |
| 柑桔黄 | 生干面制品 | 按生产需要适量使用 |
| 姜黄 | 果酱、凉果类 | 按生产需要适量使用 |
| 亮蓝及其铝色淀 | 风味发酵乳<br>腌渍的蔬菜<br>水果调味糖浆 | 0.025<br>0.025<br>0.5 |
| 柠檬黄及其铝色淀 | 冷冻饮品（03.04　食用冰除外）<br>果酱 | 0.05<br>0.5 |

下面以合成着色剂为例，介绍食品中着色剂的测定方法。在我国国家标准中规定，食品中合成着色剂的测定方法有高效液相色谱法、薄层色谱法、示波极谱法。

### 2.5.1　高效液相色谱法测定合成着色剂

使用高效液相色谱法可以测定食品中的合成着色剂含量（GB/T5009.35—2003），其原理为：将食品中的人工合成着色剂用聚酰胺吸附法或液-液分配法提取，制成水溶液，然后注入高效液相色谱仪，经反相色谱分离后，根据保留时间进行定性和峰面积比较进行定量。

**1. 仪器**

高效液相色谱仪，带紫外检测器，254nm 波长。

**2. 试剂**

（1）正己烷。

（2）盐酸。

（3）乙酸。

（4）氨水。

（5）甲醇（经 0.5μm 滤膜过滤）。

（6）聚酰胺粉（尼龙 6）：过 200 目筛。

（7）乙酸铵溶液（0.02mol/L）：经 0.45μm 滤膜过滤。

（8）氨水-乙酸铵溶液（0.02mol/L）：量取氨水 0.5mL，加乙酸铵溶液（0.02mol/l）至 1000mL，混和。

（9）甲醇-甲酸（6+4）。

（10）柠檬酸溶液〔称取 20g 柠檬酸（$C_6H_8Q_7$ $H_2O$），加水至 100mL，溶解混匀〕、无水乙醇-氨水-（7+2+1）溶液。

（11）三正辛胺正丁醇溶液（5%）：量取三正辛胺 5mL，加正丁醇至 100mL，混匀、饱和硫酸钠溶液、硫酸钠溶液（2g/L）。

（12）pH6 的水：水加柠檬酸溶液调 pH 值到 6。

（13）合成着色剂标准溶液：准确称取按其纯度折算为 100%质量的柠檬酸、日落黄、芥菜红。胭脂红、新红、赤藓红、亮蓝、靛蓝各 0.100g，置于 100mL 容量瓶中，加 pH6 水到深刻，配成水溶液（1.00mg/mL）。

（14）合成着色剂标准使用液：临用时合成着色剂标准溶液，加水稀释 20 倍，经 0.45μm 滤膜过滤，配成每毫升相当于 50.0μg 的合成着色剂。

### 3. 样品处理

（1）桔子水、果味水、果子露汽水等：称取 20～40g，放入到 100mL 烧杯中，如果是含二氧化碳试样需要加热驱除二氧化碳。

（2）配置酒类：称取 20～40g，放入 100mL 烧杯中，加小碎瓷片数片，加热驱除乙醇。

（3）硬糖、蜜饯类、淀粉软糖等：称取 5g～10g 粉碎试样，放入到 100mL 小烧杯中，加水 30mL，湿热溶解，如果试样溶液 pH 值较高，可以用柠檬酸溶液调 pH 值到 6 左右。

（4）巧克力豆及着色糖衣制品：称取 5g～10g，放入 100mL 小烧杯中，用水反复洗涤色素到试样无色素为止，合成色素漂洗液为试样溶液。

### 4. 测定

（1）色素提取

① 聚酰胺吸附法：将试样溶液加入柠檬酸溶液，调整 pH 值到 6，加热至 60℃，将 1g 聚酰胺粉加少许水调成粥状，倒入试样溶液中，搅拌片刻，以 G3 垂融漏斗抽滤，用 60℃ pH=4 的水洗涤 3～5 次，然后用甲醇-甲酸混合溶液洗涤 3～5 次，再用水洗至中性，用乙醇-氨水-水混合溶液解析 3～5 次，每次 5mL，收集解析液，加乙酸中和，蒸发至近干，加水溶解，定容至 5mL。最后经过（0.45μm）滤膜过滤后，取 10μL 注入高效液相色谱仪。

② 液-液分配法（适用于含赤藓红的样品）：将制备好的试样溶液放入分液漏斗中，加 2 mL 盐酸、三正辛胺正丁醇溶液（5%）10mL～20mL，振摇提取，分取有机相，重复提取至有机相无色，合并有机相，用饱和硫酸钠溶液洗 2 次，每次 10mL，分取有机相，放入蒸发皿中，水浴加热浓缩至 10mL，转移至分液漏斗中，加 60mL 正己烷，混匀，加氨水提取 2～3 次，每次 5mL，合并氨水溶液层，如果含水溶性酸性色素，用正己烷洗 2 次，氨水层加乙酸调成中性，水浴加热蒸发至近干，加水定容至 5mL。经滤膜 0.45μm 过滤，取 10μL 进高效液相色谱仪。

（2）高效液相色谱参考条件

① 柱：YWG-C18 10μm 不锈钢柱 4.6mm（i.d）×250mm。

② 流动相：甲醇：乙酸铵溶液（pH=4，0.02mol/L）。

③ 梯度洗脱：甲醇：20%～35%，3%/min；35%～98%，9%/min；98%继续 6 分钟。

④ 流速：1mL/min。

⑤ 紫外检测器，254nm 波长。

（3）测定

取相同体积样液和合成着色剂标准使用液分别注入高效液相色谱仪，根据保留时间定性，根据外标峰面积法定量。如图 2-6 所示。

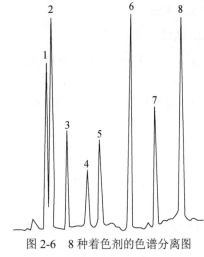

图 2-6　8 种着色剂的色谱分离图

1—新红；2—柠檬黄；3—芥菜红；4—靛蓝；
5—胭脂红；6—日落黄；7—亮蓝；8—赤鲜红；

**5. 结果计算**

试样中合成着色剂的含量按下式进行计算。

$$X = \frac{A \times 1000}{m \times \dfrac{V_2}{V} \times 1000 \times 1000}$$

式中　$X$ ——试样中着色剂的含量，单位为 g/kg；

$A$ ——样液中着色剂的质量，单位为 μg；

$V_2$——进样体积，单位为 mL；

$V$ ——样品稀释总体积，单位为 mL；

$m$ ——试样质量，单位为 g。

最后计算结果保留两位有效数字。

## 2.5.2　薄层色谱法测定合成着色剂

使用薄层色谱法（GB/T5009.35—2003）可以测定食品中合成着色剂的含量。其原理为：水溶性酸性合成着色剂在酸性条件下被聚酰胺吸附，而在碱性条件下解吸附，再用纸色谱法或薄层色谱法进行分离后，与标准比较定性、定量。最低检出量为 50μg，点样量为 1μL，检出浓度约为 50mg/kg。

**1. 仪器**

（1）可见分光光度计。

（2）微量注射器或血色素吸管。

（3）展开槽，25cm×6cm×4cm。

（4）层析缸。

（5）滤纸：中速滤纸，纸色谱用。

（6）薄层板：5cm×20cm。

（7）电吹风机。

（8）水泵。

**2. 试剂**

（1）石油醚（沸程 60～90℃）。

（2）甲醇。

（3）聚酰胺粉（尼龙6）（200目）。

（4）硅胶 G。

（5）硫酸：（1+10）。

（6）甲醇-甲酸溶液（6+4）。

（7）氢氧化钠溶液（50g/L）。

（8）海砂：先用盐酸（1+10）煮沸15分钟，用水洗至中性，再用氢氧化钠溶液（50g/L）煮沸15分钟，用水洗至中性，再于105℃温度下干燥，贮于有玻璃塞的瓶中，备用。

（9）乙醇（50%）。

（10）乙醇-氨溶液：取1mL氨水加乙醇（70%）至100mL。

（11）pH6的水：用柠檬酸溶液（20%）调节至pH6。

（12）盐酸（1+10）。

（13）柠檬酸溶液（200g/L）。

（14）钨酸钠溶液（100g/L）。

（15）碎瓷片。

（16）展开剂。

① 正丁醇-无水乙醇-氨水（1%）（6+2+3）：供纸色谱用。

② 正丁醇-吡啶-氨水（1%）（6+3+4）：供纸色谱用。

③ 甲乙酮-丙酮-水（7+3+3）：供纸色谱用。

④ 甲醇-乙二胺-氨水（10+3+2）：供薄层色谱用。

⑤ 甲醇-氨水-乙醇（5+1+10）：供薄层色谱用。

⑥ 柠檬酸钠溶液（25g/L）-氨水-乙醇（8+1+2）：供薄层色谱用。

（17）合成着色剂标准溶液：准确称取按其纯度折算为100%质量的柠檬酸、日落黄、芥菜红。胭脂红、新红、赤藓红、亮蓝、靛蓝各0.100g，置于100mL容量瓶中，加pH6水到深刻，配成水溶液（1.00mg/mL），分别配制着色剂的标准溶液浓度为每毫升相当于1.0mg。

（18）着色剂标准使用液：临用时吸取色素标准溶液各5.0mL，分别置于50mL容量瓶中，加pH6的水稀释至刻度。此溶液每毫升相当于0.10mg着色剂。

**3. 样品处理**

（1）果味水、果子露、汽水：称取50.0g样品于100mL烧杯中。汽水需加热驱除二氧化碳。

（2）配制酒：称取100.0g样品于100mL烧杯中，加碎瓷片数块，加热驱除乙醇。

（3）硬糖、蜜饯类、淀粉软糖：称取5.00g或10.0g粉碎的试样，加30mL水，温热溶解，如果样液pH值较高，可以使用柠檬酸溶液（200g/L）调至pH4左右。

（4）奶糖：称取10.0g粉碎均匀的试样，加30mL乙醇-氨溶液溶解，置于水浴上浓缩至约20mL，立即用硫酸溶液（1+10）调至微酸性再加1.0mL硫酸（1+10），加1mL钨酸钠溶液（100g/L），使蛋白质沉淀，过滤，用少量水洗涤，收集滤液。

（5）蛋糕类：称取10.0g粉碎均匀的试样，加海砂少许，混匀，用热风吹干用品（用手摸已干燥即可以），加入 30mL 石油醚搅拌。放置片刻，倾出石油醚，如此重复处理 3 次，以除去脂肪，吹干后研细，全部倒入 G3 垂融漏斗或普通漏斗中，用乙醇-氨溶液提取色素，直至着色剂全部提完，置于水浴上浓缩至约 20mL，立即用硫酸溶液（1+10）调至微酸性再加 1.0mL 硫酸（1+10），加 1mL 钨酸钠溶液（100g/L），使蛋白质沉淀，过滤，用少量水洗涤，收集滤液。

**4.测定**

1）吸附分离

将处理后得到的溶液加热至 70℃，加入 0.5～1.0g 聚酰胺粉充分搅拌，用柠檬酸溶液（200g/L）调整 pH 值到 4，使着色剂完全被吸附，如果溶液还有颜色，可以再加一些聚酰胺粉。将吸附着色剂的聚酰胺全部转入 G3 垂融漏斗中过滤（如果用 G3 垂融漏斗过滤，可以用水泵慢慢地抽滤）。用 pH4 的 70℃水反复洗涤，每次 20mL，边洗边搅拌。如果含有天然着色剂，再用甲醇-甲酸溶液洗涤 1～3 次，每次 20mL，直至洗液无色为止。再用 70℃水多次洗涤至流出的溶液为中性。在洗涤过程中应充分搅拌。然后用乙醇-氨溶液分次解吸全部着色剂，收集全部解吸液，在水浴上驱氨。如果为单色，则用水准确稀释至 50mL，用分光光度法进行测定。如果为多种着色剂混合液，则进行纸色谱或薄层色谱法分离后测定，即将上述溶液置水浴上浓缩至 2mL 后移入 5mL 容量瓶中，用 50%乙醇洗涤容器，将洗液并入容量瓶中并稀释至刻度。

2）定性

（1）纸色谱

取色谱用纸，在距底边 2cm 的起始线上分别点 3～10μL 试样溶液、1～2μL 着色剂标准溶液，挂于分别盛有正丁醇-无水乙醇-氨水、正丁醇-吡啶-氨水的展开剂的层析缸中，用上行法展开，待溶剂前沿展至 15cm 处，将滤纸取出在空气中晾干，与标准斑比较定性。也可取 0.5mL 样液，在起始线上从左到右点成条状，纸的左边点着色剂标准溶液，依法展开，晾干后先定性后再供定量用。靛蓝在碱性条件下易褪色，可用甲乙酮-丙酮-水展开剂。

（2）薄层色谱

① 薄层板的制备

称取 1.6g 聚酰胺粉、0.4g 可溶性淀粉及 2g 硅胶 G，置于合适的研钵中，加 15mL 水研匀后，立即置涂布器中铺成厚度为 0.3mm 的板。在室温晾干后，于 80℃的温度下干燥 1 小时，置于干燥器中备用。

② 点样

在离板底边 2cm 处将 0.5mL 样液从左到右点成与底边平行的条状，板的左边点 2μL 色素标准溶液。

③ 展开

芥菜红与胭脂红用甲醇-乙二胺-氨水展开剂，靛蓝与亮蓝用甲醇-氨水-乙醇展开剂，柠檬黄与其他着色剂用柠檬酸钠溶液-氨水-乙醇展开剂。取适量展开剂倒入展开槽中，将薄层板放入展开，待着色剂明显分开后取出，晾干，与标准斑比较，如 Rf 值相同即为同一色素。

3）定量

（1）试样测定

将纸色谱的条状色斑剪下，用少量热水洗涤数次，洗液移入 10mL 比色管中，并加水稀释至刻度，作比色测定用。

将薄层色谱的条状色斑包括有扩散的部分，分别用刮刀刮下，移入漏斗中，用乙醇-氨溶液解吸着色剂，少量反复多次至解吸液于蒸发皿中，于水浴上挥去氨，移入 10mL 比色管中，加水至刻度，作比色用。

（2）标准曲线制备

分别吸取 0、0.5、1.0、2.0、3.0、4.0mL 胭脂红、芥菜红、柠檬黄、日落黄色素标准使用溶液，或 0、0.2、0.4、0.6、0.8、1.0mL 亮蓝、靛蓝色素标准使用溶液，分别置于 10mL 比色管中，各加水稀释至刻度。

上述试样与标准管分别用 1cm 比色杯，以零管调节零点，于一定波长下（胭脂红 510nm，芥菜红 520nm，柠檬黄 430nm，日落黄 482nm，亮蓝 627nm，靛蓝 620nm），测定吸光度，分别绘制标准曲线比较或与标准系列目测比较。

### 5. 结果计算

试样中合成着色剂的含量按下式进行计算

$$X = \frac{A \times 1000}{m \times \dfrac{V_2}{V_1} \times 1000}$$

式中　$X$——试样中着色剂的含量，单位为 g/kg；

　　　$A$——测定用样液中色素的质量，单位为 mg；

　　　$m$——试样质量或体积，单位为 g 或 mL；

　　　$V_1$——试样解吸后总体积，单位为 mL；

　　　$V_2$——样液点板（纸）体积，单位为 mL。

最后的计算结果保留两位有效数字。

## 2.6　习题

1. 什么是防腐剂？防腐剂如何分类？
2. 分析防腐剂在食品中使用的注意事项。
3. 日常生活中，你发现哪些食品用了护色剂？具体作用是什么？
4. 仔细思考有哪些方法可以降低护色剂的毒性？
5. 分析比较几种测定护色剂的方法的准确性？
6. 什么是着色剂？着色剂如何分类？
7. 比较两种着色剂说明其优缺点？
8. 为什么用亚硫酸处理过的水果最好不要用来做罐头？
9. 使用还原型漂白剂时，应注意哪些事项。
10. 什么是甜味剂？甜味剂如何分类？
11. 简单论述天然甜味剂和人工合成甜味剂的优缺点？

【知识目标】

☑ 了解食品中铅、汞、镉、砷等的残留量标准及对人体的危害。

【技能目标】

☑ 掌握食品中铅、汞、镉、砷等的国标测定方法特点、原理及计算。

☑ 能运用检测铅、汞、镉、砷等的方法来合理的设计并安排实验，针对不同的食品做出不同的处理方法。

## 3.1 铅的测定方法

铅是一种蓄积性的有害元素，广泛分布于自然界，长期食用含有铅的食品会造成慢性中毒，对人体造成伤害。食品中铅的来源有 4 个方面：工业污染、食品容器和包装材料、自然本底以及食品添加剂的不合理使用。人体中大约有 90%的铅来自于食品。一般来说，成人的铅的吸收率是 10%～20%，儿童的铅的吸收率是 40%左右，其肠道内的吸收率高达 50%。当成人血液中铅的浓度达到 400μg/L 时，就可确诊为职业性铅中毒；当儿童血液中铅浓度超过 100μg/L 时，就会对他们的身体造成危害。科学研究发现，儿童的血铅浓度每上升 100μg/L，其智商就会下降 5 分左右。因此，含铅食品对儿童和青少年危害最大。铅的主要危害是阻碍血液的合成，导致人体贫血，出现头痛、眩晕、乏力、困倦、便秘和肢体酸痛等症状，而且动脉硬化和消化道溃疡等疾病也与铅中毒有关。

据调查，中国居民从食品中摄入的铅约为 82.5μg/d，虽然低于世界卫生组织 86μg/d 的标准，但远远高于西方发达国家每天十几微克甚至是几微克的水平。多年来我们对食物中的铅对人体的危害有所忽视。我国虽然早就制定了食品中铅限量卫生标准，但与国际标准相比，一些指标要高得多。例如，粮食中的铅含量，现行标准是 0.4mg/kg，而国际标准为 0.2mg/kg；蔬菜是 0.2mg/kg，国际标准是 0.1mg/kg，所以我国已经着手准备对食物中铅限量标准进行调整。以减少食物中的铅对人体的危害。

《中国食品卫生法》对食品中铅的含量有严格规定，如表 3-1 所示。

表 3-1　食品中铅的限量标准

| 食品种类 | 指标(以 Pb 计)/(mg/kg) | 食品种类 | 指标(以 Pb 计)/(mg/kg) |
|---|---|---|---|
| 粮食 | ≤0.4 | 肉类 | ≤0.5 |
| 豆类 | ≤0.5 | 鱼虾类 | ≤0.5 |
| 薯类 | ≤0.4 | 蛋类 | ≤0.2 |
| 蔬菜 | ≤0.2 | 乳类（鲜） | ≤0.05 |
| 水果 | ≤0.2 | 奶粉 | 按 GB5410 执行 |

中国食品卫生理化检验标准中规定，食品中铅的测定方法有原子吸收光谱法（火焰法和石墨炉法）、原子荧光光谱法、二硫腙比色法、单扫描极谱法。

### 3.1.1　酱油中铅的测定

中国合格评定国家认可委员会（CNAS）曾把酱油中铅的检测列为实验室能力验证的一项重要内容。在实际工作中，一般采用原子吸收光谱法（GB/T5009.12—2010）对酱油中的铅进行测定。其原理为：将样品经过灰化或酸消解后，注入原子吸收分光光度计石墨炉中，电热原子化后吸收 283.3nm 共振线，在一定浓度范围，其吸收值与铅含量成正比，然后与标准系列比较定量。

**1. 仪器与试剂**

（1）仪器：原子吸收分光光度计（附石墨炉及铅空心阴极灯）、马弗炉、干燥恒温箱、瓷坩埚、压力消解器、压力消解罐或压力溶弹、可调式电热板、可调式电炉。

（2）试剂：硝酸、过硫酸铵、过氧化氢、高氯酸、硝酸（1+1）、硝酸（0.5mol/L）、硝酸（1mol/L）、磷酸铵溶液（20g/L）、硝酸-高氯酸（4+1）、铅标准储备液（1.0mg/mL）、铅标准使用液（分别配制 10.0、20.0、40.0、60.0、80.0ng/mL）。

**2. 样品处理**

常规的使用方法是使用湿法消解，包括压力消解罐消解法和过硫酸铵灰化法。

（1）压力消解罐消解法

称取 1.00～2.00g 样品，放入聚四氟乙烯内罐，加入硝酸 2～4mL 浸泡过夜。再加过氧化氢（30%）2～3mL（总量不能超过罐容积的 1/3）。盖好内盖，旋紧不锈钢外套，放入恒温干燥箱，在 120～140℃下保持 3～4 小时，在箱内自然冷却至室温，使用滴管将消化液洗入或过滤入（视消化后样品的盐分而定）10～25mL 容量瓶中，使用少量水多次洗涤罐，洗液合并于容量瓶中并定容至刻度，混匀备用。

（2）过硫酸铵灰化法

称取 1.00～5.00g 样品，放入瓷坩埚中，加入 2～4mL 硝酸浸泡 1 小时以上，先使用小火炭化，待冷却后加 2.00～3.00g 过硫酸铵盖于上面，继续炭化至不冒烟，然后转入马弗炉，在 500℃恒温下保持 2 小时，再升至 800℃，保持 20 分钟，冷却，加 2～3mL 硝酸（1.0mol/L），使用滴管将样品消化液洗入或过滤入（视消化后样品的盐分而定）10～25mL 容量瓶中，使用少量水多次洗涤瓷坩埚，洗液合并于容量瓶中并定容至刻度，混匀备用。

## 3. 测定

（1）仪器参考条件

根据各自仪器性能调至最佳状态。

参考条件为波长：283.3nm；

狭缝：0.2～1.0nm；

灯电流：5～7mA；

干燥温度：120℃，20 秒；

灰化温度：450℃，持续 15～20 秒；

原子化温度：1700～2300℃，持续 4～5 秒；

背景校正为氘灯或塞曼效应。

（2）标准系列的制备

吸取上面配制的铅标准使用液 10.0ng/mL、20.0ng/mL、40.0ng/mL、60.0ng/mL、80.0ng/mL 各 10μL，注入石墨炉，测得其吸光值并求得吸光值与浓度关系的一元线性回归方程。

（3）样品测定

分别吸取样液和试剂空白液各 10μL，注入石墨炉，测得其吸光值，代入标准系列的一元线性回归方程中求得样液中铅含量

（4）基体改进剂的使用

对于有干扰的样品，可以注入适量的基体改进剂，通常基体改进剂有磷酸二氢铵、硝酸镁、磷酸铵、硝酸钯等。在国标中采用磷酸二氢铵作为基体改进剂，灰化温度 700～800℃左右，硝酸镁可提高到 700℃，二者混合可提高到 900℃。

## 4. 结果计算

$$X = \frac{(C_1 - C_0) \times V \times 1000}{m \times 1000}$$

式中　$X$——样品中铅含量，单位为 μg/kg；

$C_1$——测定样液中铅含量，单位为 ng/mL；

$C_0$——空白液中铅含量，单位为 ng/mL；

$V$——试样消化液定量总体积，单位为 mL；

$m$——样品质量或体积，单位为 g 或 mL。

## 5. 注意事项

（1）实验室常用玻璃仪器需以硝酸（1+5）浸泡过夜，用水反复冲洗，最后用去离子水冲洗干净；分析过程中全部用水均使用去离子水，所使用的化学试剂均为优级纯以上。

（2）在采样和制备过程中，应注意不要污染样品；

（3）在压力消解过程中取样时注意干样、含脂肪高的样品＜1.00g，鲜样＜2.0g 或按压力消解罐使用说明书称取样品；

（4）样品处理过程中，两种消化方式都应做试剂空白。试剂空白与样品所用试剂的纯度和容器的洁净度有关。铅广泛存在于自然界，因此铅的检测是易污染、限量低的痕量分析，空白越低，准确度越高。

（5）绘制铅标准曲线时也要加入与样品测定时等量的基体改进剂磷酸铵溶液。

### 3.1.2 二硫腙比色法测定食品中铅的含量

在对食品中铅的含量测定时，还可以使用二硫腙比色法（GB/T5009.12—2010）。其原理为：将样品经过消化后，在 pH 值为 8.5～9.0 时，铅离子与二硫腙生成红色络合物，溶于三氯甲烷；加入柠檬酸铵、氰化钾和盐酸羟胺等，防止铁、铜、锌等离子干扰，最后与标准系列比较定量。

#### 1. 仪器与试剂

（1）仪器：可见分光光度计。

（2）试剂：氨水（1+1）、盐酸（1+1）、酚红指示液（1g/L）、盐酸羟胺溶液（200g/L）、柠檬酸铵溶液（200g/L）、氰化钾溶液（100g/L）、三氯甲烷（不应含氧化物）、淀粉指示液、硝酸（1+99）、二硫腙三氯甲烷溶液（0.5g/L）、二硫腙使用液〔吸取 1.0mL 二硫腙溶液，加三氯甲烷至 10mL 混匀。使用 1cm 比色皿，以三氯甲烷调节零点，在波长 510nm 处测吸光度 A，然后计算出配制 100mL 二硫腙使用液（70%透光率）所需二硫腙溶液的毫升数 V〕、硝酸-硫酸混合液（4+1）、铅标准溶液（1.0mg/mL）、铅标准使用液（10.0µg/mL）。

#### 2. 样品处理

称取粮食及其他含水分少的食品 5.00g 样品，置于石英或瓷坩埚中，加热至炭化，然后移入马弗炉中，在 500℃的温度下灰化 3 小时，放冷，取出坩埚，加硝酸（1+1），润湿灰分，使用小火蒸干，在 500℃的温度下灼烧 1 小时，放冷，取出坩埚。加 1mL 硝酸（1+1），加热，使灰分溶解，移入 50mL 容量瓶中，然后使用水洗涤坩埚，洗液并入容量瓶中，加水至刻度，混匀备用。

#### 3. 样品测定

（1）标准曲线的绘制

吸取 0mL、0.10mL、0.20mL、0.30mL、0.40mL、0.50mL 铅标准使用液（相当 0µg、1.0µg、2.0µg、3.0µg、4.0µg、5.0µg 铅），分别置于 125mL 分液漏斗中，然后分别加入 1mL 硝酸（1+99）至 20mL。

（2）样品测定

吸取 10.0mL 消化后的定容溶液和同量的试剂空白液，分别置于 125mL 分液漏斗中，分别加入水至 20mL。在样品消化液、试剂空白液和铅标准液中各加入 2mL 柠檬酸铵溶液（20g/L），1mL 盐酸羟胺溶液（200g/L）和 2 滴酚红指示液，使用氨水（1+1）调至红色，再分别加入 2mL 氰化钾溶液（100g/L），混匀。分别加入 5.0mL 二硫腙使用液，剧烈振摇 1 分钟，静置分层后，三氯甲烷层经脱脂棉滤入 1cm 比色皿中，以三氯甲烷调节零点到波长 510nm 处测吸光度，将各点减去零管吸收值后，样品与标准曲线比较。

#### 4. 计算

$$X_3 = \frac{(m_7 - m_8) \times 1000}{m_9 \times \dfrac{V_7}{V_6} \times 1000}$$

式中　$X_3$——样品中铅的含量，单位为 mg/kg 或 mg/L；

　　　$m_7$——测定用样品消化液中铅的质量，单位为 µg；

$m_8$——试剂空白液中铅的质量，单位为 μg；

$m_9$——样品质量（体积），单位为 g（mL）；

$V_6$——样品消化液的总体积，单位为 mL；

$V_7$——测定用样品消化液体积，单位为 mL。

### 5. 注意事项

（1）在样品处理过程中，含水多的样品需要先水浴蒸干。

（2）二硫腙应用棕色瓶贮存，因其在空气中不稳定，容易被氧化，其氧化产物可以溶解在三氯甲烷中生成棕色，对测定有一定的干扰。

（3）氰化钾有剧毒，在操作中应尽量避免用嘴吸及用手接触，使用后应立即洗手。废氰化钾不能与酸共存，否则会产生氰化氢。为降低废氰化氢的毒性，可以向其中加入氢氧化钠和硫酸铁，生成铁氰化钾。

（4）加入盐酸羟胺、氰化钾及柠檬酸铵的目的分别是：防止二硫腙被高价铁的氧化；可以掩蔽铜、锌等金属离子的干扰；可以络合钙、镁等金属，防止碱土金属对二硫腙的干扰。

（5）铅与二硫腙的颜色变化为绿——浅蓝——浅灰——灰色——淡紫——紫色——淡红色——红色。

## 3.1.3 单扫描极谱法测定铅的含量

使用单扫描极谱法也可以测定食品中铅的含量，其原理为：样品经过消解后，铅以离子形式存在。在酸性介质中，$Pb^{2+}$ 与 I 形成的络离子具有电活性，在滴汞电极上产生还原电流。峰电流与铅含量呈线性关系，然后与标准系列比较定量。

### 1. 仪器与试剂

（1）仪器：微机化极谱分析仪、带电子调节器万用电炉。

（2）试剂

① 底液：称取 5g 碘化钾、8g 酒石酸钾钠、0.5g 抗坏血酸于 500mL 烧杯中，加入 300mL 水溶解后，再加入 10mL 盐酸，然后移入 500mL 容量瓶中，加水至刻度（储藏冰箱，可保存一月）。

② 铅标准贮备溶液：准确称取 0.1g 金属铅（含量 99.99%）置于烧杯中，加入 2mL（1+1）硝酸溶液，经过微火加热溶解，冷后定量移入 100mL 容量瓶并加水至刻度，混匀（此溶液为 1mg/mL Pb）。

③ 铅标准使用溶液：在临用时，吸取铅标准贮备液 1mL 于 100mL 容量瓶中，加水至刻度，混匀（此溶液为 10μg/mL Pb）。

④ 混合酸：硝酸-高氯酸（4+1）。量取 80mL 硝酸，加入 20mL 高氯酸，混匀。

### 2. 样品处理

粮食、豆类等水分含量低的样品，去杂物后磨碎过 20 目筛；

蔬菜、水果、鱼类、肉类等水分含量高的鲜样，用匀浆机匀浆后，储于塑料瓶。

（1）固体样品

是指除食盐、白糖外，如粮食、豆类、糕点、茶叶、肉类等样品。称取 1～2g 样品于 50mL

三角瓶中,加入10~20mL混合酸,加盖浸泡过夜。然后放置在带电子调节器万用电炉上小火加热。如果消解液颜色逐渐加深,当呈现棕黑色时,移开万用电炉,冷却,补加适量硝酸,继续加热消解。待溶液颜色不在加深,呈无色透明或略带黄色,并冒白烟,可以大火驱赶剩余酸液,至近干,再以小火加热得到白色残渣,待测。

（2）液体样品

是指如酒类、汽水、可乐、果汁等类型的样品。称取2.0g样品于50mL三角瓶中,含乙醇、二氧化碳的样品应置于80℃温度的水浴上驱除。加入1~10mL混合酸,在带电子调节器万用电炉上小火加热,如果消解液颜色逐渐加深,当呈现棕黑色时,移开万用电炉,冷却,补加适量硝酸,继续加热消解。待溶液颜色不在加深,呈无色透明或略带黄色,并冒白烟,可以大火驱赶剩余酸液,至近干,再以小火加热得到白色残渣,待测。

### 3. 样品测定

（1）极谱分析参考条件

选择起始电位为-350mV,终止电位-850mV;扫描速度300mV/s,三电极,二次导数,静止时间5s及适当量程;在峰电位（EP）-470mV（vs. SCE）处,记录铅的峰电流（lp, nA）。

（2）标准曲线绘制

准确吸取铅标准0 mL、0.05 mL、0.10 mL、0.20 mL、0.30 mL、0.40mL（相当于含0μg、0.5μg、1.0μg、2.0μg、3.0μg、4.0μg Pb）于6支10mL比色管中,加底液至10.0mL,混匀。将各管依次移入电解池,置三电极系统。按上述极谱分析参考条件下测定,记录各管中铅的峰电流。以铅含量为横坐标,以其对应的峰电流为纵坐标,绘制标准曲线。

（3）样品测定

在上述待测样品及试剂空白瓶中加入10mL底液,溶解残渣后转入电解池。以下按"标准曲线绘制"操作。分别记录样品及试剂空白的峰电流,用标准曲线法计算样品中铅含量。

### 4. 计算

$$X = \frac{(A - A_0) \times 1000}{m \times 1000}$$

式中　$X$——样品中铅含量,单位为mg/kg或mg/L;

　　　$A$——由标准曲线上查得测定样液中铅含量,单位为μg;

　　　$A_0$——由标准曲线上查得试剂空白液中铅含量,单位为μg;

　　　$m$——样品的质量（或体积）,单位为g（或mL）。

### 5. 注意事项

（1）除注明外,试剂为分析纯,实验用水为重蒸馏水。

（2）在采样和制备过程中,应注意不使样品受到铅污染。

## 3.2　汞的测定方法

汞即水银,它是一种液体金属,在常温下即可蒸发。人类受汞污染伤害的途径有很多,大多数是由于食用了被汞污染的鱼类和海洋哺乳动物所致,这是因为食物链对汞有强大的富集能力。由于人类排放的汞会随着大气和洋流四处流动,因此全球的鱼类都可能受到了不同程度的污染。汞的比重为 13.595，其蒸汽比重为 6.9。汞的毒性较大，尤其是其有机化合物的毒性更大。鱼在含汞量 0.01～0.02mg/L 的水中就会中毒，人类在食用 0.1g 汞时即会中毒死亡。汞在空气中可极易形成甲基汞，损害人的中枢神经系统，另外有机汞还会进入胎盘导致胎儿畸形。

汞具有一定的累积性，往往需要几十年后其危害才会表现出来。汞中毒的具体表现为：急性汞中毒多见于短期内吸入大量汞蒸汽，引起发热、肺炎和呼吸困难、肾功能衰竭、接触性皮炎；慢性汞中毒多表现为头痛、失眠、健忘、多梦、焦虑、多汗；肌肉震颤、先见于手指、眼睑、舌，渐及全身；手足麻木、肢体无力；口腔粘膜溃疡、牙齿松动、齿龈肿胀、食欲不振、口有异味，严重时齿龈可以看见蓝黑色的"汞线"。

汞中毒特别影响青少年儿童的生长发育，常见的表现为厌食、免疫力低下、反复呼吸道感染、贫血等。由于缺乏特异性症状及无法就近检测，大量患者长期会因为不明原因而导致身体不适，其实都是因为体内汞中毒所致。

《中国食品卫生法》对食品中汞的含量有严格规定，如表 3-2 所示。

**表 3-2　食品中汞允许量标准及鱼中甲基汞允许限量标准**

| 品　　种 | 指标(以 Hg 计)/(mg/kg) |
|---|---|
| 粮食（成品粮） | ≤0.02 |
| 薯类、蔬菜、水果 | ≤0.01 |
| 牛乳及乳制品 | ≤0.01，乳制品按牛乳折算 |
| 肉、蛋（去壳） | ≤0.05 |
| 蛋制品 | 按蛋折算 |
| 鱼 | ≤0.3，甲基汞≤0.2 |
| 其他水产品 | 参照鱼 |

中国食品卫生理化检验标准中规定了食品中汞的测定方法，包括原子荧光光谱分析法、二硫腙比色法和冷原子吸收光谱法。气相色谱法也经常用于甲基汞的测定。

## 3.2.1　冷原子吸收光谱法

使用冷原子吸收光谱法可以对食品中汞的含量进行测定。其原理为：由于汞蒸气对波长 253.7nm 的共振线具有强烈的吸收作用，在样品经过消化液（硝酸-硫酸或硝酸-硫酸-五氧化二钒）消化使汞转为离子状态后，在强酸性条件下可以被氯化亚锡还原成元素。

**1. 仪器与试剂的准备**

（1）仪器

消化装置 1 套、压力消解器（或压力消解罐或压力溶弹）100mL 容量、微波消解装置、测汞仪、汞蒸汽发生器或 25mL 布氏吸收管代替。

（2）试剂

硝酸、硫酸、30%氯化亚锡溶液、无水氯化钙、硫酸-硝酸-水（1+1+8）、五氧化二钒、5%高锰酸钾溶液、20%盐酸羟胺溶液、汞标准溶液（1mg/mL）、汞标准使用液（0.1μg/mL）。

**2. 样品处理**

在实验前先做试剂空白实验，检查所用试剂、实验用水及器皿是否符合要求，如果空白值过高，实验用水、试剂就必须提高纯度。然后将仪器再次清洗，必要时使用稀硝酸煮沸热洗。具体方法有回流消化法、五氧化二钒消化法和高压消解法。

（1）回流消化法

① 粮食或水分少的食品。称取 10g 样品，置于消化装置锥形瓶中，然后放入玻璃珠数粒，往锥形瓶中加入 45mL 硝酸和 10mL 硫酸，转动锥形瓶防止局部炭化，在装上冷凝管后使用小火加热，待开始发泡即停止加热，等发泡停止后，加热回流 2 小时。如果加热过程中溶液变为棕色，再加入 5mL 硝酸，继续回流 2 小时。待放冷后从冷凝管上端小心加 20mL 水，继续加热回流 10 分钟，然后放冷，使用适量水冲洗冷凝管，将洗液并入消化液中。将消化液经过玻璃棉过滤于 100mL 容量瓶内，使用少量水洗锥形瓶，滤器，将洗液并入容量瓶内，加水至刻度混匀，取与消化样品相同量的硝酸、硫酸，按同一方法做试剂空白试验。

② 植物油及动物油脂。称取 5.0g 样品，置于消化装置锥形瓶中，加入玻璃珠数粒及 7mL 硫酸，小心混匀至溶液颜色变为棕色，然后加入 40mL 硝酸，在装上冷凝管后，可以参照粮食或水分少的食品中的从"小火加热"后的操作方法。

③ 薯类、豆制品。称取 20g 捣碎混匀的样品（薯类须预先洗净晾干），置于消化装置锥形瓶中，加玻璃珠数粒及 30mL 硝酸、5mL 硫酸，转动锥形瓶防止局部炭化，装上冷凝管后，可以参照粮食或水分少的食品中的从"小火加热"后的操作方法。

④ 肉、蛋类。称取 10g 捣碎混匀的样品，置于消化装置锥形瓶中，加玻璃数粒及 30mL 硝酸和 5mL 硫酸，转动锥形瓶防止局部炭化，装上冷凝管后，可以参照粮食或水分少的食品中的从"小火加热"后的操作方法。

⑤ 牛乳及乳制品。称取 20g 牛乳或酸牛乳，或相当于 20g 牛乳的乳制品（2.4g 全脂乳粉，8g 甜炼乳），置于消化装置锥形瓶中，加玻璃珠数粒及 30mL 硝酸，牛乳或酸牛乳加 10mL 硫酸，乳制品加 5mL 硫酸，转动锥形瓶防止局部炭化。装上冷凝管后，可以参照粮食或水分少的食品中的从"小火加热"后的操作方法。

在消化过程中，由于消化液中的氮氧化物对测定有严重干扰，会使结果偏高。尤其是硝酸-硫酸回流法中，由于硝酸用量大，因此消化后需加水继续加热回流 10 分钟，使剩余的二氧化氮排出，将消解液趁热进行吹气，驱赶液面上的氮氧化物，待冷却后滤去样品中蜡质等不易消化的物质，避免干扰。

（2）五氧化二钒消化法

本方法适用于水产品、蔬菜、水果中汞的测定。

① 取可食部分、洗净、晾干、切碎、混匀，取 2.50g 水产品或 10g 蔬菜、水果，置于 50～100mL 锥形瓶中，加入 50mg 五氧化二钒粉末和 8mL 硝酸，振摇，放置 4 小时。然后加入 5mL 硫酸，混匀，移至 140℃的砂浴上加热，开始作用较猛烈，以后渐渐缓慢，待瓶口基本上无棕色气体逸出时，使用少量水冲洗瓶口，再加热 5 分钟，放冷。加 5mL5% 高锰酸钾溶液，放置 4 小时（或过夜），滴加 20% 盐酸羟胺溶液使紫色褪去，振摇，放置数分钟，移入容量瓶中，并稀释至刻度，其中蔬菜、水果为 25mL，水产品为 100mL。

② 取与消化样品相同量的五氧化二钒，硝酸，硫酸按同一方法进行试剂空白试验。

（3）高压消解法

适用于粮食、豆类、蔬菜、水果、瘦肉类、鱼类、蛋类及乳与乳制品类食品中汞的测定。

① 粮食及豆类等干样。称取 1.00g 经粉碎混合均匀后过 40 目筛孔的样品，置于聚四氟乙

烯塑料内罐内，加 5mL 硝酸放置过夜，再加 3mL 过氧化氢，盖上内盖放入不锈钢外套中，将不锈钢外盖和外套旋紧密封，然后将消解器放入普通干燥箱（烘箱）隔板上，关好箱门，通电加热，在温度升至 120℃ 后保持恒温 2～3 小时，至消解完成后，关断电源，自然冷却至室温。开启消解罐，将消解液用玻璃棉过滤至 25mL 容量瓶中，使用少量去离子水淋洗内罐，经玻璃棉滤入容量瓶内，定容至 25mL，摇匀。同时做试剂空白试验，待测。

② 蔬菜、瘦肉、鱼类及蛋类水分含量高的鲜样。将鲜样用捣碎机打成匀浆，称取匀浆 3.00g 置于聚四氟乙烯塑料罐内，加盖留缝，在 65℃ 烘箱中鼓风干燥或一般烘箱至近干，然后取出，加入 5mL 硝酸放置过夜。再加入 3mL 过氧化氢，盖上内盖放入不锈钢外套中，将不锈钢外盖和外套旋紧密封，然后将消解器放入普通干燥箱隔板上，关好箱门，通电加热，在温度升至 120℃ 后保持恒温 2～3 小时，至消解完成后，关断电源，自然冷至室温。最后开启消解罐，将消解液用玻璃棉过滤至 25mL 容量瓶中，使用少量去离子水淋洗内罐，经玻璃棉滤入容量瓶内，定容至 25mL，摇匀。同时做试剂空白试验，待测。

### 3. 样品测定

（1）用回流消化法制备的样品消化液

① 吸取 10.0mL 样品消化液，置于汞蒸汽发生器内，连接抽气装置，沿壁迅速加入 2mL30% 氯化亚锡溶液，立即通入流速为 1.5L/min 的氮气或经活性炭处理的空气，使汞蒸汽经过氯化钙干燥管进入测汞仪中，读取测汞仪上最大读数，同时做试剂空白实验。

② 吸取 0.00mL，0.10mL、0.20mL、0.30mL、0.40mL、0.50mL 汞标准使用液（相当 0μg、0.01μg、0.02μg、0.03μg、0.04μg、0.05μg 汞）置于试管中，分别加入 10mL 混合酸，然后置于汞蒸汽发生器内，连接抽气装置，沿壁迅速加入 2mL30% 氯化亚锡溶液，立即通入流速为 1.5L/min 的氮气或经活性炭处理的空气，使汞蒸汽经过氯化钙干燥管进入测汞仪中，读取测汞仪上最大读数，同时做试剂空白实验，并绘制标准曲线。

（2）用五氧化二钒消化法制备的样品消化液

① 吸取 100mL 样品消化液，以下按回流消化法的测定①的方法操作。

② 吸取 0.0mL、0.1mL、0.2mL、0.3mL、0.4mL、0.5mL 汞标准使用液（相当 0μg、0.1μg、0.2μg、0.3μg、0.4μg、0.5μg 汞），置于 6 个 50mL 容量瓶中，各加 1mL（1:1）硫酸、1mL5% 高锰酸钾溶液，加 20mL 水，混匀，滴加 20% 盐酸羟胺溶液使紫色褪去，加水至刻度混匀，分别吸取 10.0mL（相当 0.00μg、0.02μg、0.04μg、0.06μg、0.08μg、0.10μg 汞），以下按回流消化法①中自"置于汞蒸汽发生器内"起的方法操作，绘制标准曲线。

### 4. 结果计算

$$X = \frac{(A_1 - A_2) \times 1000}{m \times \frac{V_2}{V_1} \times 1000}$$

式中　$X$——样品中汞的含量，单位为 mg/kg；

　　　$A_1$——测定用样品消化液中汞的含量，单位为 μg；

　　　$A_2$——试剂空白液中汞的含量，单位为 μg；

　　　$m$——样品质量，单位为 g；

$V_1$——样品消化液总体积，单位为 mL；

$V_2$——测定用样品消化液体积，单位为 mL。

### 5. 注意事项

（1）实验室常用的玻璃仪器需以硝酸（1+5）浸泡过夜，用水反复冲洗，最后用去离子水冲洗干净。

（2）在采样和制备过程中，应注意不要污染样品。

（3）在回流消化时，含油脂较多的食品，消化时易发泡外溅，可以在消化前在样品中先加入少量硫酸，待其变成为棕色（轻微炭化）后，然后加入硝酸减轻发泡外溅现象，但要避免严重炭化。

（4）在样品处理过程中，两种消化方式都应做试剂空白。

## 3.2.2 二硫腙比色法

在对食品中的汞进行测定时，还可以使用二硫腙比色法，其原理为：在样品经过消化后，汞离子在酸性溶液中与双硫腙生成橙色络合物，溶于三氯甲烷，然后与标准系列比较定量。

### 1. 仪器与试剂

（1）仪器：消化装置、分光光度计。

（2）试剂：硝酸、硫酸、硫酸（0.5mol/L）、5%硫酸、氨水、溴麝香草酚蓝指示液（0.1%乙醇溶液）、20%盐酸羟胺溶液、三氯甲烷（不应含有氧化物）、双硫腙溶液（同食品中铅的测定方法）、双硫腙使用液（同铅的测定方法）、汞标准溶液（1mg/mL）、汞标准使用液（1μg/mL）。

### 2. 样品处理

（1）粮食或水分少的食品。称取 20g 样品，置于消化装置锥形瓶中，加入玻璃珠数粒及 80mL 硝酸、15mL 硫酸，转动锥形瓶，防止局部炭化。在装上冷凝管后，使用小火加热，待开始发泡即停止加热，等发泡停止后加热回流 2 小时。如果加热过程中溶液变为棕色，再加入 5mL 硝酸，继续回流 2 小时，放冷。然后使用适量水洗涤冷凝管，将洗液并入消化液中，取下锥形瓶，加水至总体积为 150mL。取与消化样品相同量的硝酸，硫酸按同一方法做试剂空白试验。

（2）植物油及动物油脂。称取 10g 样品，置于消化装置锥形瓶中，加入玻璃珠数粒及 15mL 硫酸，小心混匀至溶液变棕，然后加入 45mL 硝酸，装上冷凝管，后续方法参照（1）中的方法。

（3）蔬菜、水果、薯类、豆制品。称取 50g 捣碎混匀的样品（豆制品直接取样，其他样品取可食部分洗净，晾干），置于消化装置锥形瓶中，加入玻璃珠数粒及 45mL 硝酸、15mL 硫酸，转动锥形瓶，防止局部炭化，装上冷凝管；后续方法参照（1）中的方法。

（4）肉、蛋、水产品。称取 20g 捣碎混匀样品，置于消化装置锥形瓶中，加入玻璃珠数粒及 45mL 硝酸、15mL 硫酸，装上冷凝管；后续方法参照（1）中的方法。

（5）牛乳制品。称取 50g 牛乳、酸牛乳，或相当于 50g 牛乳的乳制品（6g 全脂乳粉，20g 甜炼乳，12.5g 淡炼乳）置于消化装置锥形瓶中，加入玻璃珠数粒及 45mL 硝酸、牛乳、酸牛乳加 15mL 硫酸，乳制品加 10mL 硫酸，装上冷凝管。后续方法参照（1）中的方法。

### 3. 样品测定

（1）标准曲线的绘制

吸取 0.0mL、0.5mL、1.0mL、2.0mL、3.0mL、4.0mL、5.0mL、6.0mL 汞标准使用液（相当于 0.0μg、0.5μg、1.0μg、2.0μg、3.0μg、4.0μg、5.0μg、6.0μg 汞），分别置于 125mL 分液漏斗中，加 10mL5%硫酸，再加水至 40mL 混匀。加 1mL20%盐酸羟胺溶液，放置 20 分钟并时时振摇。

（2）样品测定

① 取消化液（全量），加 20mL 水，在电炉上煮沸 10 分钟，除去二氧化氮等，放冷。

② 在样品消化液及试剂空白液中各加 5%高锰酸钾溶液至溶液呈紫色，然后加 20%盐酸羟胺溶液使紫色褪去，加 2 滴麝香草酚蓝指示液，使用氨水调节 pH 值，使橙红色变为黄色（pH 1～2），定量转移至 125mL 分液漏斗中。

③ 在样品消化液、试剂空白液及标准液振摇放冷后的分液漏斗中加 5.0mL 双硫腙使用液，剧烈振摇 2 分钟，在静置分层后，经脱脂棉将三氯甲烷层滤入 1cm 比色皿中，以三氯甲烷调节零点。在波长 490nm 处测光度，通过标准管吸光度减去零管吸光度，绘制标准曲线。

### 4. 计算

$$X = \frac{(A_1 - A_2) \times 1000}{m \times 1000}$$

式中　$X$——样品中汞的含量，单位为 mg/kg；

　　　$A_1$——测定用样品消化液中汞的含量，单位为 μg；

　　　$A_2$——试剂空白液中汞的含量，单位为 μg；

　　　$m$——样品质量，单位为 g。

# 3.3　砷的测定方法

砷（As，原子量 74.9）是斜方六面体的灰黑色非金属，它不溶于水、醇或酸类，无毒。砷的化合物有三价和五价两种，都有毒性。砷广泛分布于自然界，主要以砷黄铁矿（FeAs$_5$、FeAs3）、火山岩中的鸡冠石、含于火山喷出物中的雄黄及其共性矿物雌黄等形式存在。地表土壤中含砷量约为 $6 \times 10$-4%，海水中约含 $3 \times 10$-7%。尽管海水中砷浓度很低，但海洋生物体中的砷含量却比陆地生物高出 1～3 个数量级，海洋生物体中的砷主要以有机态形式存在，而且它们是构成这类生物体的必需成分。砷也是土壤中的主要污染物，土壤中砷含量本底一般为 10～13mg/kg，世界上砷污染最重的地方，土壤含砷量可高达 550mg/kg，农作物已不能生长，成为撂荒地。砷对植物的危害主要是阻碍水分和养分的吸收，无机砷影响营养生长，有机砷影响生殖生长。

食品中砷的含量很少，主要来自于食品生产的原料——农作物，农作物在生长过程中与环境接触就会引入微量的砷；此外食品在加工、贮藏、包装、运输过程中的污染，也是引入砷的重要来源。砷及其化合物的毒性主要是由于进入体内的砷酸盐与体内的磷酸盐间的拮抗作用，抑制了呼吸链的氧化磷酸化，进而降低了细胞内的呼吸能力，此外，无机砷化物能与酶分子中的巯基（-SH）作用，致使机体代谢发生改变，而抑制酶活性的能力，三价砷又大于五价砷。砷中毒的主要症状有神经损害、运动功能失调、视力障碍、听力障碍、肝脏损害等，具体表现为四肢无力、腱反射迟钝、肌肉萎缩、脱毛、皮肤角质化、黑色素沉着，以及食欲差、消化不良、呕吐、腹泻等，重患者还伴随有神经炎、知觉麻痹等。亚砷酸的中毒量一般为 5mg，其最低致死量为 0.4mg/kg。虽然多数海产品的含砷量都在 $1.00 \times 10^{-6}$% 以上，但即使一个人食入 200g（干重）海产品，即相当吃了 20mg 以上的砷时，也不会有中毒症状，这是因为海洋生物体中的砷主要是以低分子有机态砷存在，这类化合物中的砷会与碳原子结合成 As—C 键，屏蔽了砷与巯基的反应。

《中国食品卫生法》对食品中砷的含量有严格规定，如表 3-3、表 3-4 所示。

表 3-3　食品中总砷限量标准

| 品　种 | 限量以总砷计(mg/kg) | 品　种 | 限量以总砷计(mg/kg) |
|---|---|---|---|
| 食用油 | ≤0.1 | 可可脂及巧克力 | ≤0.5 |
| 果汁及果酱 | ≤0.2 | 食糖 | ≤0.5 |

表 3-4　海产品中无机砷允许标准

| 品　种 | 标准(mg/kg) | 品　种 | 标准(mg/kg) |
|---|---|---|---|
| 海鱼类（鲜重计） | ≤0.5 | 甲壳类（干重计） | ≤1.0 |
| 贝类（鲜重计） | ≤1.0 | 甲壳类干制品 | ≤2.0 |
| 藻类（干重计） | ≤2.0 | 其他海产品（鲜重计） | ≤1.0 |

砷的测定方法目前主要有砷斑法、银盐法、氢化物原子吸收法、氢化物原子荧光光度法和硼氢化物还原比色法、电感耦合等离子质谱法（ICP-MS）和电感耦合等离子发射光谱法（ICP-AES）。

## 3.3.1　氢化物原子荧光法

下面介绍使用氢化物原子荧光法测定食品中的砷含量的方法。其原理为：在酸性条件下，五价砷被硫脲还原为三价砷，再加入硼氢化钠（硼氢化钾）还原生成砷化氢。由载气（氩气）载入石英原子化器，受热分解为原子态砷，在特制的砷空心阴极灯照射下，基态砷被激发至高能态，在去活化回到基态时，发射出特征波长的荧光，其荧光强度在一定条件下与被测样品中砷的含量成正比，然后与标准系列比较定量。其中：

（1）酸性环境很重要，硫脲使五价砷还原为三价砷，自身被氧化为甲脒化二硫。

（2）硼氢化钠（或钾）与酸作用生成大量新生态氢：

$$NaBH_4 + H^+ + 3H_2O = H_3BO_3 + Na^+ + 8H$$

（3）三价砷再被新生态氢还原为气态的砷化氢逸出：

$$AsO_3^{3-} + 6H + 3H^+ = AsH_3 + 3H_2O$$

（4）砷化氢被氩气和反应中产生的氢气载入石英管炉中，受热后及分解为原子态砷，在砷灯发射光的激发下产生原子荧光。

**1. 样品预处理**

（1）湿消解

该方法适用于液体试样。称取 5～10mL 试样置于 50～100mL 锥形瓶中，同时做两份试剂空白。加硝酸 20～40mL，硫酸 1.25mL，摇匀后放置过夜，然后置于电热板上加热消解。如果消解液处理至 10mL 左右时仍有未分解物质或色泽变深，此时可以将消解液取下放冷，补加硝酸 5～10mL，再消解至 10mL 左右观察，如此反复两三次，注意要避免炭化。如果仍不能消解完全，则加入高氯酸 1～2mL，继续加热至消解完后，再持续蒸发至高氯酸的白烟散尽，硫酸的白烟开始冒出。然后冷却，加水 25mL，再蒸发至冒硫酸白烟。冷却，用水将内容物转入 25mL 容量瓶或比色管中。加入 50g/L 硫脲 2.5mL，补水至刻度并混匀，备测。

（2）干灰化

该方法适用于固体试样。称取 1～2.5g 试样置于 50～100mL 坩埚中，同时做两份试剂空白。加 150g/L 硝酸镁 10mL 混匀，低温蒸干，将 1g 氧化镁仔细覆盖在干渣上，在电炉上炭化至无黑烟，然后移入 550℃ 高温炉灰化 4 小时。取出放冷，小心加入（1+1）盐酸 10mL 中和氧化镁并溶解灰分，转入 25mL 容量瓶或比色管中，向容量瓶或比色管中加入 50g/L 硫脲 2.5mL，最后使用（1+9）硫酸分次涮洗坩埚后转出合并，直至 25mL 刻度，混匀备测。

## 2. 标准系列的制备

取 25mL 容量瓶或比色管 5 支，依次准确加入 1μg/mL 砷标准使用液 0 mL、0.05 mL、0.2 mL、0.5 mL、2.0 mL、5.0mL（各相当于砷浓度 0 ng/mL、2.0 ng/mL、8.0 ng/mL、20.0 ng/mL、80.0 ng/mL、200.0ng/mL）各加（1+9）硫酸 12.5mL，50g/L 硫脲 2.5mL，加水至刻度，混匀备测。

（1）仪器参考条件

① 光电倍增管电压：400V；

② 砷空心阴极灯电流：35mA；

③ 原子化器：温度 820～850℃；高度 7mm；氩气流速 600mL/min。

④ 测量方式：荧光强度或浓度直读；

⑤ 读数方式：峰面积；

⑥ 读数延迟时间：1 秒；

⑦ 读数时间：15 秒；

⑧ 硼氢化钠溶液加入时间：5 秒；

⑨ 标液或样液加入体积：2mL。

（2）浓度方式测量

如果要直接测定荧光强度，可以在开机并设定好仪器条件后，预热稳定约 20 分钟，然后进入空白值测量状态，连续使用标准系列的"0"管进样，待读数稳定后，记录空白值，即可开始测量，先依次测量标准系列。待测量完后仔细清洗进样器，再使用"0"管测试，使读数基本回零后，才能测试剂空白和试样，在每次测试不同的试样前都应清洗进样器，记录测量数据。

（3）仪器自动方式

利用仪器提供的软件功能可以进行浓度的直读测定。在开机、设定条件和预热后，需要输入必要的参数，即试样量、稀释体积、进样体积、结果的浓度单位、标准系列各点的重复测量次数、标准系列的点数、各点的浓度值。在测定时，首先进入空白值测定状态，连续用标准系列的"0"管进样以获得稳定的空白值并执行自动扣除后，再依次测定标准系列，在测量样品前，需要再次进入空白值测量状态，使用标准系列"0"管测定，使读数复原并稳定后，使用两个试剂空白各进一次样，使仪器取其平均值作为空白值扣除，随后即可依次测定试样。测定完毕后退回主菜单，打印测定结果。

### 3. 结果计算

如果采用荧光强度方式，则需要先对标准系列的结果进行回归运算，然后根据回归方程求出试剂空白和试液的砷浓度，再按下式计算试样砷含量。

$$X = \frac{C_1 - C_0}{40m}$$

式中　$X$——试样的砷含量，单位为 mg/kg 或 mg/L；

　　　$C_1$——试样被测液的浓度，单位为 ng/mL；

　　　$C_0$——试剂空白液的浓度，单位为 ng/mL；

　　　$m$——试样的质量或体积，单位为 g 或 mL。

在对结果表述时，报告算术平均值的二位有效数字。

### 4. 注意事项

（1）检出限：0.01mg/kg。

（2）原子荧光光度法属于痕量分析，所用药品应尽可能使用优级纯。

（3）所配制的硼氢化钠（钾）溶液要含有一定的氢氧化钠（钾）以保证溶液的稳定性。

## 3.3.2　银盐法

下面介绍使用银盐法测定食品中的砷含量的方法。其原理为：在样品经过消化后，以碘化钾、氯化亚锡将高价砷还原为三价砷，然后与锌粒和酸产生的新生态氢生成砷化氢，经过银盐溶液吸收后形成红色胶态物，最后与标准系列比较定量。

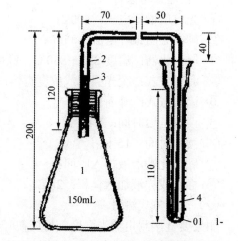

图 3-1　银盐法测定砷的装置图

1—锥形瓶；2—导气管；3—乙酸铅棉花；4—刻度离心管

### 1. 仪器与试剂的准备

（1）仪器：可见分光光度计；测砷仪器装置100～150mL 锥形瓶（19 号标准口），如图 3-1 所示。导气管（管口 19 号标准口或经碱处理后洗净的橡皮塞与锥形瓶密合时不应漏气。管的另一端管径为1.0mm）、吸收管（10mL 刻度离心管）。

（2）试剂：硝酸、硫酸、盐酸、氧化镁、无砷锌粒、硝酸-高氯酸混合溶液（4+1）、硝酸镁溶液（150g/L）、碘化钾溶液（150g/L）、酸性氯化亚锡溶液、盐酸（1+1）、乙酸铅溶液（100g/L）、乙酸铅棉花、氢氧化钠溶液（200g/L）、硫酸（6+94）、二乙基二硫代氨基甲酸银-三乙醇胺-三氯甲烷溶液、砷标准溶液（0.10mg/mL）、砷标准使用液（1.0μg/mL）。

### 2. 样品消化

样品消化方式有湿法和干法两种。

（1）湿法

湿法包括硝酸-高氯酸-硫酸法和硝酸-硫酸法，下面介绍硝酸-高氯酸-硫酸法。

① 一般食品

不同种类的食品取样量不同，如果是含水分少的固体食品，如粮食、粉丝、豆干制品、糕点、茶叶等称取 5g（10g）；蔬菜、水果等称取 25g（50g）；酱、酱油、醋、冷饮、豆腐、腐乳、酱腌菜等称取 10g 或 20g 样品，定容后溶液每 10mL 相当于 2g 或 2mL 样品；含乙醇饮料或含二氧化碳饮料等吸取 10mL 或 20mL 样品（先用小火加热除去乙醇或二氧化碳），粉碎样品。置于 250～500mL 定氮瓶中，加少许水及数粒玻璃珠、10～15mL 硝酸-高氯酸混合液，放置片刻，以小火缓缓加热，待作用缓和后，放冷。然后沿瓶壁加入 5mL 或 10mL 硫酸，再加热至瓶中液体开始变成棕色时，不断沿瓶壁滴加硝酸-高氯酸混合液至有机质分解完全。接着加大火力，至产生白烟，待瓶口白烟冒净后，瓶内液体再产生白烟为消化完全，该溶液应澄明无色或微带黄色，然后放冷；加 20mL 水煮沸，除去残余的硝酸至产生白烟为止，如此处理两次，放冷。将冷却后的溶液移入 50mL 或 100mL 容量瓶中，用水洗涤定氮瓶，洗液并入容量瓶中，放冷，加水至刻度，混匀。定容后的溶液每 10mL 相当于 1g 样品，相当加入硫酸量 1mL。

取与消化样品相同量的硝酸-高氯酸混合液和硫酸，按相同方法做试剂空白试验。

② 含糖量高的食品

称取 5.00g 或 10.0g 样品，置于 250～500mL 定氮瓶中，先加入少许水使其湿润，然后加数粒玻璃珠、5～10mL 硝酸-高氯酸混合后，摇匀。缓缓加入 5mL 或 10mL 硫酸，待作用缓和、停止起泡沫后，使用小火缓缓加热（糖分易炭化），不断沿瓶壁补加硝酸-高氯酸混合液，待泡沫全部消失后，再加大火力，至有机质分解完全，冒白烟，溶液应澄明无色或微带黄色，放冷。加 20mL 水煮沸，除去残余的硝酸至产生白烟为止，如此处理两次，放冷。将冷却后的溶液移入 50mL 或 100mL 容量瓶中，用水洗涤定氮瓶，洗液并入容量瓶中，放冷，加水至刻度，混匀。定容后的溶液每 10mL 相当于 1g 样品，相当加入硫酸量 1mL。

③ 水产品

称取 5g 或 10g（海产藻类、贝类可适当减少取样量），取可食部分样品捣成匀浆置于 250～500mL 定氮瓶中，然后加入数粒玻璃珠，5～10mL 硝酸-高氯酸混合液，混匀后，然后沿瓶壁加入 5mL 或 10mL 硫酸，再加热至瓶中液体开始变成棕色时，不断沿瓶壁滴加硝酸-高氯酸混合液至有机质分解完全。接着加大火力，至产生白烟，待瓶口白烟冒净后，瓶内液体再产生白烟为消化完全，该溶液应澄明无色或微带黄色，然后放冷；加 20mL 水煮沸，除去残余的硝酸至产生白烟为止，如此处理两次，放冷。将冷却后的溶液移入 50mL 或 100mL 容量瓶中，用水洗涤定氮瓶，洗液并入容量瓶中，放冷，加水至刻度，混匀。定容后的溶液每 10mL 相当于 1g 样品，相当加入硫酸量 1mL。

（2）灰化法

① 粮食、茶叶及其他含水分少的食品

称取 5g 磨碎样品，置于坩埚中，加 1g 氧化镁及 10mL 硝酸镁溶液，混匀，浸泡 4 小时。在低温或置水浴锅上蒸干，用小火炭化至无烟后移入马弗炉中加热至 550℃，灼烧 3～4 小时，冷却后取出。加 5mL 水湿润后，用细玻棒搅拌，再用少量水洗下玻棒上附着的灰分至坩埚内。放水浴上蒸干后移入马弗炉 550℃温度下灰化 2 小时，冷却后取出。加 5mL 水湿润灰分，再慢慢加入 10mL 盐酸（1+1），然后将溶液移入 50mL 容量瓶中，将坩埚用盐酸（1+1）洗涤 3 次，每次 5mL，再用水洗涤 3 次，每次 5mL，洗液均并入容量瓶中，再加水至刻度，混匀。定容后的溶液每 10mL 相当于 1g 样品，其加入的盐酸量不少于（中和需要量除外）1.5mL。

全量供银盐法测定时，不必再加盐酸。

按同一操作方法做试剂空白试验。

② 植物油

称取 5g 样品，置于 50mL 瓷坩埚中，加 10g 硝酸镁，再在上面覆盖 2g 氧化镁，将坩埚置于小火上加热，在刚冒烟后立即将坩埚取下，以防内容物溢出，待烟变小后，再加热至炭化完全。将坩埚移至马弗炉中，在 550℃温度下灼烧至灰化完全，冷后取出。

加 5mL 水湿润灰分，再缓缓加入 15mL 盐酸（1＋1），然后将溶液移入 50mL 容量瓶中，坩埚用盐酸（1＋1）洗涤 5 次，每次 5mL，洗液均并入容量瓶中，加盐酸（1＋1）至刻度，混匀。定容后的溶液每 10mL 相当于 1g 样品，相当于加入盐酸量（中和需要量除外）1.5mL。按同一操作方法做试剂空白试验。

③ 水产品

取可食部分样品捣成匀浆，称取 5g 置于坩埚中，加 1g 氧化镁及 10mL 硝酸镁溶液，混匀，浸泡 4 小时。在低温或置水浴锅上蒸干，用小火炭化至无烟后移入马弗炉中加热至 550℃，灼烧 3～4 小时，冷却后取出。加 5mL 水湿润后，用细玻棒搅拌，再用少量水洗下玻棒上附着的灰分至坩埚内。放水浴上蒸干后移入马弗炉 550℃温度下灰化 2 小时，冷却后取出。加 5mL 水湿润灰分，再慢慢加入 10mL 盐酸（1＋1），然后将溶液移入 50mL 容量瓶中，将坩埚用盐酸（1＋1）洗涤 3 次，每次 5mL，再用水洗涤 3 次，每次 5mL，洗液均并入容量瓶中，再加水至刻度，混匀。定容后的溶液每 10mL 相当于 1g 样品，其加入的盐酸量不少于（中和需要量除外）1.5mL。全量供银盐法测定时，不必再加盐酸。

**3. 标准曲线的绘制**

吸取 0mL、2.0mL、4.0mL、6.0mL、8.0mL、10.0mL 砷标准使用液（相当 0μg、2.0μg、4.0μg、6.0μg、8.0μg、10.0μg），分别置于 150mL 锥形瓶中，加水至 40mL，再加 10mL 硫酸（1＋1）。

**4. 测定**

吸取一定量的消化后的定容溶液（相当于 5g 样品）及同量的试剂空白液，分别置于 150mL 锥形瓶中，补加硫酸至总量为 5mL，加水至 50～55mL。

① 湿法消化液

在样品消化液、试剂空白液及砷标准溶液中各加入 3mL 碘化钾溶液（150g/L）和 0.5mL 酸性氯化亚锡溶液，混匀，静置 15 分钟。在分别加入 3g 锌粒并立即塞上装有乙酸铅棉花的导气管，使管尖端插入盛有 4mL 银盐溶液的离心管中的液面下，在常温下反应 45 分钟后，取下离心管，加三氯甲烷补足 4mL。用 1cm 比色皿，以零管调节零点，在波长 520nm 处测吸光度，然后绘制标准曲线。

② 灰化法消化液

取灰化法消化液及试剂空白液分别置于 150mL 锥形瓶中。吸取 0mL、2.0mL、4.0mL、6.0mL、8.0mL、10.0mL 砷标准使用液（相当 0μg、2.0μg、4.0μg、6.0μg、8.0μg、10.0μg 砷），分别置于 150mL 锥形瓶中，加水至 43.5mL，再加 6.5mL 盐酸。在样品消化液、试剂空白液及砷标准溶液中各加入 3mL 碘化钾溶液（150g/L）和 0.5mL 酸性氯化亚锡溶液，混匀，静置 15 分钟。在分别加入 3g 锌粒并立即塞上装有乙酸铅棉花的导气管，使管尖端插入盛有 4mL 银盐溶液的离心管中的液面下，在常温下反应45分钟后，取下离心管，加三氯甲烷补足4mL。用1cm比色皿，以零管调节零点，在波长520nm处测吸光度，然后绘制标准曲线。

**5. 计算**

$$X = \frac{(m_1 - m_2) \times 1000}{m \times \dfrac{V_2}{V_1} \times 1000}$$

式中　$X$——样品中砷的含量，单位为 mg/kg 或 mg/L；

　　　$m_1$——测定用样品消化液中砷的质量，单位为 μg；

　　　$m_2$——试剂空白液中砷的质量，单位为 μg；

　　　$m$——样品质量（体积），单位为 g（mL）；

　　　$V_1$——样品消化液的总体积，单位为 mL；

　　　$V_2$——测定用样品消化液的体积，单位为 mL。

在对结果表述时，报告算术平均值的二位有效数字。

**6. 注意事项**

（1）$H_2S$ 对本法有干扰，遇溴化汞试纸亦会产生色斑。乙酸铅棉花应松紧合适，能顺利透过气体又能除尽 $H_2S$。

（2）锑、磷等都能使溴化汞试纸显色，鉴别方法是采用氨蒸熏黄色斑，如果是变黑再褪去为砷，不变时为磷，变黑时为锑。

（3）同一批测定用的溴化汞试纸的纸质必须一致，否则会因疏密不同而影响色斑深度。制作时应避免手接触到纸，晾干后贮于棕色试剂瓶内。

（4）$AS_2O_3$ 剧毒，$AsH_3$ 及 $HgBr_2$ 极毒，要在通风橱内进行，实验后妥善处理。

（5）在样品消化操作过程中应注意防止爆沸或爆炸。

（6）本法检出限：0.2mg/kg。

### 3.3.3　无机砷的测定

无机砷的化合物有三价和五价两种，都有毒性，三价砷的毒性更大。慢性砷中毒有消化系统、神经系统症状，有致癌作用，能引发皮肤癌。目前砷形态分析方法有液相色谱-双通道原子荧光检测联用法；液相色谱-电感耦合等离子质谱（ICP-MS）；液相色谱-电感耦合等离子体光谱法（ICP-AES）同时测定等。如表3-5所示为我国食品卫生标准中对各类食品中的无机砷的允许含量。

表3-5　我国食品卫生标准对各类食品中无机砷的允许量

| 食品种类 | 指标(mg/kg) | 食品种类 | 指标(mg/kg) |
|---|---|---|---|
| 面粉、豆类、鱼 | ≤0.1 | 贝类及虾蟹类（鲜重） | ≤0.5 |
| 蔬菜水果畜禽肉类鲜乳蛋类 | ≤0.05 | 食糖 | ≤0.5 |

无机砷的国标测定方法为 GB/T5009.11—2003，其中第1种方法为氢化物原子荧光法；第2种方法为银盐法。其检出限中以氢化物原子荧光法检测的固体试样为 0.04mg/kg；液体试样为 0.004mg/L。而银盐法的检测限为 0.1mg/kg。

**1. 氢化物原子荧光法**

食品中砷可能以不同的化学形式存在，包括无机砷和有机砷。在 6mol/L 盐酸水浴条件下，无机砷以氯化物形式被提取，实现无机砷和有机砷的分离。在 2mol/L 盐酸条件下测定总无机砷。

**2. 银盐法**

国家标准《食品中污染物限量》（GB2762—2005）对食品中无机砷的允许量限量指标规定为 0.05mg/kg,采用银盐法测定无机砷含量的分析方法可能存在灵敏度达不到要求的问题。由于样品处理采用盐酸提取，样品溶液中存在有机物，采用脱脂棉或纱布过滤难以去除。测定时加入盐酸和锌粒反应，在生成砷化氢和氢气的同时，溶液中有机物也会产生泡沫对测定产生干扰。

# 3.4 镉的测定

镉在自然界中常以化合物状态存在，一般含量很低，在正常环境下，不会影响人体健康。但是镉的生物半衰期长，排泄缓慢，少量的镉持续进入体内可因长期积累对组织器官造成损伤，在肾脏、肝脏、肺脏、骨骼、生殖系统、心血管系统、胃肠系统胰脏表现出明显病变，相对于人体的毒害而言，则仅次于汞居第二位。

当食品中镉的含量较高时，镉可通过食物进入人体，在体内形成镉硫蛋白，蓄积于肾、肝中，其潜伏期可长达 10～30 年。其中，肾脏可吸收进入体内近 1/3 的镉，是镉中毒的中心。其他脏器如脾、胰、甲状腺和毛发等也有一定量的蓄积。镉在体内可与含羟基、氨基、硫基的蛋白质分子结合，使许多酶系统受到抑制，从而影响肝、肾器官中酶系统的正常功能。由于镉损伤肾小管，还容易出现糖尿、蛋白尿和氨基酸尿等症状。特别是使骨骼的代谢受阻，造成骨质疏松、萎缩、变形等一系列症状。引起慢性中毒。故对食品中镉的浓度必须要有严格规定限量。

我国《食品卫生法》对食品中镉的含量有严格规定，具体如表 3-6 所示。

表 3-6  食品中镉的限量标准

| 品　　种 | 指标(Ge 计)/(mg/kg) | 品　　种 | 指标(Ge 计)/(mg/kg) |
|---|---|---|---|
| 大米 | ≤0.2 | 鱼、肉 | ≤0.1 |
| 面粉 | ≤0.1 | 蛋 | ≤0.05 |
| 杂粮 | ≤0.05 | 水果 | ≤0.03 |
| 蔬菜 | ≤0.05 | | |

中国食品卫生理化检验标准中规定了食品中镉的测定方法有原子吸收法和比色法。

## 3.4.1 石墨炉原子吸收光谱法

使用石墨炉原子吸收光谱法可以测定食品中的镉含量，其原理为：将样品经过灰化或酸消解后，注入原子吸收分光光度计石墨炉中，电热原子化后吸收 228.8nm 共振线，在一定浓度范围，其吸收值与镉含量成正比，然后与标准系列比较定量。

## 1. 仪器与试剂

（1）仪器

原子吸收分光光度计（附石墨炉及镉空心阴极灯）、马弗炉、恒温干燥箱、瓷坩埚、压力消解器、压力消解罐或压力溶弹、可调式电热板、可调式电炉。

（2）试剂

硝酸、硫酸、过氧化氢（30%）、高氯酸、硝酸（1+1）、硝酸（0.5mol/L）、盐酸（1+1）、磷酸铵溶液（20g/L）、硝酸-高氯酸（4+1）、镉标准储备液（1.0mg/mL）、镉标准使用液（100.0ng/mL）。

## 2. 样品处理

（1）粮食、豆类：去杂质后，磨碎，过 20 目筛，储于塑料瓶中，保存备用。

（2）蔬菜、水果、鱼类、肉类及蛋类等水分含量高的鲜样：用食品加工机或匀浆机打成匀浆，储于塑料瓶中，保存备用。

（3）样品消化：与铅的测定方法相同。

## 3. 样品测定

（1）仪器条件：根据各自仪器性能调至最佳状态。参考条件为波长 228.8nm，狭缝 0.5～1.0nm，灯电流 8～10mA，干燥温度 120℃，20 秒；灰化温度 350℃，15～20 秒，原子化温度 1700～2300℃，4～5 秒，背景校正为氘灯或塞曼效应。

（2）标准曲线绘制：吸取上面配制的镉标准使用液 0mL，1.0mL，2.0mL，3.0mL，5.0mL，7.0mL，10.0mL 于 100mL 容量瓶中稀释至刻度，相当于 0ng/mL，1.0ng/mL，2.0ng/mL，3.0ng/mL，5.0ng/mL，7.0ng/mL，10.0ng/mL，各吸取 10μL 注入石墨炉，测得其吸光值并求得吸光值与浓度关系的一元线性回归方程。

（3）样品测定：分别吸取样液和试剂空白液各 10μL 注入石墨炉，测得其吸光值，代入标准系列的一元线性回归方程中求得样液中镉含量。

（4）基体改进剂的使用：同食品中铅的测定方法。

## 4. 结果计算

$$X_1 = \frac{(A_1 - A_2) \times V \times 1000}{m_1 \times 1000}$$

式中　$X_1$——样品中镉含量，单位为 μg/kg（μg/L）；

　　　$A_1$——测定样品消化液中镉含量，单位为 ng/mL；

　　　$A_2$——空白液中镉含量，单位为 ng/mL；

　　　$V$——样品消化液总体积，单位为 mL；

　　　$m_1$——样品质量或体积，单位为 g 或 mL。

## 5. 注意事项

（1）分析过程中全部用水都使用去离子水，所使用的化学试剂均为优级纯以上。

（2）实验室常用玻璃仪器需用硝酸（1+5）浸泡过夜，用水反复冲洗，最后用去离子水冲洗干净。

（3）在采样和制备过程中，应注意不使样品污染。

## 3.4.2 火焰原子吸收光谱法

使用火焰原子吸收光谱法测定食品中的镉含量时，可以采用碘化钾-4-甲基戊酮-2 法和二硫腙-乙酸丁酯法。

### 1. 碘化钾-4-甲基戊酮-2 法

其原理为：样品经过处理后，在酸性溶液中镉离子与碘离子形成络合物，并经过 4-甲基戊酮-2 萃取分离，导入原子吸收仪中，原子化以后，吸取 228.8nm 共振线，其吸收量与镉含量成正比，最后与标准系列比较定量。

（1）仪器与试剂的准备

① 仪器：原子吸收分光光度计。

② 试剂：要求使用去离子水，优级纯或分析纯试剂。4-甲基戊酮-2（MIBK，又名甲基异丁酮）、磷酸（1+10）、盐酸（1+11）、盐酸（5+7）、混合酸、硫酸（1+1）、碘化钾溶液（250g/L）、镉标准溶液（1.0mg/mL）、镉标准使用液（0.20μg/mL）。

（2）样品处理

① 谷类：去除其中杂物及尘土，必要时除去外壳，磨碎，过 40 目筛，混匀。称取约 5.00～10.00g 置于 50mL 瓷坩埚中，经过小火炭化至无烟后移入马弗炉中，在 (500±25℃) 温度下灰化约 8 小时后，取出坩埚，在放冷后再加入少量混合酸，以小火加热，不使它干涸，必要时加少许混合酸，如此反复处理，直至残渣中无炭粒，待坩埚稍冷，加入 10mL 盐酸（1+11），溶解残渣并移入 50mL 容量瓶中，再用盐酸（1+11）反复洗涤坩埚，洗液并入容量瓶中，并稀释至刻度，混匀备用。

取与样品处理相同量的混合酸和盐酸（1+11）按同一操作方法做试剂空白试验。

② 蔬菜、瓜果及豆类：取可食部分洗净晾干，充分切碎或打碎混匀。称取 10.00～20.00g 置于瓷坩埚中，加 1mL 磷酸（1+10），小火炭化，以下按"①谷类"自"至无烟后移入马弗炉中"起的方法操作。

③ 禽、蛋、水产及乳制品：取可食部分充分混匀。称取 5.00～10.00g 置于瓷坩埚中，以小火炭化，以下按"①谷类"自"至无烟后移入马弗炉中"起的方法操作。

将乳类经过混匀后，量取 50mL，置于瓷坩埚中，加入 1mL 磷酸（1+10），在水浴上蒸干，再小火炭化，以下按"①谷类"自"至无烟后移入马弗炉中"起的方法操作。

（3）萃取分离

吸取 25mL 上述制备的样液及试剂空白液，分别置于 125mL 分液漏斗中，加入 10mL 硫酸（1+1），再加入 10mL 水，混匀。吸取 0mL，0.25mL，0.50mL，1.50mL，2.50mL，3.50mL，5.00mL 镉标准使用液（相当 0μg，0.05μg，0.1μg，0.3μg，0.5μg，0.7μg，1.0μg 镉），分别置于 125mL 分液漏斗中并加入盐酸（1+11）至 25mL，再加入 10mL 硫酸（1+1）及 10mL 水，混匀。在样品溶液、试剂空白液及镉标准溶液中各加入 10mL 碘化钾溶液（250g/L），混匀，静置 5 分钟，再分别加入 10mL MIBK，振摇 2 分钟，静置分层约 30 分钟，然后弃去下层水相，以少许脱脂棉塞入分液漏斗下颈部，将 MIBK 层经脱脂棉滤至 10mL 具塞试管中，备用。

（4）测定

将有机相导入火焰原子化器进行测定，测定参考条件如下：灯电流 6～7mA，波长 228.8nm，狭缝 0.15～0.2nm，空气流量 5L/μ，灯头高度 1mm，氘灯背景校正（也可根据仪器型号，调至最佳条件），以镉含量对应浓度吸光度，绘制标准曲线或计算直线回归方程，将样品吸收值与曲线比较或代入方程求出含量。

（5）计算

$$X = \frac{(A_1 - A_2) \times 1000}{m \times \frac{V_1}{V_2} \times 1000}$$

式中　$X$ ——样品中镉的含量，单位为 mg/kg 或 mg/L；

　　　$A_1$ ——测定用样品液中镉的质量，单位为 μg；

　　　$A_2$ ——试剂空白液中镉的质量，单位为 μg；

　　　$m$ ——样品质量（体积），单位为 g（mL）；

　　　$V_2$ ——样品处理液的总体积，单位为 mL；

　　　$V_1$ ——测定用样品处理液的体积，单位为 mL。

### 2. 二硫腙-乙酸丁酯法

其原理为：样品经过处理后，在 pH6 左右的溶液中，镉离子与二硫腙形成络合物，并经过乙酸丁酯萃取分离，导入原子吸收仪中，原子化以后，吸收 228.8nm 共振线，其吸收值与镉含量成正比，然后与标准系列比较定量。

（1）仪器与试剂的准备

① 仪器：原子吸收分光光度计。

② 试剂：氨水、硝酸-高氯酸（4+1）、柠檬酸钠缓冲液（2mol/L）、二硫腙-乙酸丁酯溶液（1g/L）、镉标准使用溶液（0.20μg/mL）。

（2）样品处理

① 谷类：去除其中杂物及尘土，必要时除去外壳。

② 蔬菜、瓜果及豆类：取可食部分洗净晾干，切碎充分混匀。

③ 肉类食品：取可食部分，切碎充分混匀。

④ 样品消化：称取 5.00g 上述样品，置于 250mL 高型烧杯中，加入 15mL 混合酸，盖上表面皿，放置过夜，再在电热板或砂浴上加热。在消化过程中，应注意勿使干涸，必要时可以加入少量硝酸，直至溶液澄明无色或微带黄色。在冷却后加 25mL 水煮沸，除去残余的硝酸至产生大量白烟为止，如此处理两次，放冷。以 25mL 水分数次将烧杯内容物洗入 125mL 分液漏斗中。

取与处理样品相同量的混合酸、硝酸按同一操作方法做试剂空白试验。

（3）萃取分离

吸取 0mL、0.25mL、0.50mL、1.50mL、2.50mL、3.50mL、5.0mL 镉标准使用液（相当 0μg、0.05μg、0.1μg、0.3μg、0.5μg、0.7μg、1.0μg 镉）。分别置于 125mL 分液漏斗中，各加入盐酸（1+11）至 25mL。

在样品处理溶液、试剂空白液及镉标准溶液各分液漏斗中分别加入 5mL 柠檬酸钠缓冲液（2mol/L），以氨水调节 pH 值至 5～6.4，然后分别加水至 50mL，混匀。再分别加入 5.0mL 二硫棕乙酸丁酯溶液（1g/L），以氨水调节 pH 值至 5～6.4，然后分别加水至 50mL，混匀。再分别加入 5.0mL 二硫腙-乙酸丁酯溶液（1g/L），振摇 2 分钟，静置分层，弃去下层水相，将有机层放入具塞试管中，备用。

（4）测定

同石墨炉原子吸收光谱法。

（5）计算

$$X_3 = \frac{(m_5 - m_6) \times 1000}{m_7 \times 1000}$$

式中　$X_3$——样品中镉的含量，单位为 mg/kg；

$m_5$——测定用样品液中镉的质量，单位为 μg；

$m_6$——试剂空白液镉的质量，单位为 μg；

$m_7$——样品质量，单位为 g。

### 3.4.3　原子荧光法测定食品中镉的含量

使用原子荧光法可以测定食品中镉的含量。其原理为：食品样品经过湿消解活干灰化后，加入硼氢化钾，试样中的镉与硼氢化钾反应生成镉的挥发性物质。由氩气带入石英原子化器中，在镉空心阴极灯的发射光激发下产生原子荧光，其荧光强度在一定条件下与被测定液中的镉浓度成正比，最后与标准系列比较定量。

**1. 仪器与试剂的准备**

（1）仪器

实验室常用玻璃仪器〔需以硝酸（1+9）浸泡 24 小时以上，用水反复冲洗，最后用去离子水冲洗干净〕、双道原子荧光光谱仪、镉空心阴极灯、可编程断续流动进样装置或原子荧光同类仪器、控温消化器。

（2）试剂

硫酸、硝酸、高氯酸、过氧化氢（30%）、二硫腙-四氯化碳溶液（0.5g/L）、硫酸溶液（0.20mol/L）、硫脲溶液（50g/L）、含钴溶液（1mg/mL）、氢氧化钾溶液（5g/L）、硼氢化钾溶液（30g/L）、镉标准储备液（1.00mg/mL）、镉标准使用液（50ng/mL）。

**2. 样品消化**

称取经过粉（捣）碎（过 40 目筛）的试样 0.50～5.00g，置于消解器中，加入 5mL 硝酸+高氯酸（4+1）、1mL 过氧化氢，放置过夜。次日加热消解，至消化液均呈淡黄色或无色，赶净硝酸，用硫酸（0.20mol/L）约 25mL 将试样消解液转移至 50mL 容量瓶中，精确加入 5.0 mL 二硫腙-四氯化碳（0.5g/L），剧烈震荡 2 分钟，加入 10mL 硫脲（50/L）及 1 mL 含钴溶液，用硫酸（0.20mol/L）定容至 50mL，混匀待测，同时做试剂空白试验。

**3. 测定**

（1）标准系列的配制：分别吸取 50ng/mL 镉标准使用液 0.45mL、0.90mL、1.80mL、3.60mL、5.40mL 置于 50mL 容量瓶中，各加入硫酸（0.20mol/L）约 25mL，精确加入 5.0mL 二硫腙-四氯化碳溶液（0.5g/L），剧烈震荡 2 分钟，加入 10mL 硫脲（50g/L）及 1mL 含钴溶液，用硫酸（0.20mol/L）定容至 50mL（各相当于镉浓度 0.50ng/mL、1.00ng/mL、2.00ng/mL、

4.00ng/mL、6.00ng/mL），同时做标准空白，标准空白液用量视试样分数多少而增加，但至少要配 200mL。

（2）根据各自仪器型号性能、参考仪器工作条件，将仪器调至最佳测定状态，在试样参数画面输入以下参数：试样质量、稀释体积，并选择结果的浓度单位。逐步将炉温升到所需温度，稳定后测量。

连续用标准空白进样，待读数稳定后，转入标准系列测量。在转入试样测定前，再进入空白值测量状态。然后用试剂空白液进样，使仪器取均值作为扣底的空白值。随后依次测定试样。测定完毕后，选择"打印"报告即可将测定结果自动打印。

### 4. 计算

$$X = \frac{(A_1 - A_2) \times V \times 1000}{m \times 1000 \times 1000}$$

式中　$X$——样品中镉的含量，单位为 mg/kg 或 mg/L；

　　$A_1$——试样消化液中镉的质量，单位为 ng/mL；

　　$A_2$——试剂空白液镉的质量，单位为 ng/mL；

　　$V$——试样消化液总体积，单位为 mL；

　　$m$——样品质量，单位为 g 或 mL。

## 3.5　知识拓展

在 2012 年新版国标《食品中污染物限量》中取消了对硒、铝及氟的限量标准。

### 1. 硒

硒是人体必需微量元素，但过量的硒摄入也会对人体产生不良健康效应。除极个别地区外，我国大部分地区是硒缺乏地区。在《食品中污染物限量》（GB2762—2005）中将硒作为污染物进行限量规定，同时为确保缺硒人群硒元素摄入，《食品营养强化剂使用标准》（GB14880）也规定在特定食品种类中，可以按照规定强化量对食品进行强化。随着对硒的科学认识不断深入，CAC 和多数国家、地区将硒从食品污染物中删除。在我国，经过实验室检测、全国营养调查和总膳食研究数据显示，各类地区居民硒摄入量较低，自上世纪 60 年代以来，我国极个别发生硒中毒地区采取相关措施有效降低了硒摄入，地方性硒中毒得到了很好控制，多年来未发现硒中毒现象。以上情况表明，硒限量标准在控制硒中毒方面的作用已经有限。2011 年卫生部取消《食品中污染物限量》（GB2762—2005）中的硒指标（2011 年第 3 号公告），不再将硒作为食品污染物控制。

### 2. 铝

在《食品中污染物限量》（GB2762—2005）中规定了面制食品中铝残留限量。经过调查研究发现，面制品中铝的主要来源是加工过程中使用了含铝食品添加剂（如明矾），《食品添加剂使用标准》（GB2760—2011）已明确规定了面制品中含铝食品添加剂的使用范围、用量和残留量，因此新的 GB2762 不再重复设置铝限量规定。食品中使用含铝添加剂应严格按照 GB2760 执行。

### 3. 氟

氟是人体必需微量元素，但过量摄入也会对人体产生不良健康效应。在《食品中污染物限量》（GB2762—2005）中规定了粮食、豆类、蔬菜、水果、肉类、鱼类和蛋类食品中氟残留限量。随着对氟研究的不断深入，国际上普遍不再将氟作为食品污染物管理，新的 GB2762 取消了氟限量规定。如果对个别食品需要制定氟限量时，可以在风险评估基础上，经研究论证后在相应的产品标准中予以管理。

## 3.6  习题

1. 说明采样应注意的事项。
2. 铅的主要来源及毒性是什么？
3. 铅对儿童的危害比成人的危害高还是低？请解释原因。
4. 简述基体改进剂的用途。
5. 简述汞的危害及汞的检测方法。
6. 简述冷原子吸收光谱法的特点和测定汞的原理。
7. 请解释为什么海洋生物的含砷量相比陆地生物的含砷量更高，而人摄入海洋生物的中毒剂量却没有陆地生物高？
8. 国标法测定食品中的含砷量共有几种方法？
9. 原子吸收法测定砷时，为什么需要做试剂空白？
10. 简述镉的危害。
11. 简述测定镉的方法原理及操作要点。

第 **4** 章
# 食品中微生物及微生物毒素的检测

## 【知识目标】

☑ 学会食品微生物检测过程中常用的各种仪器设备的结构、原理、功能、使用、维护及保养方法。

☑ 了解样品送检的基本程序、送检样品的数量及注意事项。

☑ 学习食品细菌总数测定的方法。

☑ 学习样品中沙门氏菌、志贺氏菌、大肠埃希菌检测的方法。

☑ 学会常见产毒霉菌、葡萄球菌肠毒素的鉴定方法。

## 【技能目标】

☑ 掌握无菌操作细菌和革兰氏染色技术。

☑ 掌握各类食品的采样方法及样品标记、贮存和运输方法等。

☑ 掌握食品中细菌总数测定的技术。

☑ 掌握常见产毒霉菌的形态及鉴定方法，学会各种培养基及试剂的配制方法。

☑ 掌握葡萄球菌肠毒素的鉴定方法，学会酶联免疫吸附试剂盒的使用方法。

# 4.1 食品微生物实验室的管理

## 4.1.1 微生物检验室的基本条件

### 1. 环境

（1）实验室环境不应影响检验结果的准确性。

（2）实验室的工作区域应与办公区域明显分开。

（3）实验室工作面积和总体布局应能满足从事检验工作的需要，实验室布局应采用单方向工作流程，避免交叉污染。

（4）实验室内环境的温度、湿度、照度、噪声和洁净度应符合工作要求。

（5）一般样品检验应在洁净区域（包括超净工作台或洁净实验室）进行，洁净区域应有明显的标示。

（6）病原微生物分离鉴定工作应在二级生物安全实验室进行。

**2. 人员**

（1）检验人员应具有相应的教育、微生物专业培训经历，具备相应的资质，能够理解并正确实施检验。

（2）检验人员应掌握实验室生物检验安全操作知识和消毒知识。

（3）检验人员应在检验过程中保持个人整洁与卫生，防止人为污染样品。

（4）检验人员应在检验过程中遵守相关预防措施的规定，保证自身安全。

（5）有颜色视觉障碍的人员不能执行涉及辨色的实验。

**3. 设备**

（1）实验设备应满足检验工作的需要。

（2）实验设备应放置于适宜的环境条件下，便于维护、清洁、消毒与校准，并保持整洁与良好的工作状态。

（3）实验设备应定期进行检查、检定（加贴标识）、维护和保养，以确保工作性能和操作安全。

（4）实验设备应有日常性监控记录和使用记录。

**4. 检验用品**

（1）常规检验用品主要有接种环（针）、酒精灯、镊子、剪刀、药匙、消毒棉球、硅胶（棉）塞、微量移液器、吸管、试管、平皿、微孔板、广口瓶、灵通、玻棒及 L 形玻棒等。

（2）检验用品在使用前应保持清洁和/或无菌。常用的灭菌方法包括湿热法、干热法、化学法等。

（3）需要灭菌的检验用品应放置在特定容器内或用合格的材料，如专用包装纸、铝箔纸等，包裹或加塞，应保证灭菌效果。

（4）可选择适用于微生物检验的一次性用品来代替反复使用的物品与材料，如培养皿、吸管、吸头、试管、接种环等。

（5）检验用品的储存环境应保持干燥和清洁，已灭菌和未灭菌的用品应分开存放并明确标识。

（6）灭菌检验用品应记录灭菌/消毒的温度与持续时间。

**5. 培养基和试剂**

（1）培养基的制备和质量控制按照 GB/T4789.28 的规定执行。

（2）检验试剂的质量及配制应适用于相关检验。对检验结果有重要影响的关键试剂应进行适用性试验。

**6. 注意事项**

（1）实验室位置的选择一定要适宜。

（2）实验室具备一定的菌种保藏条件。

## 4.1.2　无菌操作技术

食品检测的许多试验要求在无菌条件下进行，主要原因是防止试验操作中人为污染样品，以及保证工作人员安全，防止检出的致病菌由于操作不当造成个人污染。

## 1. 无菌操作要求

（1）接种细菌时必须穿工作服、戴工作帽。

（2）进行接种食品样品时，必须穿专用的工作服、帽及拖鞋，应放在无菌室缓冲间，工作前经紫外线消毒后使用。

（3）接种食品样品时，应在进无菌室前用肥皂洗手，然后用 75%酒精棉球将手擦干净。

（4）进行接种所用的吸管，平皿及培养基等必须经消毒灭菌，打开包装未使用完的器皿，不能放置后再使用，金属用具应高压灭菌或用 95%酒精点燃烧灼三次后使用。

（5）从包装中取出吸管时，吸管尖部不能触及外露部位，使用吸管接种于试管或平皿时，吸管尖不得触及试管或平皿边。

（6）接种样品、转种细菌必须在酒精灯前操作，接种细菌或样品时，吸管从包装中取出后及打开试管塞都要通过火焰消毒。

（7）接种环和针在接种细菌前应经火焰烧灼全部金属丝，必要时还要烧到环和针与杆的连接处，接种结核菌和烈性菌的接种环应在沸水中煮沸 5 分钟，再经火焰烧灼。

（8）吸管吸取菌液或样品时，应用相应的橡皮头吸取，不得直接用口吸。

## 2. 无菌间使用要求

（1）无菌间通向外面的窗户应为双层玻璃，并要密封，不得随意打开，并设有与无菌间大小相应的缓冲间及推拉门，另设有 $0.5 \sim 0.7 m^2$ 的小窗，以备进入无菌间后传递物品。

（2）无菌间内应保持清洁，工作后用 2%～3%煤酚皂溶液消毒，擦拭工作台面，不得存放与实验无关的物品。

（3）无菌间使用前后应将门关紧，打开紫外灯，如采用室内悬吊紫外灯消毒时，需 30W 紫外灯，距离在 1.0m 处，照射时间不少于 30 分钟，使用紫外灯，应注意不得直接在紫外线下操作，以免引起损伤，灯管每隔两周需用酒精棉球轻轻擦拭，除去上面灰尘和油垢，以减少紫外线穿透的影响。

（4）处理和接种食品标本时，进入无菌间操作，不得随意出入，如需要传递物品，可通过小窗传递。

（5）在无菌间内如需要安装空调时，则应有过滤装置。

## 3. 有毒有菌污物处理要求

微生物实验所用实验器材、培养物等未经消毒处理，一律不得带出实验室。

（1）经培养的污染材料及废弃物应放在严密的容器或铁丝筐内，并集中存放在指定地点，待统一进行高压灭菌。

（2）经微生物污染的培养物，必须经 121℃温度下 30 分钟高压灭菌。

（3）染菌后的吸管，使用后放入 5%煤酚皂溶液或石炭酸液中，最少浸泡 24 小时（消毒液体不得低于浸泡的高度）再经 121℃温度下 30 分钟高压灭菌。

（4）涂片染色冲洗片的液体，一般可直接冲入下水道，烈性菌的冲洗液必须冲在烧杯中，经高压灭菌后方可倒入下水道，染色的玻片放入 5%煤酚皂溶液中浸泡 24 小时后，煮沸洗涤。做凝集试验用的玻片或平皿，必须高压灭菌后洗涤。

（5）打碎的培养物，立即用 5%煤酚皂溶液或石炭酸液喷酒和浸泡被污染部位，浸泡半小时后再擦拭干净。

污染的工作服或进行烈性试验所穿的工作服、帽、口罩等，应放入专用消毒袋内，经高压灭菌后方能洗涤。

**4. 注意事项**

（1）微生物实验所用实验器材、培养物等未经消毒处理，一律不得带出实验室。

（2）注意不同的灭菌方法均有其适用范围，操作时注意选择。

## 4.1.3 革兰氏染色技术

**1. 原理**

革兰氏染色技术由丹麦医生革兰（Christian gram）于1884年首创，是微生物学中一种重要的常用染色方法。采用革兰氏染色技术可以对细菌进行分类，它几乎可以将所有细菌分成两大类：革兰氏阳性细菌（G$^+$）和革兰氏阴性细菌（G$^-$）。它的主要过程为：先用草酸铵结晶紫液初染，再加碘液媒染，使细菌着色，然后用95%乙醇脱色，最后用蕃红（或沙黄）等红色染料复染。如果用乙醇脱色后，仍保持其初染的紫色，称为革兰氏阳性细菌；如果用乙醇处理后脱去原来的颜色，而染上蕃红的红色，则为革兰氏阴性细菌。

一般认为细菌的革兰氏染色反应与细菌细胞壁的化学组成和结构等有关。革兰氏阳性细菌细胞壁较厚，尤其是肽聚糖含量较高，网格结构紧密，含脂量又低，当它被脱色剂95%乙醇脱色时，引起了细胞壁肽聚糖层网状结构的孔径缩小，通透性降低，从而使媒染后形成的不溶性结晶紫-碘复合物不易逸出，菌体呈初染后的深紫色；而革兰氏阴性细菌的细胞壁肽聚糖层较薄，且壁上的孔隙较大，含有较多易被乙醇溶解的类脂质，当用乙醇处理后，类脂物质溶解，细胞壁孔径增大，增加了细胞壁的通透性，初染的结晶紫-碘复合物易于渗出，用酒精脱色时细菌被脱色，在用蕃红复染后呈复染液的红色。革兰氏染色的程序和结果见表4-1。

表4-1 革兰氏染色的程序和结果

| 步 骤 | 方 法 | 结 果 | |
|---|---|---|---|
| | | 阳性(G$^+$) | 阴性(G$^-$) |
| 初染 | 结晶紫1分钟 | 紫色 | 紫色 |
| 媒染剂 | 碘液1分钟 | 仍为紫色 | 仍为紫色 |
| 脱色 | 95%乙醇30秒 | 保持紫色 | 脱去紫色 |
| 复染 | 蕃红（或沙黄）1～3分钟 | 仍显紫色 | 红色 |

**2. 试剂及器材**

（1）菌种：培养12～16小时的苏云金芽孢杆菌或枯草杆菌，培养24小时的大肠杆菌。

（2）染色液和试剂：草酸铵结晶紫染液、陆哥氏碘液、95%乙醇、番红（或沙黄）染色液。

（3）仪器或其他用具：显微镜、酒精灯、擦镜纸、二甲苯、香柏油、载玻片、接种环、吸水纸、蒸馏水（或生理盐水）。

**3. 方法**

革兰氏染色过程如图4-1所示，其染色步骤见表4-2所示。

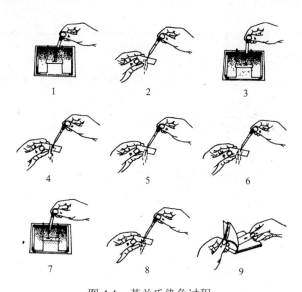

图 4-1　革兰氏染色过程

1—初染色；2—水洗；3—媒染；4—水洗；5—脱色；
6—水洗；7—复染色；8—水洗；9—吸干

表 4-2　革兰氏染色步骤

| 操作步骤 | | 操作要点 | 评价标准 |
|---|---|---|---|
| 涂片 | 载玻片滴水 | 取一个洁净载玻片，在中央滴一小滴无菌生理盐水，放在操作台上备用 | 载片拿法正确 滴水适量 |
| | 点酒精灯 | | 操作正确 |
| | 拿试管 | 左手拿菌种试管，右手松棉塞，置于酒精灯无菌区 | 拿法正确 |
| | 拿接种环 | 右手拿接种环，将接种环垂直地放在火焰上灼烧至端部发红，其他可能进入试管的部分亦应通过火焰灼烧，以彻底灭菌，反复 3 次 | 拿法正确 烧环彻底 |
| | 拔棉塞 | 用右手的小指、无名指在酒精灯无菌区内拔出试管棉塞，左手管口过火 | 无菌区内 |
| | 取菌 | 右手接种针深入试管，在菌苔上轻轻刮一下，取出，置于酒精灯无菌区 | 取菌适量 不划破培养基 不污染试管 |
| | 放试管 | 试管口、棉塞过火，塞棉塞，试管放到试管架上 | 操作正确 无菌区内 |
| | 涂布 | 左手取载玻片，把菌在生理盐水中涂布均匀 | 涂布均匀 |
| | 烧环 | 将接种环垂直地放在火焰上灼烧至发红，以彻底灭菌，反复 3 次 | 烧环彻底 |
| 干燥固定 | | 自然干燥固定 火焰干燥固定：载玻片边缘快速过火，加热载玻片进行干燥（玻片背面不烫手为宜） | 固定方法正确 温度适宜 |
| 初染色 | | 将涂片放在废液缸上的搁架上，向载片上含菌部位加适量草酸铵结晶紫染液，染色 1～2 分钟 | 染料正确 染料适量 |
| 水洗、吸干 | | 与单染色相同 | |

| 操作步骤 | 操作要点 | 评价标准 |
|---|---|---|
| 媒染 | 向载片上含菌部位加适量加陆哥氏碘液,媒染 1 分钟 | 染料正确<br>染料适量 |
| 水洗吸干 | 同上 | 同上 |
| 脱色（关键步骤） | 倾去染料,斜拿载玻片,在白色背景下,用 95%的乙醇,滴于涂片上方,让乙醇靠重力流过含菌部位,直到流出的乙醇无颜色为止 | 匀、快、准 |
| 水洗吸干 | 立即用水清洗 | 同上 |
| 复染 | 蕃红（或沙黄）染色 1～3 分钟 | 要求同初染 |
| 水洗吸干 | 同上 | 同上 |
| 观察 | 低倍找到物象<br>高倍镜观察<br>油镜镜观察 | 结果正确 |
| | 依此法对两种菌分别进行染色观察 | |
| 实验完毕后的处理 | 镜头擦拭<br>显微镜归位<br>实验台面整理 | |

**4. 注意事项**

（1）染色过程中不可使染色液干涸。

（2）选用幼龄的细菌。如果菌龄太长,常使革兰氏阳性细菌转呈阴性反应。

## 4.1.4 常用仪器设备

**1. 干燥箱的结构和使用**

干燥箱用于干燥物品或干热灭菌,其恒温调节范围有 50～200℃、50～250℃和 50～300℃等。因其一般采用电加热,故又称为电热恒温干燥箱。干燥箱可以分为普通式和鼓风式两种,鼓风式干燥箱在箱内嵌有一个电风扇,用以加快热空气的对流,使箱内温度均匀,同时使箱内物品蒸发的水蒸气加速散逸到箱外的空气中,以提高干燥效率。

（1）干燥箱的结构

干燥箱又叫烤箱或烘箱,主要由箱体、电热器和温度控制系统三部分组成。

① 箱体:主要包括箱壳、恒温室、箱门、进气孔、排气孔,侧室等。

② 电热器:通常由 4 根电热丝并联组成。电热丝均匀的盘绕在由耐火材料烧成的绝缘板上,一般分成两组,受转换开关控制,其总功率为 2～4kW。功率愈大,箱体也愈大。

③ 温度控制系统:早期干燥箱上使用的温度控制系统通常有差动棒式和水银温度计式两种。如今生产的干燥箱上使用的温度控制系统主要由温度传感器、温度控制电路、继电器、温度设置及温度显示部分组成。

（2）干燥箱的使用方法和注意事项

干燥箱的使用操作方法如下。

① 操作人员需仔细阅读使用说明,了解、熟悉培养箱功能后才能接通电源。

② 接通电源，按下电源开关，此时电源指示灯亮。

③ 把温度控制仪调到用户所需的设定温度值（此值需高于室温 50℃）。

④ 当培养箱显示温度达到设定温度时，加热中断、加热指示灯熄灭，在标准环境温度下通电 90 分钟后，温度可保持稳定，如箱内即时温度超过设定上限报警温度（出厂设置为 5℃）控温仪温度跟踪报警指示灯亮，同时自动切断加热器电源。

⑤ 如打开玻璃门取样品时，加热器、循环风机会停止工作，当关上玻璃门后，加热器和风机才能正常运转，这样可避免培养物的污染及温度的过冲现象。

干燥箱的注意事项和保养维修如下。

① 箱内的物品不宜放置过挤，以便于热空气对流，无论放入或取出物品应随手关门，以免温度波动。

② 仪器不宜在高压、大电流、强磁场条件下使用，以免干扰温控仪及发生触电危险。

③ 电镀零件和表面饰漆，应经常保持清洁，如长期不用，应在电镀件上涂中性油脂或凡士林，以防腐蚀，培养箱外面套好塑料薄膜防尘罩将培养箱放在干燥室内，以免控温仪受潮损坏。

④ 设备一般在出厂前已经过严格调试，控温仪菜单设定数据，请勿随意修改。

⑤ 培养箱外壳必须有效接地，以保证使用安全。

⑥ 请勿放置易燃易爆物品进行加温，严防发生危险。

⑦ 请勿放置高酸高碱物品，防止箱体腐损。

**2. 培养箱的结构和使用**

培养箱用于培养微生物，其恒温调节范围是自高于室温起至 60℃。主要有直热式和隔水式两种。直热式用电热丝直接加热。隔水式培养箱的恒温室被水箱包围，遇热后加热的是水，利用热水的温度使箱内恒温，故为间接加热。这种培养箱温度的上升和下降较为缓慢，更适用于细菌培养。

（1）培养箱的结构

培养箱的结构与干燥箱基本相同，从外形上看很难区别，仅有以下几点不同：

① 隔水式培养箱的内夹层用铜皮制作，用于贮水，形成一个包围恒温室的水箱。这种结构的优点是：温度的上升和下降都比较缓慢，箱内温度均匀。缺点是：水箱的锡焊处有可能漏水，不便于修理。

② 培养箱使用的电热器包括直热式和隔水式两种。直热式培养箱的电热器由多根电热丝串联而成。总功率较小（300~800W），加热时电热丝本身温度并不高（约 800℃左右）。隔水式培养箱的电热器多采用浸入式电热管。这种电热管通电前必须用水将它浸没，否则将会烧坏。

③ 为了防止隔水式电热管烧坏，有的培养箱还设有低水位报警保护装置。当箱内的水降至规定水位时，将在发出声光报警的同时，还能自动切断电热器的电源。

（2）培养箱的使用方法和注意事项与干燥箱相同。

**3. 高压灭菌器的结构和使用**

高压蒸汽灭菌器一般用于培养基、多种器材及物料的灭菌。一般实验室使用的高压蒸汽灭菌锅，是由铁、不锈钢等金属制成的圆柱形或长方形容器，有手提式、立式、卧式等各种类型

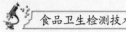 

（如图 4-2 所示），其基本使用方法大致相同。

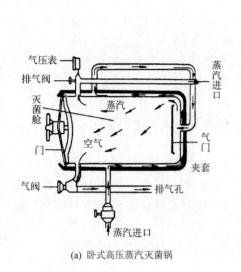

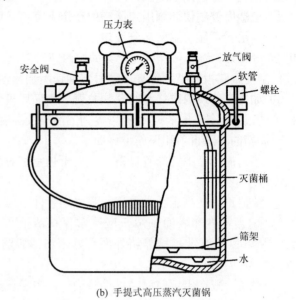

| (a) 卧式高压蒸汽灭菌锅 | (b) 手提式高压蒸汽灭菌锅 |
| --- | --- |

图 4-2

（1）高压灭菌器的结构

高压蒸汽灭菌器的热源可以用蒸汽、煤气或电源。灭菌锅上装有表示锅内温度和压力的温度计、压力表。此外还有排汽口、安全活塞，如果压力超过一定限度，活塞的阀门便自动打开，放出过多的蒸汽。高压蒸汽灭菌锅的构造虽有各种形式及规格，但基本结构大同小异，大致划分如下：

① 热源：热源可以选用蒸汽装置、煤气装置、电热装置。

② 安全阀：安全阀又称保险阀。它是利用可调弹簧控制活塞，超过定额压力即自行放弃减压，以保证在灭菌工作中的安全。

③ 排气阀：排气阀用于排除空气，灭菌完后使用排气阀可使灭菌物品干燥更彻底。

（2）使用原理

高压蒸汽灭菌是将待灭菌的物品放在一个密闭的加压灭菌锅内，通过加热使灭菌锅隔套间的水沸腾而产生蒸汽。待水蒸气急剧地将锅内的冷空气从排气阀中驱尽后，关闭排气阀继续加热，此时由于蒸汽不能溢出，增加了灭菌器内的压力，从而使沸点增高，得到高于 100℃的温度，导致菌体蛋白质凝固变性而达到灭菌的目的。

（3）手提式灭菌锅使用方法

① 打开锅盖，向锅内加入适量的水。

② 将待灭菌的物品放入灭菌锅的内锅内。但不要放得太密，否则影响蒸汽流通。

③ 盖好锅盖，采用对角形式均匀拧紧盖上的螺旋，勿使漏气。然后打开放气阀，开始加热。

④ 在锅内产生蒸汽后，放气阀即有热气排出，待空气排尽，再关闭放气阀，如果冷空气未排尽，压力虽然升高而温度也达不到要求。

⑤ 待压力上升到 0.1Mpa 温度达到 121℃时，控制热源，保持恒温 30 分钟。此时必须注意勿使压力继续上升或降低。

⑥ 停止加热，待压力徐徐下降至零时，打开放气阀，排出残留蒸汽，打开锅盖，取出灭菌物品。在压力未降到要求时，切勿打开放气阀，否则锅内突然减压，培养基和其他液体会从

容器内喷出或沾湿棉塞，使用时容易污染杂菌。

⑦ 将锅内剩余的水倒出，使锅内保持干燥，并做好各项安全检查后才能离去。

（4）注意事项

① 要根据不同的培养基，选择不同的灭菌方法，尽量达到最佳的要求（即灭菌最彻底而营养破坏最少，灭菌方法又最简单方便的要求）。

② 加压之前，冷空气一定要完全排尽，以提高灭菌效果。

③ 要注意恒温灭菌。

④ 等自然减压至"0"以后，才能打开灭菌锅盖。

### 4. 超净工作台的结构和使用

超净工作台是为了适应现代化工业、光电产业、生物制药以及科研实验等领域对局部工作区域洁净度的需求而设计的。其工作原理为：通过风机将空气吸入预过滤器，经由静压箱进入高效过滤器过滤，将过滤后的空气以垂直或水平气流的状态送出，使操作区域达到百级洁净度，保证生产对环境洁净度的要求。超净工作台根据气流的方向分为垂直流超净工作台和水平流超净工作台，根据操作结构分为单边操作及双边操作两种形式，按其用途又可分为普通超净工作台和生物（医药）超净工作台。

（1）超净工作台的结构

超净工作台由箱体、底架、风机、灯、工作台面、高效过滤器、初效过滤器、LED 控制面板、万向轮、导风板等部件构成。

（2）使用方法及注意事项

① 使用工作台时应提前 50 分钟开机，同时开启紫外杀菌灯处理操作区内表面积累的微生物，30 分钟后关闭杀菌灯（此时日光灯即开启），启动风机。

② 对新安装的或长期未使用的工作台，使用前必须对工作台和周围环境先用超净真空吸尘器或用不产生纤维的工具进行清洁工作，再采用药物灭菌法或紫外灯灭菌法进行灭菌处理。

③ 操作区内不允许存放不必要的物品，保持工作区内的洁净气流流型不受干扰。

④ 操作区内尽量避免作用明显扰乱气流流型的动作。

⑤ 操作区内的使用温度不可以超过 60℃。

（3）维护方法

① 根据环境的洁净程度，可定期（一般 2～3 个月）将粗滤布（涤纶无纺布）拆下清洗或给予更换。

② 定期（一般为一周）对环境周围进行灭菌工作，同时经常用纱布蘸酒精或丙酮等有机溶剂将紫外线杀菌灯表面擦干净，保持表面清洁，否则会影响杀菌效果。

③ 当加大风机电压已不能使风速达到 0.32m/s 时必须更换高效空气过滤器。

④ 在更换过滤器时，可以打开顶盖，更换时应注意过滤器上的剪头标示，箭头指向即为层流气流向。

⑤ 在更换高效过滤器后，应使用 Y09-4 型尘埃粒子计数器检查四周边框密封是否良好，调节风机电压，使操作区平均风速保持在 0.32～0.48m/s 范围内，再使用 Y09-4 型尘埃粒子计数器检查洁净度。

（4）注意事项

① 使用工作台时应提前 50 分钟开机，同时开启紫外杀菌灯处理操作区内表面积累的微生物。

② 操作区内不允许存放不必要的物品。

③ 定期进行检查、灭菌。

# 4.2 检测样品的制备

## 4.2.1 不同样品的处理与制备方法

### 1. 固体样品

用灭菌刀、剪、镊子，取不同部位 25g，剪碎，放入灭菌均质器内或乳钵内，加定量灭菌生理盐水，研碎混匀，制成 1：10 混悬液。

不同食品的混悬液制法也不同：一般食品取 25g，加 225g 灭菌生理盐水使其溶解即可；含盐量较高的食品直接溶解在灭菌蒸馏水中；在室温下较难溶解的食品，如奶粉、奶油、奶酪、糖果等样品，应先将盐水加热到 45℃后放入样品（不能高于 45℃），促使其溶解；蛋制品可在稀释液瓶中加入少许玻璃珠，振荡使其溶解；生肉及内脏类食品应先将样品放入沸水内煮 3～5 秒或灼烧表面进行表面灭菌，再用灭菌剪刀剪掉表层，取深度样品 25g，剪碎或研碎制成混悬液。

### 2. 液体样品

（1）原包装样品将液体混匀后，用点燃的酒精棉球对瓶口进行消毒灭菌，然后用石炭酸或来苏儿（煤酚皂液）等浸泡过的纱布盖好瓶口，再用消毒开瓶器开启后直接吸取进行检验。

（2）含 $CO_2$ 的液体样品（如汽水、啤酒等）可用上述无菌方法开启瓶盖后，将样品倒入无菌磨口瓶中，盖上一块消毒纱布，开一个缝隙轻轻摇动，使气体溢出后再进行检验。

（3）酸性液体食品按上述无菌操作倒入无菌容器内，再用 20%的 $Na_2CO_3$ 调节 pH 值为中性后检验。

### 3. 冷冻食品

（1）冰棍儿：用灭菌镊子除去包装纸，将 3 支冰棍放入灭菌磨口瓶中，棍留在瓶外，用盖压紧，用力将棍抽出或用灭菌剪刀剪掉棍，放在 45℃水浴中 30 分钟溶化后立即检验。

（2）冰淇淋：用灭菌勺取出后放入灭菌容器内，待其溶化后检验。

（3）冰蛋：将装有冰蛋的磨口瓶放入流动的冷水中，溶化后充分混匀检验。

### 4. 罐头

对罐头先进行密封实验及膨胀实验，观察是否有漏气或膨胀情况。

如果要进行微生物检验，可以先用酒精棉球擦去油污，然后用点燃的酒精棉球消毒罐口，用来苏水浸泡过的纱布盖上，再用灭菌的开罐器打开罐头，除去表面，用灭菌勺或吸管取出中间样品进行检验。

## 4.2.2 具体食品检样的制备

### 1. 乳及乳制品检样的制备

（1）乳及液态乳制品的处理

将检样均匀，以无菌操作开启包装。如果是塑料或纸盒（袋）装，可以用 75%酒精棉球消毒盒盖或袋口，用灭菌剪刀切开；如果是玻璃瓶装，以无菌操作去掉瓶口的纸罩或瓶盖，瓶口经火焰消毒。用无菌吸管吸取 25mL（液态乳中添加固体颗粒状物的，应均质后取样）检样，放入 225mL 灭菌生理盐水的锥形瓶内，振摇均匀。

（2）半固态乳制品的处理

① 炼乳

清洁瓶或罐的表面，再用点燃的酒精棉球消毒瓶或罐口周围，然后用灭菌的开罐器打开瓶或罐，以无菌操作称取 25g 检样，加入预热至 45℃的装有 225mL 灭菌生理盐水（或其他增菌液）的锥形瓶中，振摇均匀。

② 稀奶油、奶油、无水奶油等

以无菌操作打开包装，称取 25g 检样，加入预热至 45℃的装有 225mL 灭菌生理盐水（或其他增菌液）的锥形瓶中，振摇均匀。从检样融化到接种完毕的时间不应超过 30 分钟。

（3）固态乳制品的处理

① 干酪及其制品

以无菌操作打开外包装，对有涂层的样品剥去部分表面封蜡，对无涂层的样品直接经过无菌操作程序用灭菌刀切开干酪，用无菌刀（勺）从表面和深层分别取出具有代表性的适量样品，磨碎均匀，称取 25g 检样，放入预热到 45℃的装有 225mL 灭菌生理盐水（或其他稀释液）的锥形瓶中，振摇均匀。充分混合，使样品均匀散开（1～3 分钟），在分散过程中温度不超过 40℃。尽可能避免泡沫产生。

② 乳粉、乳清粉、乳糖、酪乳粉

取样前将样品充分混匀。灌装乳粉的开罐取样法同炼乳取样相同，袋装奶粉应用 75%酒精的棉球涂擦消毒袋口，以无菌程序开封取样，称取检样 25g，加入预热到 45℃盛有 225mL 灭菌生理盐水等稀释液或增菌液的锥形瓶内（可使用玻璃珠助溶），振摇使其充分溶解和混匀。

对于经酸化工艺生产的乳清粉，应使用 pH（8.4±0.2）的磷酸氢二钾缓冲液稀释。对于含较高淀粉的特殊配方乳粉，可使用 a-淀粉酶降低溶液粘度，或将稀释液加倍以降低溶液粘度。

③ 酪蛋白和酪蛋白酸盐

以无菌操作称取 25g 检样，按照产品不同，分别加入 225mL 灭菌生理盐水等稀释液或增菌液。在对粘稠的样品溶液进行梯度稀释时，应在无菌条件下反复多次吹打吸管，尽量将黏附在吸管内壁的样品转移到溶液中。

酸法工艺生产的酪蛋白：使用磷酸氢二钾缓冲液并加入消泡剂，在 pH（8.4±0.2）的条件下溶解样品。

凝乳酶法工艺生产的酪蛋白：使用磷酸氢二钾缓冲液并加入消泡剂，在 pH（7.5±0.2）的条件下溶解样品，室温静置 15 分钟。必要时在灭菌的匀浆袋中均质 2 分钟，再静置 5 分钟后检测。

酪蛋白酸盐：使用磷酸氢二钾缓冲液在 pH（7.5±0.2）的条件下溶解样品。

**2. 肉及肉制品检样的制备**

（1）生肉及脏器检样的处理

先将检样进行表面消毒（沸水内烫 3～5 秒，或烧灼消毒），再用无菌剪子剪取检样深层肌肉 25g，放入无菌乳钵内，用无菌剪子剪碎后，加灭菌海砂或玻璃砂研磨，磨碎后加入灭菌水225mL，混匀，即为 1：10 稀释液。

（2）鲜、冻家禽检样的处理

先将检样进行表面消毒，然后用灭菌剪或刀去皮，剪取肌肉 25g（一般可从胸部或腿部剪取），以下处理同上。带毛野禽先去毛后，同家禽检样处理。

（3）各类熟肉制品检样的处理

直接切取或称取 25g，以下处理同上。

### 3. 蛋及蛋制品检样的制备

（1）鲜蛋、糟蛋、皮蛋外壳

用灭菌生理盐水浸湿的棉拭子充分擦拭蛋壳，然后将棉拭子直接加入培养基内增菌培养，也可将整个蛋放入灭菌小烧杯或平皿中，按检样要求加入定量的灭菌生理盐水或液体培养基，用灭菌棉拭子将蛋壳表面充分擦洗后，以擦洗液作为检样检验。

（2）鲜蛋蛋液

将鲜蛋在流水下洗净，待干后再用 75%酒精棉消毒蛋壳，然后根据检验要求打开蛋壳取出蛋白、蛋黄或全蛋液，放入带有玻璃珠的灭菌瓶内，充分摇匀待检。

（3）巴氏杀菌全蛋粉、蛋白片、蛋黄粉

将检样放入带有玻璃珠的灭菌瓶内，按比例加入灭菌生理盐水充分摇匀待检。

（4）巴氏杀菌冰全蛋、冰蛋白、冰蛋黄

将装有冰蛋检样的瓶浸泡于流动冷水中，使检样融化后取出，放入带有玻璃珠的灭菌瓶中充分摇匀待检。

（5）各种蛋制品沙门氏菌增菌培养

以无菌操作称取检样，接种于亚硒酸盐煌绿或煌绿肉汤等增菌培养基中（此培养基预先置于盛有适量玻璃珠的灭菌瓶内），盖紧瓶盖，充分摇匀，然后放入（36±1）℃温箱中，培养（20±2）小时。

### 4. 饮料、冰冻饮品检样的制备

（1）瓶装饮料

先用点燃的酒精棉球烧灼瓶口灭菌，然后用石碳酸纱布盖好，塑料瓶口可用 75%酒精棉球擦拭灭菌，再用灭菌开瓶器将盖启开，含有二氧化碳的饮料可倒入另一灭菌容器内，口勿盖紧，覆盖一条灭菌纱布，轻轻摇荡。待气体全部逸出后进行检验。

（2）冰棍

先用灭菌镊子除去包装纸，将冰棍部分放入灭菌广口瓶内，木棍留在瓶外，盖上瓶盖，然后用力抽出木棍，或用灭菌剪子剪掉木棍，置45℃水浴 30分钟，溶化后立即进行检验。

（3）冰淇淋

放在灭菌容器内，待其溶化，立即进行检验。

### 5. 糖果、糕点检样的制备

（1）糕点（饼干）、面包

如果是原包装，可以使用灭菌镊子夹下包装纸，采取外部及中心部位。如果是带馅糕点，可以称取外皮及内陷25g；如果是裱花糕点，采取奶花及糕点部分各一半共25g，加入225mL灭菌生理盐水中，制成混悬液。

（2）蜜饯

采取不同部位称取 25g 检样，加入灭菌生理盐水 225mL，制成混悬液。

（3）糖果

用灭菌镊子夹去包装纸，称取样品 25g，加入预温至 45℃的灭菌生理盐水 225mL，等溶化后检验。

### 6. 酒类检样的制备

先用点燃的酒精棉球烧灼瓶口灭菌，然后用石碳酸纱布盖好，再用灭菌开瓶器将盖启开，含有二氧化碳的酒类可倒入另一灭菌容器内，口勿盖紧，覆盖一条灭菌纱布，轻轻摇荡。待气体全部逸出后，进行检验。

### 7. 罐装食品检样的制备

先用 75%酒精棉球擦拭开启处，并点燃灭菌。然后用灭菌的卫生开罐刀或罐头打孔器开启（带汤汁的罐头开罐前适当振摇），再用无菌吸管或其他工具以无菌操作称取内容物 25mL（g），加入灭菌生理盐水 225mL，制成混悬液。

### 8. 注意事项

在各种食品检样的处理与制备过程中应注意无菌操作。

# 4.3 食品卫生细菌的检测技术

## 4.3.1 菌落总数的测定

菌落总数是指食品检样经过处理在一定条件下培养后所得 1mL（g）检样中所含菌落的总数。单个细菌肉眼是看不到的，但在人为给它们提供一定条件，如培养基，适宜的温度、时间、pH、需氧条件等。在这样一个环境中，单个细菌不断分裂、繁殖，最后发展成为我们肉眼可见的菌落。

菌落总数主要作为判别食品被污染程度的标志,也可以应用这一方法观察细菌在食品中的繁殖动态,以便对被检样品进行卫生学评价时提供依据。

### 1. 材料与设备

除微生物实验室常规灭菌及培养设备外，其他设备和材料如下：

（1）材料

① 恒温培养箱：（36±1）℃，（30±1）℃。

② 冰箱：2～5℃。

③ 恒温水浴箱：（46±1）℃。

④ 天平：感量为 0.1g。

⑤ 均质器。

⑥ 振荡器。

⑦ 无菌吸管：1mL（具 0.01mL 刻度）、10mL（具 0.1mL 刻度）或微量移液器及吸头。

⑧ 无菌锥形瓶：容量 250 mL、500 mL。

⑨ 无菌培养皿：直径 90 mm。

⑩ pH 计或 pH 比色管或精密 pH 试纸。

⑪ 放大镜或/和菌落计数器。

（2）培养基和试剂

① 平板计数琼脂培养基。

② 磷酸盐缓冲液。

③ 无菌生理盐水。

## 2. 检验程序

菌落总数的检验程序如图4-3所示。

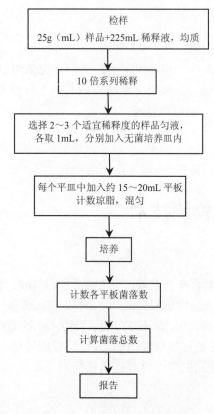

图 4-3　菌落总数的检验程序

## 3. 检样稀释及培养

（1）稀释

① 固体和半固体样品：称取 25g 样品置于盛有 225mL 磷酸盐缓冲液或无菌生理盐水的无菌均质杯内，以 8000r/min～10000r/min 均质 1～2 分钟，或放入盛有 225mL 稀释液的无菌均质袋中，用拍击式均质器拍打 1～2 分钟，制成 1∶10 的均匀稀释液。

② 液体样品：以无菌吸管吸取被检样 25mL 置于有 225mL 磷酸盐缓冲液或无菌生理盐水的无菌三角瓶中（瓶中先放置适量的无菌玻璃珠），经充分震荡，制成 1∶10 的均匀稀释液。

③ 用 1mL 无菌吸管或微量移液器吸取 1∶10 稀释液 1mL，沿壁慢慢注入含有 9mL 无菌生理盐水或无菌水的试管内（注意吸管及吸头尖端不要触及稀释液面），振摇试管或换用 1 支

无菌吸管反复吹打使其混合均匀，制成 1：100 的均匀稀释液。

④ 按上述操作继续稀释，制备 10 倍系列稀释样品匀液。每递增稀释一次，换用 1 次 1mL 无菌吸管或吸头。

⑤ 根据食品卫生标准要求或对污染情况的估计，选择 2～3 个适宜稀释度的样品匀液，在进行 10 倍递增稀释时，吸取 1mL 样品匀液于无菌平皿内，每个稀释度做两个平皿。同时，分别吸取 1mL 空白稀释液加入两个无菌平皿内作空白对照。

⑥ 及时将 15～20mL 冷却至 46℃的平板计数琼脂培养基〔可放置于（46±1）℃恒温水浴箱中保温〕倾注平板，并转动平皿使其混合均匀。

（2）培养

① 待琼脂凝固后，翻转平板，置于（36±1）℃温箱内培养（48±2）小时。

② 如果样品中可能含有在琼脂培养基表面弥漫生长的菌落时，可以在凝固后的琼脂表面覆盖一个薄层琼脂培养基（4mL），凝固后翻转平板，置（36±1）℃温箱内培养（48±2）小时。

（3）菌落计数法

可以用肉眼观察计数也可以用菌落计数器计数，必要时用放大镜检查，以防遗漏，记录稀释倍数和相应的菌落数量。菌落计数以菌落，形成单位（colony-forming units，CFU）表示。在到达规定培养时间后，应立即计数。如果不能立即计数，应将平板放置于 0～4℃温度环境中，但不要超过 24 小时。

① 选取菌落数在 30～300CFU 之间、无蔓延菌落生长的平板计数菌落总数。低于 30CFU 的平板记录具体菌落数，大于 300CFU 的可记录为多不可计。每个稀释度的菌落数应采用两个平板的平均数。

② 在其中一个平板有较大片状菌落生长时，则不宜采用，而应以无片状菌落生长的平板作为该稀释度的菌落数；如果片状菌落不到平板的一半，而其余一半中菌落分布又很均匀，即可计算半个平板后乘以 2，代表一个平板菌落数。

③ 当平板上出现菌落间无明显界线的链状生长时，则将每条单链作为一个菌落计数。

### 4. 结果与报告

（1）菌落总数的计算方法

① 如果只有一个稀释度平板上的菌落数在适宜计数范围内，可以计算两个平板菌落数的平均值，再将平均值乘以相应稀释倍数，作为每 g（mL）样品中菌落总数结果。

② 如果有两个连续稀释度的平板菌落数在适宜计数范围内时，按下列公式计算：

$$N = \frac{\sum C}{(n_1 + 0.1n_2)d}$$

式中　$N$——样品中菌落数；

　　$\sum C$——平板（含适宜范围菌落数的平板）菌落数之和；

　　$n_1$——第一稀释度（低稀释倍数）平板个数；

　　$n_2$——第二稀释度（高稀释倍数）平板个数；

　　$d$——稀释因子（第一稀释度）。

示例如表 4-3 所示，其计算方法如下：

表 4-3　菌落数计数表

| 稀释度 | 1:100(第一稀释度) | 1:1000(第二稀释度) |
|---|---|---|
| 菌落数（CFU） | 232, 244 | 33, 35 |

$$N = \frac{\sum C}{(n_1 + 0.1n_2)d}$$

$$= \frac{232 + 244 + 33 + 35}{(2 + 0.1 \times 2) \times 10^{-2}} = \frac{544}{0.022} = 24727$$

上述数据修约后，表示为 25000 或 $2.5 \times 10^4$。

③ 如果所有稀释度的平板上菌落数均大于 300CFU，则对稀释度最高的平板进行计数，其他平板可记录为多不可计，结果按平均菌落数乘以最高稀释倍数计算。

④ 如果所有稀释度的平板菌落数均小于 30CFU，则应按稀释度最低的平均菌落数乘以稀释倍数计算。

⑤ 如果所有稀释度（包括液体样品原液）平板均无菌落生长，则以小于 1 乘以最低稀释倍数计算。

⑥ 如果所有稀释度的平板菌落数均不在 30～300CFU 之间，其中一部分小于 30 CFU 或大于 300CFU 时，则以最接近 30CFU 或 300CFU 的平均菌落数乘以稀释倍数计算。

（2）菌落总数的报告

① 当菌落数小于 100CFU 时，按"四舍五入"原则修约，以整数报告。

② 当菌落数大于或等于 100CFU 时，第 3 位数字采用"四舍五入"原则修约后，取前 2 位数字，后面用 0 代替位数；也可用 10 的指数形式来表示，按"四舍五入"原则修约后，采用两位有效数字。

③ 如果所有平板上为蔓延菌落而无法计数，则报告菌落蔓延。

④ 如果空白对照上有菌落生长，则此次检测结果无效。

⑤ 称重取样以 CFU/g 为单位报告，体积取样以 CFU/mL 为单位报告。

**5. 注意事项**

（1）在进行 10 倍递增稀释时，无菌吸管不能混用。

（2）在倒平板时琼脂培养基必须冷却至 46℃左右。

（3）待琼脂完全凝固后再翻转平板进行培养。

（4）在到达规定培养时间后，应立即计数。如果不能立即计数，应将平板放置于 0～4℃ 温度环境中，但不要超过 24 小时。

（5）整个过程注意无菌操作。

### 4.3.2　大肠菌群的检测

大肠菌群系指一群能发酵乳糖、产酸、产气、需氧和兼性厌氧的革兰氏阴性无芽孢杆菌。该菌主要来自于人畜粪便，故以此作为粪便污染指标来评价食品的卫生质量，推断食品中有无污染肠道致病菌。食品中大肠菌群数是以 100mL（g）检样内大肠菌群最可能数（MPN）表示的。下面介绍多管发酵法检测食品中的大肠菌群的知识。

多管发酵法包括初步发酵试验、平板分离和复发酵试验三部分。

（1）初步发酵试验

用于初步发酵试验的液体培养基含有乳糖、蛋白胨和溴甲酚紫。许多细菌不能发酵乳糖，而大肠菌群可发酵乳糖产酸（有机酸）以及产气（$CO_2$+$H_2$）。乳糖起选择性碳源的作用。溴甲酚紫是 pH 指示剂（碱性条件：紫蓝色；酸性条件：黄色，变色点 pH=6.7），当大肠菌群的细菌利用乳糖产酸后，溶液由中性变成酸性，使原来的 pH 值下降，培养基从紫色变为黄色。另外，溴甲酚紫还具有抑制其他细菌生长的作用。

（2）平板分离

为进一步证明大肠菌群的存在，需要进行平板分离，所用培养基为伊红美蓝琼脂。伊红美蓝琼脂培养基中含有伊红与美蓝两种苯胺类染料，可以抑制 $G^+$ 菌和一些难培养的 $G^-$ 菌。另外，在低酸度时，两种染料结合形成沉淀，起着产酸指示剂的作用。大肠菌群因其强烈发酵乳糖而产生大量混合酸，使菌体表面带上正电荷，可染上伊红染液。伊红与美蓝结合，菌体被着上深紫色，形成带核心、具金属光泽的特征性菌落。

（3）复发酵试验

阳性菌落经涂片染色鉴别为 $G^-$，无芽孢者，再经过乳糖发酵管液体培养进行复发酵试验，经过 24 小时培养后产酸产气者，可以确认为大肠菌群阳性结果。

可以使用大肠菌群 MPN 计数法（GB4789.3—2010）对大肠菌群进行检测。

## 1. 材料与仪器

除微生物实验室常规灭菌及培养设备外，其他设备和材料如下：

（1）仪器

① 恒温培养箱：（36±1）℃。

② 冰箱：（2～5）℃。

③ 恒温水浴箱：（46±1）℃。

④ 天平：感量 0.1g。

⑤ 均质器。

⑥ 振荡器。

⑦ 无菌吸管：1mL（具 0.01mL 刻度）、10mL（具 0.1mL 刻度）或微量移液器及吸头。

⑧ 无菌锥形瓶：容量 500mL。

⑨ 无菌培养皿：直径 90mm。

⑩ pH 计或 pH 比色管或精密 pH 试纸。

⑪ 菌落计数器。

（2）培养基试剂

① 月桂基硫酸盐胰蛋白胨（Lauryl Sulfate Tryptose，LST）肉汤。

② 煌绿乳糖胆盐（Brilliant Green Lactose Bile，BGLB）肉汤。

③ 结晶紫中性红胆盐琼脂（Violet Red Bile Agar，VRBA）。

④ 磷酸盐缓冲液。

⑤ 无菌生理盐水。

⑥ 无菌 1 mol/L NaOH。

⑦ 无菌 1 mol/L HCl。

## 2. 检验程序

大肠菌群 MPN 计数的检验程序，如图 4-4 所示。

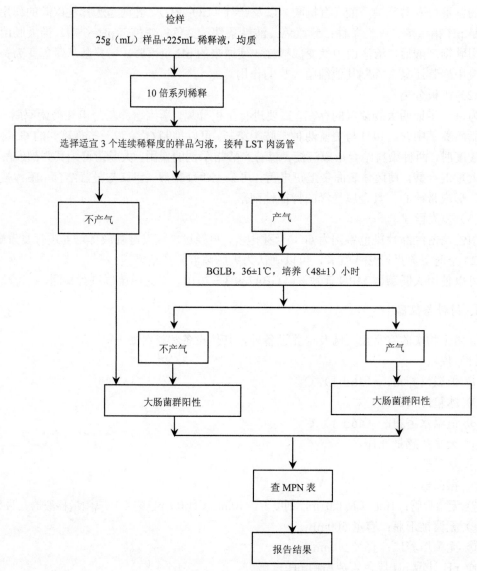

图 4-4　大肠菌群 MPN 计数的检验程序

（1）样品的稀释

① 固体和半固体样品：称取 25g 样品，放入盛有 225mL 磷酸盐缓冲液或生理盐水的无菌均质杯内，以 8000r/min～10000r/min 均质 1～2 分钟，或放入盛有 225mL 磷酸盐缓冲液或生理盐水的无菌均质袋中，用拍击式均质器拍打 1～2 分钟，制成 1∶10 的样品匀液。

② 液体样品：以无菌吸管吸取 25mL 样品置于盛有 225mL 磷酸盐缓冲液或生理盐水的无菌锥形瓶（瓶内预置适当数量的无菌玻璃珠）中，充分混匀，制成 1∶10 的样品匀液。

③ 样品匀液的 pH 值应在 6.5～7.5 之间，必要时分别用 1mol/L NaOH 或 1mol/L HCl 调节。

④ 用 1mL 无菌吸管或微量移液器吸取 1：10 样品匀液 1mL，沿管壁缓缓注入 9mL 磷酸盐缓冲液或生理盐水的无菌试管中（注意吸管或吸头尖端不要触及稀释液面），振摇试管或换用 1 支 1mL 无菌吸管反复吹打，使其混合均匀，制成 1：100 的样品匀液。

⑤ 根据对样品污染状况的估计，按上述操作，依次制成 10 倍递增系列稀释样品匀液。每递增稀释 1 次，换用 1 支 1mL 无菌吸管或吸头。从制备样品匀液至样品接种完毕，全过程不得超过 15 分钟。

（2）初发酵试验

将每个样品选择 3 个适宜的连续稀释度的样品匀液（液体样品可以选择原液），每个稀释度接种 3 管月桂基硫酸盐胰蛋白胨（LST）肉汤，每管接种 1mL（如接种量超过 1mL，则用双料 LST 肉汤），在（36±1）℃温度下培养（24±2）小时，观察管内是否有气泡产生，对（24±2）小时产气者进行复发酵试验，如未产气则继续培养至（48±2）小时，对产气者进行复发酵试验。未产气者为大肠菌群阴性。

（3）复发酵试验

用接种环从产气的 LST 肉汤管中分别取培养物 1 环，移种于煌绿乳糖胆盐肉汤（BGLB）管中，在（36±1）℃温度下培养（48±2）小时，观察产气情况。产气者，计为大肠菌群阳性管。

（4）大肠菌群最可能数（MPN）的报告

按复发酵试验确证的大肠菌群 LST 阳性管数，检索 MPN 表（见表 4-4），报告每 g（mL）样品中大肠菌群的 MPN 值。

表 4-4　大肠菌群最可能数（MPN）检索表

| 阳性管数 | | | MPN | 95% 可信限 | | 阳性管数 | | | MPN | 95% 可信限 | |
|---|---|---|---|---|---|---|---|---|---|---|---|
| 0.10 | 0.01 | 0.001 | | 下限 | 上限 | 0.10 | 0.01 | 0.001 | | 下限 | 上限 |
| 0 | 0 | 0 | <3.0 | — | 9.5 | 2 | 2 | 0 | 21 | 4.5 | 42 |
| 0 | 0 | 1 | 3.0 | 0.15 | 9.6 | 2 | 2 | 1 | 28 | 8.7 | 94 |
| 0 | 1 | 0 | 3.0 | 0.15 | 11 | 2 | 2 | 2 | 35 | 8.7 | 94 |
| 0 | 1 | 1 | 6.1 | 1.2 | 18 | 2 | 3 | 0 | 29 | 8.7 | 94 |
| 0 | 2 | 0 | 6.2 | 1.2 | 18 | 2 | 3 | 1 | 36 | 8.7 | 94 |
| 0 | 3 | 0 | 9.4 | 3.6 | 38 | 3 | 0 | 0 | 23 | 4.6 | 94 |
| 1 | 0 | 0 | 3.6 | 0.17 | 18 | 3 | 0 | 1 | 38 | 8.7 | 110 |
| 1 | 0 | 1 | 7.2 | 1.3 | 18 | 3 | 0 | 2 | 64 | 17 | 180 |
| 1 | 0 | 2 | 11 | 3.6 | 38 | 3 | 1 | 0 | 43 | 9 | 180 |
| 1 | 1 | 0 | 7.4 | 1.3 | 20 | 3 | 1 | 1 | 75 | 17 | 200 |
| 1 | 1 | 1 | 11 | 3.6 | 38 | 3 | 1 | 2 | 120 | 37 | 420 |
| 1 | 2 | 0 | 11 | 3.6 | 42 | 3 | 1 | 3 | 160 | 40 | 420 |
| 1 | 2 | 1 | 15 | 4.5 | 42 | 3 | 2 | 0 | 93 | 18 | 420 |
| 1 | 3 | 0 | 16 | 4.4 | 42 | 3 | 2 | 1 | 150 | 37 | 420 |
| 2 | 0 | 0 | 9.2 | 1.4 | 38 | 3 | 2 | 2 | 210 | 40 | 430 |
| 2 | 0 | 1 | 14 | 3.6 | 42 | 3 | 2 | 3 | 290 | 90 | 1000 |
| 2 | 0 | 2 | 20 | 4.5 | 42 | 3 | 3 | 0 | 240 | 42 | 1000 |
| 2 | 1 | 0 | 15 | 3.7 | 42 | 3 | 3 | 1 | 460 | 90 | 2000 |
| 2 | 1 | 1 | 20 | 4.5 | 42 | 3 | 3 | 2 | 1100 | 180 | 4100 |
| 2 | 1 | 2 | 27 | 8.7 | 94 | 3 | 3 | 3 | >1100 | 420 | — |

注：1. 本表采用 3 个稀释度〔0.1g（mL）、0.01g（mL）和 0.001g（mL）〕，每个稀释度接种 3 管。

2. 表内所列检样量如改用 1g（mL）、0.1g（mL）和 0.01g（mL）时，表内数字应相应降低 10 倍；如改用 0.01g（mL）、0.001g（mL）、0.0001g（mL）时，则表内数字应相应增高 10 倍，其余类推。

**3. 注意事项**

（1）在进行 10 倍递增稀释时，无菌吸管不能混用。

（2）整个过程注意无菌操作。

（3）结晶紫中性红胆盐琼脂必须冷却至 46℃ 左右时才能倒平板。

（4）在接种时，样品匀液应沿试管壁慢慢流下，防止气泡产生。

# 4.4　食品中致病菌的分析

致病菌系指肠道致病菌、致病性球菌和沙门氏菌等。由于食品中含有致病菌时，人们食后会发生食物中毒，危害身体健康，所以在食品卫生标准中规定，所有食品均不得检出致病菌。在实际检测中，一般是根据不同食品的特点，选定较有代表性的致病菌作为检测的重点，并以此来判断某种食品中有无致病菌存在。如果把致病菌的检测结果和大肠菌群、细菌菌落总数等其他有关指标一道进行综合分析，就能对某食品的卫生质量作出更为准确的结论。

## 4.4.1　沙门氏菌的检验

沙门氏菌是肠杆菌科沙门氏菌属细菌，广泛分布于自然界，是人畜共患的肠道病原菌，常引起伤寒、肠炎、肠热症和食物中毒，危害人类健康。沙门氏菌可通过人类、畜、禽的粪便或带菌者直接或间接污染食品，在生产环境以及生产的各个环节中，以动物脏器为原料的食品污染几率较高。受到污染的食品，不仅会直接影响食用者的安全，还会造成沙门氏菌的传播和流行。

食品中污染的沙门氏菌常在生产过程中受到损伤而处于濒临死亡的状态，因此检验时须先在选择性的增菌液中使其复苏，然后再进行选择性增菌。沙门氏菌在各种选择性培养基上的菌落形态不同，这可以作为辨别沙门氏菌的一个简单方法。在实际检测中，还要配合生化实验以及血清学实验来做准确的鉴定。

**1. 设备和材料**

（1）设备

① 冰箱：2~5℃。

② 恒温培养箱：（36±1）℃，（42±1）℃。

③ 均质器。

④ 振荡器。

⑤ 电子天平：感量 0.1g。

⑥ 无菌锥形瓶：容量 500mL，250mL。

⑦ 无菌吸管：1mL（具有 0.01mL 刻度）、10mL（具有 0.1mL 刻度）或微量移液器及吸头。

⑧ 无菌培养皿：直径 90mm。

⑨ 无菌试管：3mm×50mm、10mm×75mm。

⑩ 无菌毛细管。

⑪ pH 计或 pH 比色管或精密 pH 试纸。

⑫ 全自动微生物生化鉴定系统。

（2）培养基和试剂

① 缓冲蛋白胨水（BPW）。

② 四硫磺酸钠煌绿（TTB）增菌液。

③ 亚硒酸盐胱氨酸（SC）增菌液。

④ 亚硫酸铋（BS）琼脂。

⑤ HE 琼脂。

⑥ 木糖赖氨酸脱氧胆盐（XLD）琼脂。

⑦ 沙门氏菌属显色培养基。

⑧ 三塘铁（TSI）琼脂。

⑨ 蛋白胨水、靛基质试剂。

⑩ 素琼脂（pH7.2）。

⑪ 化钾（KCN）培养基。

⑫ 氨酸脱羧酶试验培养基。

⑬ 发酵管。

⑭ 硝基酚 β-D 半乳糖苷（ONPG）培养基。

⑮ 固体琼脂。

⑯ 二酸钠培养基。

⑰ 门氏菌 O 和 H 诊断血清。

⑱ 化鉴定试剂盒。

### 2. 检验程序

沙门氏菌检验程序如图 4-5 所示。

### 3. 操作步骤

（1）前增菌

称取 25g（mL）样品放入盛有 225mLBPW 的无菌均质杯中，以 8000～10000r/分钟均质 1～2 分钟，或置于盛有 225mLBPW 的无菌均质袋中，用拍击式均质器拍打 1～2 分钟。如果样品为液态，不需要均质，震荡混匀。如果需要测定 pH 值，可以用 1mol/mL 无菌 NaOH 或 HCl 调 pH 值至（6.8±0.2）。无菌操作将样品转至 500mL 锥形瓶中，如果使用均质袋，可直接进行培养，在（36±1）℃温度环境中培养 8～18 小时。

如果为冷冻产品，应在 45℃以下不超过 15 分钟，或 2～5℃温度下不超过 18 小时解冻。

（2）增菌

轻轻摇动培养过的样品混合物，移取 1mL，转种于 10mL TTB 内，在（42±1）℃温度下培养 18～24 小时。同时，另取 1mL，转种于 10mLSC 内，于（36±1）℃温度下培养 18～24 小时。

（3）分离

分别用接种环取增菌液 1 环，划线接种于一个 BS 琼脂平板和一个 XLD 琼脂平板（或 HE 琼脂平板或沙门氏菌属显色培养基平板）。在（36±1）℃温度下培养 18～24 小时（XLD 琼脂平板、HE 琼脂平板、沙门氏菌属显色培养基平板）或 40～48 小时（BS 琼脂平板），观察各个平板上生长的菌落，各平板上的菌落特征见表4-5。

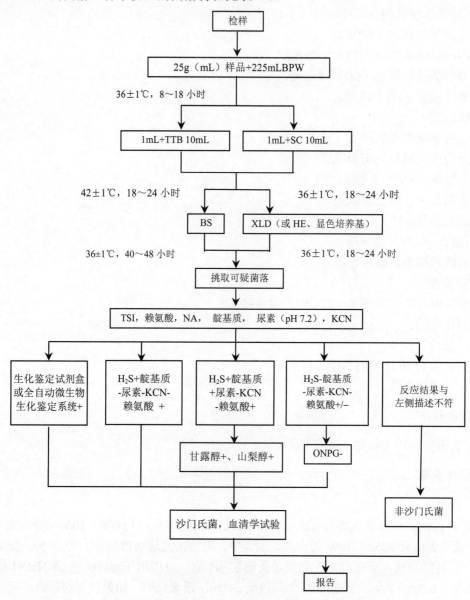

图 4-5　沙门氏菌检验程序

表4-5　沙门氏菌属在不同选择性琼脂平板上的菌落特征

| 选择性琼脂平板 | 沙门氏菌 |
| --- | --- |
| BS 琼脂 | 菌落为黑色有金属光泽、棕褐色或灰色，菌落周围培养基可呈黑色或棕色；有些菌株形成灰绿色的菌落，周围培养基不变。 |
| HE 琼脂 | 蓝绿色或蓝色，多数菌落中心黑色或几乎全黑色；有些菌株为黄色，中心黑色或几乎全黑色。 |
| XLD 琼脂 | 菌落呈粉红色，带或不带黑色中心，有些菌株可呈现大的带光泽的黑色中心，或呈现全部黑色的菌落；有些菌株为黄色菌落，带或不带黑色中心。 |
| 沙门氏菌属显色培养基 | 按照显色培养基的说明进行判定。 |

（4）生化试验

① 从选择性琼脂平板上分别挑取两个以上典型或可疑菌落，接种三糖铁琼脂，先在斜面划线，再于底层穿刺；接种针不要灭菌，直接接种赖氨酸脱羧酶试验培养基和营养琼脂平板，在 36±1℃ 的环境中培养 18～24 小时，必要时可延长至 48 小时。在三糖铁琼脂和赖氨酸脱羧酶试验培养基内，沙门氏菌属的反应结果见表 4-6。

表 4-6　沙门氏菌属在三糖铁琼脂和赖氨酸脱羧酶试验培养基内的反应结果

| 三糖铁琼脂 | | | | 赖氨酸脱羧酶试验培养基 | 初步判断 |
| --- | --- | --- | --- | --- | --- |
| 斜面 | 底层 | 产气 | 硫化氢 | | |
| K | A | +（－） | +（－） | + | 可疑沙门氏菌属 |
| K | A | +（－） | +（－） | － | 可疑沙门氏菌属 |
| A | A | +（－） | +（－） | + | 可疑沙门氏菌属 |
| A | A | +/－ | +/－ | － | 非沙门氏菌 |
| K | K | +/－ | +/－ | +/－ | 非沙门氏菌 |

表 4-6 说明，在三糖铁琼脂内斜面产酸，底层产酸，同时赖氨酸脱羧酶试验阴性的菌株可以排除。其他的反应结果均有沙门氏菌属的可能，同时也均有不是沙门氏菌属的可能。

② 在接种三糖铁琼脂和赖氨酸脱羧酶试验培养基的同时，可以直接接种蛋白胨水（供做靛基质试验）、尿素琼脂（pH7.2）、氰化钾（KCN）培养基，也可以在初步判断结果后从营养琼脂平板上挑取可疑菌落接种于（36±1）℃ 的环境中培养 18～24 小时，必要时可延长至 48 小时，按表 4-7 判定结果。将已挑菌落的平板储存于 2～5℃ 或室温至少保留 24 小时，以备必要时复查。

表 4-7　沙门氏菌属生化反应初步鉴别表

| 反应序号 | 硫化氢(H₂S) | 靛基质 | pH7.2 尿素 | 氰化钾(KCN) | 赖氨酸脱羧酶 |
| --- | --- | --- | --- | --- | --- |
| A1 | + | － | － | － | + |
| A2 | + | + | － | － | + |
| A3 | － | － | － | － | +/－ |

注：＋阳性；－阴性；＋/－阳性或阴性。

反应序号 A1：典型反应判定为沙门氏菌属。如尿素、氰化钾和赖氨酸脱羧酶 3 项中有 1 项异常，按表 4-8 可判定为沙门氏菌属。如有 2 项异常，为非沙门氏菌属。

表 4-8　沙门氏菌属生化反应初步鉴别表

| pH7.2 尿素 | 氰化钾（KCN） | 赖氨酸脱羧酶 | 判定结果 |
| --- | --- | --- | --- |
| － | － | － | 甲型副伤寒沙门氏菌（要求血清学鉴定结果） |
| － | + | + | 沙门氏菌Ⅳ或Ⅴ（要求符合本群生化特征） |
| + | － | + | 沙门氏菌个别变体（要求血清学鉴定结果） |

注：＋阳性；－阴性。

反应序号 A2：补做甘露醇和山梨醇试验，沙门氏菌靛基质阳性变体两项实验结果均为阳性，但需要结合血清学鉴定结果进行判定。

反应序号 A3：补做 ONPG。ONPG 阴性为沙门氏菌，同时赖氨酸脱羧酶阳性，甲型副伤寒沙门氏菌为赖氨酸脱羧酶阴性。

必要时按表 4-9 进行沙门氏菌生化群的鉴别。

表 4-9　沙门氏菌属各生化群的鉴别

| 项目 | I | II | III | IV | V | VI |
|------|---|----|-----|----|----|----|
| 卫矛醇 | + | + | − | − | + | − |
| 山梨醇 | + | + | + | + | + | − |
| 水杨苷 | − | − | − | + | − | − |
| ONPG | − | − | + | − | + | − |
| 内二酸盐 | − | + | + | − | − | − |
| KCN | − | − | − | + | + | − |

注：＋阳性；－阴性。

③ 如果选择生化鉴定试剂盒或全自动微生物鉴定系统，可根据①的初步判断结果，从营养琼脂平板上挑取可疑菌落，用生理盐水制备成浊度适当的菌悬液，使用生化鉴定试剂盒或全自动微生物鉴定系统进行鉴定。

（5）血清学鉴定

① 抗原的准备

一般采用 1.2%～1.5%琼脂培养物作为玻片凝集试验用的抗原。

在 O 血清不凝集时，将菌株接种在琼脂量较高的（如 2%～3%）培养基上再检查；如果是由于 Vi 抗原的存在而阻止了 O 凝集反应时，可以挑取菌苔于 1mL 生理盐水中做成浓菌液，于酒精灯火焰上煮沸后再检查。在 H 抗原发育不良时，可以将菌株接种在 0.55%～0.65%半固体琼脂平板的中央，等到菌落蔓延生长时，在其边缘部分取菌检查；或将菌株通过装有 0.3%～0.4%半固体琼脂的小玻管 1～2 次，从远端取菌培养后再检查。

② 多价菌体抗原（O）鉴定

在玻片上划出两个约 1cm×2cm 的区域，挑取 1 环待测菌，各放 1/2 环于玻片上的每一区域上部，在其中一个区域下部加 1 滴多价菌体（O）抗血清，在另一区域下部加入 1 滴生理盐水，作为对照再用无菌的接种环或针分别将两个区域内的菌落研成乳状液。将玻片倾斜摇动混合 1 分钟，并对着黑暗背景进行观察，任何程度的凝集现象皆为阳性反应。

③ 多价鞭毛抗原（H）鉴定

与多价菌体抗原（O）鉴定的方法相同。

**4. 结果报告**

综合以上生化试验和血清学鉴定的结果，报告 25g 样品中检出或未检出沙门氏菌属。

**5. 注意事项**

（1）任何样品均需进行前增菌。

（2）冷冻产品应在 45℃以下环境中不超过 15 分钟，或 2～5℃不超过 18 小时解冻。

（3）TTB 和 SC 两种增菌液必须同时使用。

（4）BS 琼脂不可过度加热；使用前一天配制，且在 48 小时内使用，倾注平板前需摇匀；不能反复溶解；平板需避光保存于室温环境。

### 4.4.2 志贺氏菌的检验

志贺氏菌是人类重要的肠道致病菌之一，食物源性的痢疾暴发（即志贺氏菌食物中毒）主要是食用了被污染该菌的食品和水所致。志贺氏菌是需氧型革兰氏阴性无芽孢杆菌，在普通培养基上易于生长，最适 pH 值为 6.4～7.8，最适温度为 37℃，在 10～40℃ 的环境中均能繁殖，在选择性或鉴别培养基上为无色，半透明，微凸起，光滑，湿润，边缘整齐，直径约 2mm 大小的菌落，但宋内氏志贺氏菌常出现 R 形菌落。在液体培养中成均匀混浊，无鞭毛，无动力。

志贺氏菌因在食品中的存活期较短，当样品采集后应尽快进行检验，在不能立即检查时，可将标本放入冰箱保存。对该菌的检验至今还没有很好的增菌方法，一般采用 GN 增菌液，缩短增菌时间，在 6～8 小时增菌液内细菌轻微生长，即可接种鉴别平板，以免时间较长，其他肠道非致病菌生长过多而影响志贺氏菌的分离。用于分离鉴别的培养基，一般不少于两个，采用中等选择性的 HE 或 SS 琼脂平板或弱选择性的麦康凯或 EMB 琼脂平板，以利于志贺氏菌的阳性检出率。

志贺氏菌属在三糖铁琼脂内的反应结果为底层产酸、不产气（福氏志贺菌 6 型可微产气）斜面产碱，不产生硫化氢，无动力，在半固体管内沿穿刺线生长。不发酵水杨苷和侧金盏花醇，不分解尿素，在西蒙氏柠檬酸培养基上不生长，V-P 为阴性，不发酵乳糖（宋内氏志贺氏菌可迟缓发酵），不能使赖氨酸脱羧，宋内氏菌和鲍氏 B 型可使鸟氨酸脱羧，其他均为阴性。

志贺氏菌的检验方法大致分为增菌、分离、生化试验及血清学鉴定。

**1. 设备和材料**

除微生物实验室常规灭菌及培养设备外，其他设备和材料如下：

（1）设备

① 恒温培养箱：（36±1）℃。

② 冰箱：2～5℃。

③ 膜过滤系统。

④ 厌氧培养装置：（41.5±1）℃。

⑤ 电子天平：感量 0.1g。

⑥ 显微镜：10×～100×。

⑦ 均质器。

⑧ 振荡器。

⑨ 无菌吸管：1mL（具 0.01mL 刻度）、10mL（具 0.1mL 刻度）或微量移液器及吸头。

⑩ 无菌均质杯或无菌均质袋：容量 500mL。

⑪ 无菌培养皿：直径 90mm。

⑫ pH 计或 pH 比色管或精密 pH 试纸。

⑬ 全自动微生物生化鉴定系统。

（2）培养基和试剂

① 志贺氏菌增菌肉汤-新生霉素。

② 麦康凯（MAC）琼脂。

③ 木糖赖氨酸脱氧胆酸盐（XLD）琼脂。

④ 志贺氏菌显色培养基。

⑤ 三糖铁（TSI）琼脂。

⑥ 营养琼脂斜面。

⑦ 半固体琼脂。

⑧ 葡萄糖铵培养基。

⑨ 尿素琼脂。

⑩ β-半乳糖苷酶培养基。

⑪ 氨基酸脱羧酶试验培养基。

⑫ 糖发酵管。

⑬ 西蒙氏柠檬酸盐培养基。

⑭ 粘液酸盐培养基。

⑮ 蛋白胨水、靛基质试剂。

⑯ 志贺氏菌属诊断血清。

⑰ 生化鉴定试剂盒。

**2. 检验程序**

志贺氏菌检验程序如图 4-6 所示。

**3. 操作步骤**

（1）增菌

以无菌操作取检样 25g（mL），加入装有灭菌 225mL 志贺氏菌增菌肉汤的均质杯，用旋转刀片式均质器以 8000～10000r/min 均质；或加入装有 225mL 志贺氏菌增菌肉汤的均质袋中，用拍击式均质器连续均质 1～2 分钟，液体样品振荡混匀即可。在（41.5±1）℃环境中厌氧培养 16～20 小时。

（2）分离

取增菌后的志贺氏增菌液分别划线接种于 XLD 琼脂平板和 MAC 琼脂平板或志贺氏菌显色培养基平板上，在（36±1）℃的环境中培养 20～24 小时，观察各个平板上生长的菌落形态。宋内氏志贺氏菌的单个菌落直径大于其他志贺氏菌。如果出现的菌落不典型或菌落较小不易观察，则继续培养至 48 小时再进行观察。志贺氏菌在不同选择性琼脂平板上的菌落特征见表 4-10。

表 4-10　志贺氏菌在不同选择性琼脂平板上的菌落特征

| 选择性琼脂平板 | 志贺氏菌的菌落特征 |
| --- | --- |
| MAC 琼脂 | 无色至浅粉红色，半透明、光滑、湿润、圆形、边缘整齐或不齐 |
| XLD 琼脂 | 粉红色至无色，半透明、光滑、湿润、圆形、边缘整齐或不齐 |
| 志贺氏菌显色培养基 | 按照显色培养基的说明进行判定 |

（3）初步生化试验

① 从选择性琼脂平板上分别挑取 2 个以上典型或可疑菌落，分别接种 TSI、半固体和营

养琼脂斜面各一管，置于 36±1℃的环境中培养 20～24 小时，分别观察结果。

② 凡是三糖铁琼脂中斜面产碱、底层产酸（发酵葡萄糖，不发酵乳糖，蔗糖）、不产气（福氏志贺氏菌 6 型可产生少量气体）、不产硫化氢、半固体管中无动力的菌株，挑取其①中已培养的营养琼脂斜面上生长的菌苔，进行生化试验和血清学分型。

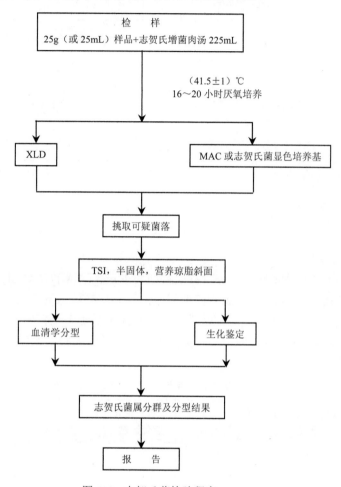

图 4-6　志贺氏菌检验程序

（4）生化试验及附加生化试验

① 生化试验

使用已培养的营养琼脂斜面上生长的菌苔，进行生化试验，即 β-半乳糖苷酶、尿素、赖氨酸脱羧酶、鸟氨酸脱羧酶以及水杨苷和七叶苷的分解试验。除宋内氏志贺氏菌、鲍氏志贺氏菌 13 型的鸟氨酸阳性；宋内氏菌和痢疾志贺氏菌 1 型，鲍氏志贺氏菌 13 型的 β-半乳糖苷酶为阳性以外，其余生化试验志贺氏菌属的培养物均为阴性结果。另外由于福氏志贺氏菌 6 型的生化特性和痢疾志贺氏菌或鲍氏志贺氏菌相似，必要时还需加做靛基质、甘露醇、棉子糖、甘油试验，也可做革兰氏染色检查和氧化酶试验，应为氧化酶阴性的革兰氏阴性杆菌。生化反应不符合的菌株，即使能与某种志贺氏菌分型血清发生凝集，仍不得判定为志贺氏菌属。志贺氏菌属生化特性见表 4-11。

表 4-11　志贺氏菌属四个群的生化特征

| 生化反应 | A 群：痢疾志贺氏菌 | B 群：福氏志贺氏菌 | C 群：鲍氏志贺氏菌 | D 群：宋内氏志贺氏菌 |
|---|---|---|---|---|
| β-半乳糖苷酶 | $-^a$ | $-$ | $-^a$ | $+$ |
| 尿素 | $-$ | $-$ | $-$ | $-$ |
| 赖氨酸脱羧酶 | $-$ | $-$ | $-$ | $-$ |
| 鸟氨酸脱羧酶 | $-$ | $-$ | $-^b$ | $+$ |
| 水杨苷 | $-$ | $-$ | $-$ | $-$ |
| 七叶苷 | $-$ | $-$ | $-$ | $-$ |
| 靛基质 | $-/+$ | $(+)$ | $-/+$ | $-$ |
| 甘露醇 | $-$ | $+^c$ | $+$ | $+$ |
| 棉子糖 | $-$ | $+$ | $+$ | $+$ |
| 甘油 | $(+)$ | $-$ | $(+)$ | d |

注：+表示阳性；−表示阴性；−/+表示多数阴性；+/−表示多数阳性；（+）表示迟缓阳性；d 表示有不同生化型。

　　a　痢疾志贺 1 型和鲍氏 13 型为阳性。

　　b　鲍氏 13 型为鸟氨酸阳性。

　　c　福氏 4 型和 6 型常见甘露醇阴性变种。

② 附加生化实验

由于某些不活泼的大肠埃希氏菌（anaerogenic E.coli）、A-D（Alkalescens-D isparbiotypes 碱性-异型）菌的部分生化特征与志贺氏菌相似，并能与某种志贺氏菌分型血清发生凝集；因此前面生化实验符合志贺氏菌属生化特性的培养物还需另加葡萄糖胺、西蒙氏柠檬酸盐、粘液酸盐试验（36℃培养 24～48 小时）。志贺氏菌属和不活泼大肠埃希氏菌、A-D 菌的生化特性区别见表 4-12。

表 4-12　志贺氏菌属和不活泼大肠埃希氏菌、A-D 菌的生化特性区别

| 生化反应 | A 群：痢疾志贺氏菌 | B 群：福氏志贺氏菌 | C 群：鲍氏志贺氏菌 | D 群：宋内氏志贺氏菌 | 大肠埃希氏菌 | A-D 菌 |
|---|---|---|---|---|---|---|
| 葡萄糖铵 | $-$ | $-$ | $-$ | $-$ | $+$ | $+$ |
| 西蒙氏柠檬酸盐 | $-$ | $-$ | $-$ | $-$ | d | d |
| 粘液酸盐 | $-$ | $-$ | $-$ | d | $+$ | d |

注：1. +表示阳性；−表示阴性；d 表示有不同生化型。

　　2. 在葡萄糖铵、西蒙氏柠檬酸盐、粘液酸盐试验三项反应中志贺氏菌一般为阴性，而不活泼的大肠埃希氏菌、A-D（碱性-异型）菌至少有一项反应为阳性。

③ 如果选择生化鉴定试剂盒或全自动微生物生化鉴定系统，可以根据初步生化试验中的②判断结果，用已培养的营养琼脂斜面上生长的菌苔，使用生化鉴定试剂盒或全自动微生物生化鉴定系统进行鉴定。

（5）血清学鉴定

① 抗原的准备

志贺氏菌属没有动力，所以没有鞭毛抗原。志贺氏菌属主要有菌体（O）抗原。菌体 O 抗原又可分为型和群的特异性抗原。

一般采用 1.2%～1.5%琼脂培养物作为玻片凝集试验用的抗原。

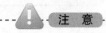 **注　意**

（1）一些志贺氏菌如果因为 K 抗原的存在而不出现凝集反应时，可以挑取菌苔在 1mL 生理盐水做成浓菌液，在 100℃的温度下煮沸 15～60 分钟去除 K 抗原后再检查。

（2）D 群志贺氏菌既可能是光滑型菌株也可能是粗糙型菌株，与其他志贺氏菌群抗原不存在交叉反应。与肠杆菌科不同，宋内氏志贺氏菌粗糙型菌株不一定会自凝。宋内氏志贺氏菌没有 K 抗原。

② 凝集反应

在玻片上划出 2 个约 1cm×2cm 的区域，挑取一环待测菌，各放 1/2 环于玻片上的每一区域上部，在其中一个区域下部加 1 滴抗血清，在另一区域下部加入 1 滴生理盐水，作为对照。再用无菌的接种环或针分别将两个区域内的菌落研成乳状液。将玻片倾斜摇动混合 1 分钟，并对着黑色背景进行观察，如果抗血清中出现凝结成块的颗粒，而且生理盐水中没有发生自凝现象，那么凝集反应为阳性。如果生理盐水中出现凝集，视作为自凝。这时，应挑取同一培养基上的其他菌落继续进行试验。

如果待测菌的生化特征符合志贺氏菌属生化特征，而其血清学试验为阴性的话，则按抗原准备注 1 进行试验。

③ 血清学分型（选做项目）

先用四种志贺氏菌多价血清检查，如果呈现凝集，则再用相应各群多价血清分别试验。先用 B 群福氏志贺氏菌多价血清进行实验，如果呈现凝集，再用其群和型因子血清分别检查。如果 B 群多价血清不凝集，则用 D 群宋内氏志贺氏菌血清进行实验，如果呈现凝集，则用其 Ⅰ 相和 Ⅱ 相血清检查；如果 B、D 群多价血清都不凝集，则用 A 群痢疾志贺氏菌多价血清及 1～12 各型因子血清检查，如果上述三种多价血清都不凝集，可用 C 群鲍氏志贺氏菌多价检查，并进一步用 1～18 各型因子血清检查。福氏志贺氏菌各型和亚型的型抗原和群抗原鉴别见表 4-13。

表 4-13　福氏志贺氏菌各型和亚型的型抗原和群抗原的鉴别表

| 型和亚型 | 型抗原 | 群抗原 | 在群因子血清中的凝集 | | |
|---|---|---|---|---|---|
| | | | 3.4 | 6 | 7.8 |
| 1a | Ⅰ | 4 | + | − | − |
| 1b | Ⅰ | （4），6 | （+） | + | − |
| 2a | Ⅱ | 3，4 | + | − | − |
| 2b | Ⅱ | 7，8 | − | − | − |
| 3a | Ⅲ | （3，4），6，7，8 | （+） | + | + |
| 3b | Ⅲ | （3，4），6 | （+） | + | − |
| 4a | Ⅳ | 3，4 | + | − | − |
| 4b | Ⅳ | 6 | − | + | − |
| 4c | Ⅳ | 7，8 | − | − | + |
| 5a | Ⅴ | （3，4） | （+） | − | − |

| 型和亚型 | 型抗原 | 群抗原 | 在群因子血清中的凝集 | | |
| --- | --- | --- | --- | --- | --- |
| | | | 3.4 | 6 | 7.8 |
| 5b | V | 7，8 | － | － | ＋ |
| 6 | VI | 4 | ＋ | － | － |
| X 变体 | － | 7，8 | － | － | ＋ |
| Y 变体 | － | 3，4 | ＋ | － | － |

注：＋凝集；－不凝集；（）有或无。

**4. 结果报告**

综合以上生化试验和血清学鉴定的结果，报告 25g（mL）样品中检出或未检出志贺氏菌。

**5. 注意事项**

（1）样品采集后应尽快进行检验。如果在 24 小时内检验，样品可保存在冰箱内。

（2）用于分离的鉴别培养基一般不少于两个。

（3）动力的观察非常重要。挑取可疑菌落，除接种一支三糖铁琼脂外，还要接种一支半固体琼脂。

## 4.4.3　大肠埃希氏菌的检测

大肠埃希菌是肠道中存在的正常菌群，故常来源于人和动物的粪便，所以常作为粪便污染的指标。一旦被检药物中查出大肠埃希菌，表明该药品已被粪便污染，可能存在肠道致病菌和寄生虫卵，患者服用该药物后有引起感染的危险。因此，大肠埃希菌被列为重要的卫生指标菌。国家药品卫生标准规定口服药品不得检出大肠埃希菌。

中国药典采用了 MUG-Indole 法快速测定药品中大肠埃希菌。

在 MUG 试验中，将 MUG（4-甲基伞形酮葡糖苷酸）作为目标菌的基本营养物加入培养基中，被大肠埃希菌的 β-葡萄糖醛酸酶直接分解产物又作为一种指示系统，在 366 nm 紫外光下呈现蓝白色荧光，即 MUG 阳性；若无荧光，即 MUG 阴性。

在靛基质（Indole）试验中，大肠埃希菌能分解蛋白胨中的色氨酸，生成吲哚。吲哚的存在可用显色反应表现出来。吲哚与对二甲基氨基苯醛结合，形成玫瑰吲哚，为红色化合物。

因此根据大肠埃希菌的这一性质，对 MUG 呈阳性者，再加对-甲氨基苯甲醛试剂数滴，轻摇试管，培养液上层呈现玫瑰红色者（阳性），报告检出大肠埃希菌。如果两者都为阴性，报告未检出大肠埃希菌。如果一阴一阳，需要进一步的培养和生化试验检查。

**1. 材料和试剂**

（1）除微生物实验室常规灭菌及培养设备外，其他设备和材料如下：

① 恒温培养箱：（36±1）℃。

② 冰箱：2～5℃。

③ 恒温水浴箱：（44.5±0.2）℃。

④ 天平：感量为 0.1g。

⑤ 均质器。

⑥ 振荡器。

⑦ 无菌吸管：1mL（具 0.01mL 刻度）、10mL（具 0.1mL 刻度）或微量移液器及吸头。

⑧ 无菌锥形瓶：容量 500mL。

⑨ 无菌培养皿：直径 90mm。

⑩ pH 计或 pH 比色管或精密 pH 试纸。

⑪ 菌落计数器。

⑫ 紫外灯：波长 360nm～366nm，功率≤6W。

（2）培养基和试剂

① 月桂基硫酸盐胰蛋白胨（LST）肉汤。

② EC 肉汤（E.coli broth）。

③ 蛋白胨水。

④ 缓冲葡萄糖蛋白胨水〔甲基红（MR）和 V-P 试验用〕。

⑤ 西蒙氏柠檬酸盐培养基。

⑥ 磷酸盐缓冲液。

⑦ 伊红美蓝（EMB）琼脂。

⑧ 营养琼脂斜面。

⑨ 结晶紫中性红胆盐琼脂（VRBA）。

⑩ 结晶紫中性红胆盐-4-甲基伞形酮-β-D-葡萄糖苷琼脂（VRBA-MUG）。

⑪ 革兰氏染色液。

⑫ Kovacs 靛基质试剂。

⑬ 无菌 1mol/L NaOH。

⑭ 无菌 1mol/L HCl。

### 2. 肠埃希氏菌 MPN 计数（GB 4789.38—2012）

1）检验程序

大肠埃希氏菌 MPN 计数的检验程序如图 4-7 所示。

2）操作步骤

（1）样品的稀释

① 固体和半固体样品：称取 25g 样品，放入盛有 225mL 磷酸盐缓冲液的无菌均质杯内，以 800～10000r/min 均质 1～2 分钟，制成 1∶10 样品匀液，或放入盛有 225 mL 磷酸盐缓冲液的无菌均质袋中，用拍击式均质器拍打 1～2 分钟制成 1∶10 的样品匀液。

② 液体样品：以无菌吸管吸取 25mL 样品置于盛有 225mL 磷酸盐缓冲液的无菌锥形瓶（瓶内预置适 当数量的无菌玻璃珠）中，充分混匀，制成 1∶10 的样品匀液。

③ 样品匀液的 pH 值应在 6.5～7.5 之间，必要时分别用 1mol/L NaOH 或 1mol/L HCl 调节。

④ 用 1mL 无菌吸管或微量移液器吸取 1∶10 样品匀液 1mL，沿管壁缓缓注入 9mL 磷酸盐缓冲液的无菌试管中（注意吸管或吸头尖端不要触及稀释液面），振摇试管或换用 1 支 1mL 无菌吸管或吸头反复吹打，使其混合均匀，制成 1∶100 的样品匀液。

⑤ 根据对样品污染状况的估计，按上述操作，依次制成 10 倍递增系列稀释样品匀液。每递增稀释 1 次，换用 1 支 1mL 无菌吸管或吸头。从制备样品匀液至样品接种完毕，全过程不得超过 15 分钟。

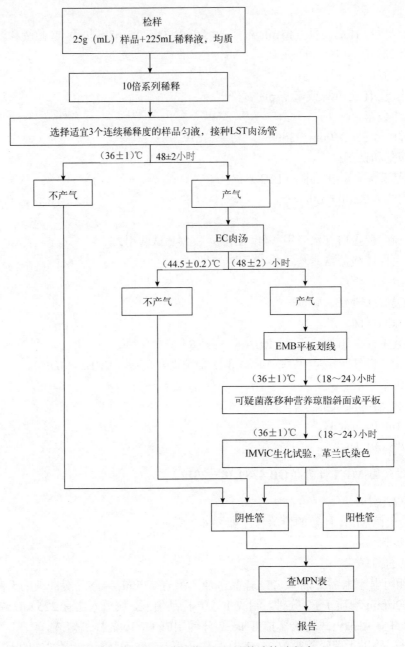

图 4-7  大肠埃希氏菌 MPN 计数法检验程序

（2）初发酵试验

每个样品，选择 3 个适宜的连续稀释度的样品匀液（液体样品可以选择原液），每个稀释度接种 3 管月桂基硫酸盐胰蛋白胨（LST）肉汤，每管接种 1mL（如接种量超过 1mL，则用双料 LST 肉汤），在（36±1）℃环境中培养（24±2）小时，观察小导管内是否有气泡产生，在（24±2）小时内产气者进行复发酵试验，如未产气则继续培养（48±2）小时。产气者进行复发酵试验。如果所有 LST 肉汤管均未产气，即可报告大肠埃希氏菌 MPN 结果。

（3）复发酵试验

用接种环从产气的 LST 肉汤管中分别取培养物 1 环，移种于已提前预温至 45℃的 EC 肉汤管中，放入带盖的（44.5±0.2）℃水浴箱内。水浴的水面应高于肉汤培养基液面，培养（24±2）小时，检查小导管内是否有气泡产生，如果没有产气则继续培养至（48±2）小时。记录在 24 小时和 48 小时内产气的 EC 肉汤管数。如果所有 EC 肉汤管均未产气，即可报告大肠埃希氏菌 MPN 结果；如有产气者，则进行 EMB 平板分离培养。

（4）伊红美蓝平板分离培养

轻轻振摇各产气管，用接种环取培养物分别划线接种于 EMB 平板，在（36±1）℃的温度下培养 18～24 小时。观察平板上有无具黑色中心有光泽或无光泽的典型菌落。

（5）营养琼脂斜面或平板培养

从每个平板上挑 5 个典型菌落，如无典型菌落则挑取可疑菌落。用接种针接触菌落中心部位，移种到营养琼脂斜面或平板上，在（36±1）℃的温度下培养 18～24 小时。取培养物进行革兰氏染色和生化试验。

（6）鉴定

取培养物进行靛基质试验、MR-VP 试验和柠檬酸盐利用试验。大肠埃希氏菌与非大肠埃希氏菌的生化鉴别见表 4-14。

表 4-14　大肠埃希氏菌与非大肠埃希氏菌的生化鉴别

| 靛基质(I) | 甲基红(MR) | VP 试验(VP) | 柠檬酸盐(C) | 鉴定(型别) |
|---|---|---|---|---|
| + | + | − | − | 典型大肠埃希氏菌 |
| − | + | − | − | 非典型大肠埃希氏菌 |
| + | + | − | + | 典型中间型 |
| − | + | − | + | 非典型中间型 |
| − | − | + | + | 典型产气杆菌 |
| + | − | + | + | 非典型产气杆菌 |

注：1. 如果出现表以外的生化反应类型，表明培养物可能不纯，应重新划线分离，必要时要做重复试验。

　　2. 生化试验也可以选用生化鉴定试剂盒或全自动微生物生化鉴定系统等方法，按照产品说明书进行操作。

3）大肠埃希氏菌 MPN 计数的报告

大肠埃希氏菌为革兰氏阴性无芽胞杆菌，发酵乳糖、产酸、产气，IMViC 生化试验为＋＋－－或－＋－－。只要有 1 个菌落鉴定为大肠埃希氏菌，其所代表的 LST 肉汤管即为大肠埃希氏菌阳性。依据 LST 肉汤阳性管数查 MPN 表（见附录 B），报告每 g（mL）样品中大肠埃希氏菌 MPN 值。

**3. 注意事项**

（1）样品匀液的 pH 值应在 6.5～7.5 之间。

（2）从制备样品匀液至样品接种完毕，全过程不得超过 15 分钟。

（3）在复发酵试验中，EC 肉汤管需提前预温至 45℃。

## 4.4.4　肉毒梭菌及其毒素检测（GB/T4789.12—2003)

**1. 肉毒梭菌**

（1）生物学状性

肉毒梭菌属于厌氧性梭状芽胞杆菌属，具有该菌的基本特性，即厌氧性的杆状菌，形成芽胞，芽胞比繁殖体宽，呈梭状，新鲜培养基的革兰氏染色为阳性，产生剧烈细菌外毒素，即肉毒毒素。

肉毒梭菌为多形态细菌，约为 4×1μm 的大杆菌，两侧平行，两端钝园，直杆状或稍弯曲，芽胞为卵圆形，位于次极端，或偶有位于中央，常见很多游离芽胞。有时形成长丝状或链状，有时能见到舟形、带把柄的柠檬形、蛇样线装、染色较深的球茎状，这些属于退化型。当菌体开始形成芽胞时，常常伴随着自溶现象，可见到阴影形。

肉毒梭菌具有 4～8 根周毛性鞭毛，运动迟缓，没有荚膜。

在固体培养基表面上，形成不正圆形，大约 3 毫米左右的菌落。菌落半透明，表面呈颗粒状，边缘不整齐，界线不明显，向外扩散，呈绒毛网状，常常扩散成菌苔。在血平板上，出现与菌落几乎等大或者较大的溶血环。在乳糖卵黄牛奶平板上，菌落下培养基为乳浊，菌落表面及周围形成彩虹薄层，不分解乳糖；分解蛋白的菌株，菌落周围出现透明环。

肉毒梭菌发育最适温度为 25～35℃，培养基最适的酸碱度为 pH6.0～8.2。

（2）肉毒梭菌的致病性

肉毒梭菌的致病性在于所产生的神经毒素即肉毒毒素，这些毒素能引起人和动物的肉毒中毒，根据肉毒毒素的抗原性，肉毒梭菌至今已有 A、B、C（1、2）、D、E、F、G 等 7 种型号。引起人群中毒的，主要有 A、B、E 三型。C、D 二型毒素主要是畜、禽肉毒中毒的病原。F、G 型肉毒梭菌极少分离，未见 G 型菌引起人群的中毒报道。

（3）流行病学

肉毒梭菌广泛存在于自然界，引起中毒的食品有腊肠、火腿、鱼及鱼制品和罐头食品等。在美国以罐头发生中毒较多，日本以鱼制品较多，在我国主要以发酵食品有关，如臭豆腐、豆瓣酱、面酱、豆豉等。其他引起中毒的食品还有熏制未去内脏的鱼、填馅茄子、油浸大蒜、烤土豆、炒洋葱、蜂蜜制品等。

肉毒梭菌是致死性最高的病原体之一。感染剂量极低，每个人都易感染。摄食 18～36 小时后发病为典型病症，但不典型的可在 4 小时至 8 天不等。症状为虚弱、眩晕、伴随视觉成双、渐进性说话障碍、呼吸和吞咽困难，还可能会出现腹胀和便秘。毒素最终会引起麻痹，呈渐进对称性、自上到下。

肉毒梭菌在自然界的分布上具有某种区域性差异，显示出生态上的差别倾向。A、B 型的分布最广，其芽胞广泛分布于自然界，各大洲的许多国家均有检出；C、D 型的芽胞多存在于动物的尸体中，或在腐尸附近的土壤中；E 型菌及其芽胞存在于海洋的沉积物、水产品的肠道内，E 型菌及其芽胞适应于深水的低温，使 E 型菌在海洋地区广泛分布。但是，越来越多的调查结果表明，除 G 型菌之外，其他各型菌的分布都是相当广泛的。

**2. 肉毒毒素**

1）生物学性状

肉毒梭菌的致病性在于其产生的神经麻痹毒素，即肉毒毒素，而细菌本身则是一种腐生菌。各种型号的肉毒梭菌分别产生相应的毒素，所以，肉毒毒素也分为 A、B、C、D、E、F、G 等 7 种型号。C 型包括 C1、C2 二个亚型。

A 型毒素在 60℃的温度下经过 2 分钟加热，差不多能被完全破坏，而 B、E 二型毒素要在 70℃温度下经过 2 分钟加热才能被破坏；C、D 二型毒素对热的抵抗更大些；C 型毒素要在 90 ℃的温度下经过 2 分钟加热才能完全破坏，无论如何，只要煮沸 1 分钟或在 75℃温度下加热 5～

10 分钟，毒素都能被完全破坏。肉毒毒素对酸性反应比较稳定，对碱性反应比较敏感。某些型的肉毒毒素在适宜条件下，毒性能被胰酶激活和加强。

2）致病性

肉毒毒素的毒性极强，是最强的神经麻痹毒素之一，据称，精制毒素 1 微克的毒力为 200 000 小白鼠（20 克）致死量，也就是说，1 克毒素能杀死 400 万吨小白鼠，一个人的致死量大概 1 微克左右。

3）肉毒毒素检出及肉毒梭菌检验

（1）设备和材料

① 冰箱：0～4℃。

② 离心机及离心管：3000r/min。

③ 研钵及细沙。

④ 恒温培养箱：（30±1）℃，（35±1）℃，（37±1）℃。

⑤ 显微镜：10×～100×。

⑥ 相差显微镜。

⑦ 均质器或灭菌乳钵。

⑧ 托盘天平：0～500g，精确至 0.5g。

⑨ 厌氧培养装置：常温催化除氧式或焦性没石子酸除氧式。

⑩ 灭菌吸管：1mL，10mL。

⑪ 灭菌注射器：1mL。

⑫ 灭菌平皿。

⑬ 灭菌锥形瓶。

⑭ 接种环。

⑮ 载玻片。

⑯ 小白鼠。

（2）培养基和试剂。

① 庖肉培养基。

② 卵黄琼脂培养基。

③ 明胶磷酸盐缓冲液。

④ 肉毒分型抗毒诊断血清。

⑤ 胰酶：活力 1∶250。

⑥ 革兰氏染色液。

（3）检验程序

肉毒梭菌及肉毒毒素检验程序如图 4-8 所示：

如上所示，检样经均质处理后及时接种培养，进行增菌、产毒，同时进行毒素检测试验。毒素检测试验结果可证明检样中有无肉毒毒素以及有何种型号的肉毒毒素存在。

对增菌产毒培养物，一方面做一般的生长特性观察，同时检测肉毒毒素的产生情况。所得结果可证明检样中有无肉毒梭菌以及有何种型号的肉毒梭菌存在。

为其他特殊目的而欲获纯菌株，可用增菌产毒培养物进行分离培养，对所得纯菌株进行形态、培养特性等观察及毒素检测，其结果可证明所得纯菌为何种型号的肉毒梭菌。

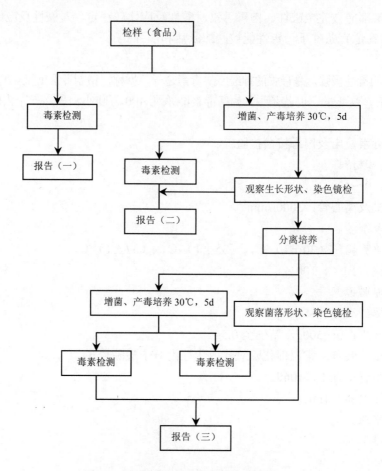

图 4-8　肉毒梭菌及肉毒毒素检验程序

注：报告（一）：检样含有某型肉毒毒素。

报告（二）：检样含有某型肉毒梭菌。

报告（三）：由样品分离的菌株为某型肉毒梭菌。

（4）肉毒毒素检测

液状检样可直接离心，固体或半流动检样须加适量（例如，等量、倍量或 5 倍量、10 倍量）明胶磷酸盐缓冲液，浸泡、研碎，然后离心，取上清液进行检测。

另取一部分上清液，调 pH 值到 6.2，每 9 份加 10%胰酶（活力 1∶250）水溶液 1 份，混匀，不断轻轻搅动，在 37℃温度下作用 60 分钟，进行检测。

肉毒毒素检测以小白鼠腹腔注射法为标准方法。

① 检出试验：取上述离心上清液及其胰酶激活处理液分别注射小白鼠 3 只，每只注射0.5mL，观察 4 天。注射液中若有肉毒毒素存在，小白鼠一般在注射后 24 小时内发病、死亡。主要症状为竖毛，四肢瘫软，呼吸困难，呼吸呈风箱式，腰部凹陷，宛若蜂腰，最终死于呼吸麻痹。如果遇小鼠猝死以至症状不明显时，则可将注射液做适当稀释，重做试验。

② 确证试验：不论上清液或其胰酶激活处理液，凡能致小鼠发病、死亡者，取样分成 3 份进行试验，1 份加等量多型混合肉毒抗毒诊断血清，混匀，在 37℃温度下作用 30 分钟，1 份加等量明胶磷酸盐缓冲液，混匀，煮沸 10 分钟；1 份加等量明胶磷酸盐缓冲液，混匀即可，不做其他处理。3 份混合液分别注射小白鼠各 2 只，每只 0.5mL，观察 4 天，若注射加诊断血

清与煮沸加热的 2 份混合液的小白鼠均获保护存活，而唯有注射未经其他处理的混合液的小白鼠以特有症状死亡，则可判定检样中有肉毒毒素存在，必要时要进行毒力测定及定型试验。

③ 毒力测定：取已判定含有肉毒毒素的检样离心上清液，用明胶磷酸盐缓冲液做成 50 倍、500 倍及 5000 倍的稀释液，分别注射小白鼠各 2 只，每只 0.5mL，观察 4 天。根据动物死亡情况，计算检样所含肉毒毒素的大体毒力（mLD/mL 或 mLD/g）。例如，5 倍、50 倍及 500 倍稀释致动物全部死亡，而注射 5000 倍稀释液的动物全部存活，则可大体判定检样上清液所含毒素的毒力为 1000～10000mLD/mL。

④ 定型试验：按毒力测定结果，用明胶磷酸盐缓冲液将检样上清液稀释至所含毒素的毒力大体在 10～1000mLD/mL 的范围，分别与各单型肉毒抗诊断血清等量混匀，在 37℃温度下作用 30 分钟，各注射小鼠 2 只，每只 0.5mL，观察 4 天。同时以明胶磷酸盐缓冲液代替诊断血清，与稀释毒素液等量混合作为对照。能保护动物免于发病、死亡的诊断血清型即为检样所含肉毒毒素的型别。

> ⚠ **注意**
>
> （1）未经胰酶激活处理的检样的毒素检出试验或确证试验若为阳性结果，则胰酶激活处理液可省略毒力测定及定型试验。
>
> （2）为争取时间尽快得出结果，毒素检测的各项试验也可同时进行。
>
> （3）根据具体条件和可能性，定型试验可酌情先省略 C、D、F 及 G 型。
>
> （4）进行确证及定型等中和试验时，检样的稀释应参照所用肉毒诊断血清的效价。
>
> （5）试验动物的观察可按阳性结果的出现随时结束，以缩短观察时间；唯有出现阴性结果时，应保留充分的观察时间。

（5）肉毒梭菌检出（增菌产毒培养试验）

取庖肉培养基 3 支，煮沸 10～15 分钟，做如下处理：

第一支：急速冷却，接种检样均质液 1～2mL；

第二支：冷却至 60℃，接种检样，继续于 60℃温度下保温 10 分钟，急速冷却；

第三支：接种检样，继续煮沸加热 10 分钟，急速冷却。

以上接种物于 30℃温度下培养 5 天，若无生长，可再培养 10 天。培养到期后，若有生长，取培养液离心，以其上清液进行毒素检测试验，方法同肉毒毒素检测，如果是阳性结果则证明检样中有肉毒梭菌存在。

（6）分离培养

选取经毒素检测试验证实含有肉毒梭菌的增菌产毒培养物（必要时可重复一次适宜的加热处理）接种卵黄琼脂平板，在 35℃厌氧环境下培养 48 小时。肉毒梭菌在卵黄琼脂平板上生长时，菌落及周围培养基表面覆盖着特有的虹彩样（或珍珠层样）薄层，但 G 型菌无此现象。

根据菌落形态及菌体形态挑取可疑菌落，接种庖肉培养基，于 30℃环境下培养 5 天，进行毒素检测及培养特性检查确证试验。

① 毒素检测：试验方法同肉毒毒素检测。

② 培养特性检查：接种卵黄琼脂平板，分成 2 份，分别在 35℃的需氧和厌氧条件下培养 48 小时，观察生长情况及菌落形态。肉毒梭菌只有在厌氧条件下才能在卵黄琼脂平板上生长并形成具有上述特征的菌落，而在需氧条件下则不生长。

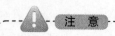
⚠ **注　意**

为检出蜂蜜中存在的肉毒梭菌，蜂蜜检样需预温 37℃（流质蜂蜜），或 52～53℃（晶质蜂蜜），充分搅拌后立即称取 20g，溶于 100mL 灭菌蒸馏水（37℃或 52～53℃），搅拌稀释，以 8000～10000r/min 离心 30 分钟（20℃），沉淀，加灭菌蒸馏水 1mL，充分摇匀，等分各半，接种庖肉培养基（8～10mL）各 1 支，分别在 30℃及 37℃环境中厌氧培养 7 天，然后进行肉毒毒素检测。

**3. 控制**

最根本的预防方法是加强食品卫生管理，改进食品的加工、调制及储存方法，改善饮食习惯，对某些水产品的加工可采取事先取内脏，并通过保持盐水浓度为 10%的腌制方法，使水活度低于 0.85 或 pH 值为 4.6 以下，对于在常温储存的真空包装食品采取高压杀菌等措施，以确保抑制肉毒梭菌产生毒素，杜绝肉毒中毒病例的发生。

**4. 注意事项**

（1）典型的肉毒中毒，小白鼠会在 4～6 小时内死亡，而且 98%～99% 的小白鼠会在 12 小时内死亡。因此，实验前 24 小时内的观察是非常重要的。

（2）小白鼠要用不会抹去的颜料加以标记。

（3）小白鼠的饲料与水应及时添加、充分供应。

（4）食物中发现毒素，表明未经充分的加热处理，可能引起肉毒中毒。

（5）检出肉毒梭菌但未检出肉毒毒素，不能证明此食物会引起肉毒中毒。

## 4.4.5　罐头的商业无菌检验 （GB／T4789.26—2003）

罐头食品经过适度的热杀菌以后，不含有致病的微生物，也不含有在通常温度下能在其中繁殖的非致病性微生物，这种状态称作商业无菌。

**1. 设备和仪器**

（1）冰箱：0～4℃。

（2）恒温培养箱：（30±1）℃、（36±1）℃、（55±1）℃。

（3）恒温水浴锅：（46±1）℃。

（4）显微镜：10×～100×。

（5）架盘药物天平：0～500g，精度 0.5g。

（6）电位 pH 计。

（7）灭菌吸管：1mL（具 0.01mL 刻度）、10mL（具 0.1mL 刻度）。

（8）灭菌平皿：直径 90mm。

（9）灭菌试管：16mm×160 mm。

（10）开罐刀和罐头打孔器。

（11）白色搪瓷盘。

（12）灭菌镊子。

### 2. 培养基和试剂

（1）革兰氏染色液。
（2）疱肉培养基。
（3）溴甲酚绿葡萄糖肉汤。
（4）酸性肉汤。
（5）麦芽浸膏汤。
（6）锰盐营养琼脂。
（7）血琼脂。
（8）卵黄琼脂。

### 3. 审查生产操作记录

工厂检验部门对送检产品的下述操作记录应认真进行审阅。妥善保存至少3年备查。

（1）杀菌记录：包括自动记录仪的记录纸和相应的手记记录。记录纸上要标明产品品名、规格、生产日期和杀菌锅号。每一项图表记录都必须由杀菌锅操作者亲自记录和签字，由车间专人审核签字，最后由工厂检验部门审定后签字。

（2）杀菌后的冷却水有效氯含量测定的记录。

（3）罐头密封性检验的记录：罐头密封性检验的全部记录应包括空罐和实罐卷边封口质量和焊缝质量的常规检查记录，记录上应明确标记批号和罐数等，并由检验人员和主管人员签字。

### 4. 抽样方法

可采用下述方法之一。

（1）按杀菌锅抽样

低酸性食品罐头在杀菌冷却完毕后每杀菌锅抽样2罐，3kg以上的大罐每锅抽1罐，酸性食品罐头每抽1罐，一般一个班的产品组成一个检验批，将各锅的样罐组成一个样批送检，每批每个品种取样基数不得少于3罐。产品按锅划分堆放，在遇到由于杀菌操作不当引起问题时，可以按锅处理。

（2）按生产班（批）次抽样

① 取样数为1/6000，尾数超过2000者增取1罐，每班（批）每个品种不得少于3罐。

② 某些产品班产量较大，则以30000罐为基数，其取样数按1/6000超过30000罐以上的按1/20000计，尾数超过4000罐者增取1罐。

③ 个别产品产量过小，同品种同规格可合并班次为一批取样，但并班总数不超过5000罐，每个批次取样数不得少于3罐。

### 5. 称重

用电子秤或台天平称重，1kg及以下的罐头精确到1g，1kg以上的罐头精确到2g，各罐头的重量减去空罐的平均重量即为该罐头的净重。称重前对样品进行记录编号。

### 6. 保温

（1）将全部样罐按下述分类在规定温度下按规定时间进行保温见表4-15。

表 4-15　样品保温时间和温度

| 罐头种类 | 温度/℃ | 时间/d |
|---|---|---|
| 低酸性罐头食品 | 36±1 | 10 |
| 酸性罐头食品 | 30±1 | 10 |
| 预定要输往热带地区（40℃以上）的低酸性食品 | 55±1 | 5～7 |

（2）保温过程中应每天检查，如果有胖听或泄漏等现象，立即剔出作开罐检查。

### 7. 开罐

取保温过的全部罐头，冷却到常温后，按无菌操作开罐检验。

将罐用温水和洗涤剂洗刷干净，用自来水冲洗后擦干。放入无菌室，以紫外光杀菌灯照射30分钟。

将样罐移置于超净工作台上，用5%酒精棉球擦拭无代号端，并点燃灭菌（胖听罐不能烧）。用灭菌的卫生开罐刀或罐头打孔器开启（带汤汁的罐头开罐前适当振摇），开罐时不能伤及卷边结构。

### 8. 留样

开罐后，用灭菌吸管或其他适当工具以无菌操作取出内容物 10～20mL（g），移入灭菌容器内，保存于冰箱中。待该批罐头检验得出结论后可随之弃去。

### 9. pH 值测定

取样测定 pH 值，与同批中正常罐相比，看是否有显著的差异。

### 10. 感官检查

在光线充足、空气清洁无异味的检验室中将罐头内容物倾入白色搪瓷盘内，由有经验的检验人员对产品的外观、色泽、状态和气味等进行观察和嗅闻，用餐具按压食品或戴薄指套以手指进行触感，鉴别食品有无腐败变质的迹象。

### 11. 涂片染色镜检

（1）涂片：对感官或 pH 检查结果认为可疑的，以及腐败时 pH 反应不灵敏的（如肉、禽、鱼类等）罐头样品，均应进行涂片染色镜检。带汤汁的罐头样品可用接种环挑取汤汁涂于载玻片上，固态食品可以直接涂片或用少量灭菌生理盐水稀释后涂片。待干燥后用火焰固定。油脂性食品涂片自然干燥并用火焰固定后，用二甲苯流洗，自然干燥。

（2）染色镜检：用革兰氏染色法染色，镜检，至少观察 5 个视野，记录细菌的染色反应、形态特征以及每个视野的菌数。与同批的正常样品进行对比，判断是否有明显的微生物增殖现象。

### 12. 接种培养

保温期间出现的胖听、泄漏，或开罐检查发现 pH、感官质量异常、腐败变质，进一步镜检发现有异常数量细菌的样罐，均应及时进行微生物接种培养。

对需要接种培养的样罐（或留样）用灭菌的工具移出约 1mL（g）内容物，分别接种培养。接种量约为培养基的十分之一。要求用 55℃培养基管，在接种前应在 55℃水浴中预热至该温度，接种后立即放入 55℃温箱培养。

（1）低酸性罐头食品（每罐）接种培养基、管数及培养条件见表4-16。

表4-16　低酸性罐头食品的检验

| 培　养　基 | 管　数 | 培养条件/℃ | 时间/h |
|---|---|---|---|
| 疱肉培养 | 2 | 36±1（厌氧） | 96～120 |
| 疱肉培养 | 2 | 55±1（厌氧） | 24～72 |
| 溴甲酚紫葡萄糖肉汤（带倒管） | 2 | 36±1（厌氧） | 96～120 |
| 溴甲酚紫葡萄糖肉汤（带倒管） | 2 | 55±1（厌氧） | 24～72 |

（2）酸性罐头食品（每罐）接种培养基、管数及培养条件见表4-17。

表4-17　酸性罐头食品的检验

| 培　养　基 | 管　　数 | 培养条件/℃ | 时间/h |
|---|---|---|---|
| 酸性肉汤 | 2 | 55±1（需氧） | 48 |
| 酸性肉汤 | 2 | 30±1（需氧） | 96 |
| 麦芽浸膏汤 | 2 | 30±1（需氧） | 96 |

### 13. 微生物培养检验程序及判定

（1）对在 36℃温度下培养有菌生长的溴甲酚紫肉汤管，观察产酸产气情况，并涂片染色镜检。如果是含杆菌的混合培养物或球菌、酵母菌或霉菌的纯培养物，不再往下检验；如果仅有芽胞杆菌则判为嗜温性需氧芽胞杆菌；如果仅有杆菌无芽胞则为嗜温性需氧杆菌，如果需进一步证实是否是芽胞杆菌，可转接于锰盐营养琼脂平板，在 36℃温度下培养后再作判定。

对在 55℃温度下培养有菌生长的溴甲酚紫肉汤管，观察产酸产气情况，并涂片染色镜检。如果有芽胞杆菌，则判为嗜热性需氧芽胞杆菌；如果仅有杆菌而无芽胞则判为嗜热性需氧杆菌。如果需进一步证实是否是芽胞杆菌，可转接于锰盐营养琼脂平板，在 55℃温度下培养后再作判定。

对在 36℃温度下培养有菌生长的疱肉培养基管，涂片染色镜检，如果为不含杆菌的混合菌相，不再往下进行；如果有杆菌，带或不带芽胞，都要转接于两个血琼脂平板（或卵黄琼脂平板），在 36℃温度下分别进行需氧和厌氧培养。在需氧平板上有芽胞生长，则为嗜温性兼性厌氧芽胞杆菌；在厌氧平板上生长为一般芽胞则为嗜温性厌氧芽胞杆菌，如果为梭状芽胞杆菌，应用疱肉培养基原培养液进行肉毒梭菌及肉毒毒素检验（按 GB/T 4789.12—2003）。

对在 55℃温度下培养有菌生长的疱肉培养基管，涂片染色镜检。如果有芽胞，则为嗜热性厌氧芽胞杆菌或硫化腐败性芽胞杆菌；如果无芽胞仅有杆菌，转接于锰盐营养琼脂平板，在 55℃温度下厌氧培养，如果有芽胞则为嗜热性厌氧芽胞杆菌，如无芽胞则为嗜热性厌氧杆菌。

（2）对有微生物生长的酸性肉汤和麦芽浸膏汤管进行观察，并涂片染色镜检。按所发现的微生物类型判定。

### 14. 罐头密封性检验

对确定有微生物繁殖的样罐均应进行密封性检验以判定该罐是否泄漏。

### 15. 结果判定

（1）该批（锅）罐头食品经审查生产操作记录，属于正常；抽取样品经保温试验未胖听或泄漏；保温后开罐，经感官检查、pH 测定或涂片镜检，或接种培养，确证无微生物增殖现象，则为商业无菌。

（2）该批（锅）罐头食品经审查生产操作记录，未发现问题；抽取样品经保温试验有一罐及一罐以上发生胖听或泄漏；或保温后开罐，经感官检查、pH 测定或涂片镜检和接种培养，确证有微生物增殖现象，则为非商业无菌。

### 16. 注意事项

工厂检验部门对送检产品的各项操作记录应认真进行审阅。

# 4.5 常见产毒霉菌的鉴定及微生物毒素的测定

## 4.5.1 常见产毒霉菌的鉴定（GB／T4789.16—2003）

### 1. 设备和材料

（1）冰箱：0～4℃。

（2）恒温培养箱：25～28℃。

（3）显微镜：IOX—100X。

（4）目镜测微计。

（5）物镜测微计。

（6）无菌接种罩。

（7）放大镜。

（8）滴瓶。

（9）接种勾针。

（10）分离针。

（11）载玻片。

（12）盖玻片：18mm×18mm。

（13）灭菌刀子。

### 2. 培养基和试剂

（1）乳酸-苯酚液。

（2）察氏培养基。

（3）马铃薯-葡萄糖琼脂培养基。

（4）马铃薯琼脂培养基。

（5）玉米粉琼脂培养基。

### 3. 操作步骤

（1）菌落的观察：为了培养完整的巨大菌落以供观察记录，可以将纯培养物点植于平板上。方法是：将平板倒转，向上接种一点或三点，每菌接种两个平板，倒置于 25～28℃温箱中进行培养。当刚长出小菌落时，取出一个平皿，以无菌操作，用小刀将菌落连同培养基切下 1cm×2cm 的小块，置于菌落一侧，继续培养，于 5～14 天进行观察。此法代替小培养法，可直接观察子实体着生状态。

（2）斜面观察：将霉菌纯培养物划线接种（曲霉、青霉）或点种（链刀菌或其他菌）于斜面，培养 5～14 天，观察菌落形态，同时还可以将菌种管置显微镜下用低倍镜直接观察孢子的形态和排列。

（3）制片：取载玻片加乳酸一苯酚液一滴，用接种针钩取一小块霉菌培养物，置于乳酸-苯酚液中，用两支分离针将培养物撕开成小块，切忌涂抹，以免破坏霉菌结构；然后加盖玻片，如有气泡，可在酒精灯上加热排除。制片时最好是在接种罩内操作，以防孢子飞扬。

（4）镜检：观察霉菌的菌丝和孢子的形态和特征、孢子的排列等，并做详细记录。

### 4. 结果报告

根据菌落形态及镜检结果，参照各种霉菌的形态描述及检索表，确定菌种名称。各种霉菌的形态特征及检索表见 GB/T4789.16—2003。

### 5. 注意事项

操作过程中应注意无菌操作。

## 4.5.2 黄曲霉毒素的测定

国标（GB 5009.24—2010）中规定了粮食、花生及其制品、薯类、豆类、发酵食品及酒类等各种食品中黄曲霉毒素 $B_1$，的测定方法。

### 1. 方法 1

试样中的黄曲霉毒素 $B_1$ 经提取、浓缩、薄层分离后，在波长 365nm 紫外光下产生蓝紫色荧光，根据其在薄层上显示荧光的最低检出量来测定含量。薄层板上黄曲霉毒素 $B_1$ 的最低检出量为 0.0004μg，检出限为 5μg/kg。第二法对黄曲霉毒素 $B_1$ 的检出限为 0.01μg/kg。

1）材料和试剂

（1）试剂

① 三氯甲烷。

② 正己烷或石油醚（沸程 30～60℃或 60～90℃）。

③ 甲醇。

④ 苯。

⑤ 乙腈。

⑥ 无水乙醚或乙醚经无水硫酸钠脱水。

⑦ 丙酮。

以上试剂在试验时先进行一次试剂空白试验，如不干扰测定即可使用，否则需逐一进行重蒸。

⑧ 硅胶 G；薄层色谱用。

⑨ 三氟乙酸。

⑩ 无水硫酸钠。

⑪ 氯化钠。

⑫ 苯一乙腈混合液：量取 98mL，苯，加 2mL。乙腈，混匀。

⑬ 甲醇水溶液：55+45。

⑭ 黄曲霉毒素 B₁ 标准溶液。

仪器校正：测定重铬酸钾溶液的摩尔消光系数，以求出使用仪器的校正因素。准确称取 25mg 经干燥的重铬酸钾（基准级），用硫酸（0.5+1000）溶解后并准确稀释至 200mL，相当于 〔c（K₂Cr₂O₇）=0.0004mol/L〕。再吸取 25mL 此稀释液于 50mL 容量瓶中，加硫酸（0.5+1000）稀释至刻度，相当于 0.0002mol/L 溶液。吸取 25mL 此稀释液于 50mL 容量瓶中，加硫酸（0.5+1000）稀释至刻度，相当于 0.0001mol/L 溶液。用 1cm 石英杯，在最大吸收峰的波长（接近 350nm 处）用硫酸（0.5+1000）作空白，测得以上三种不同浓度的摩尔溶液的吸光度，并按下式计算出以上三种浓度的摩尔消光系数的平均值。

$$E_1 = \frac{A}{C}$$

式中　$E_1$——重铬酸钾溶液的摩尔消光系数；

　　　$A$——测得重铬酸钾溶液的吸光度；

　　　$C$——重铬酸钾溶液的摩尔浓度。

再以此平均值与重铬酸钾的摩尔消光系数值 3160 比较，即可求出使用仪器的校正因素，按下式进行计算。

$$f = \frac{3160}{E}$$

式中　$f$——使用仪器的校正因素；

　　　$E$——测得的重铬酸钾摩尔消光系数平均值。

若大于 0.95 或小于 1.05，则使用仪器的校正因素可略而不计。

黄曲霉毒素 B₁ 标准溶液的制备：准确称取 1～1.2mg 黄曲霉毒素 B₁ 标准品，先加入 2mL 乙腈溶解后，再用苯稀释至 100mL，避光，置于 4℃ 的冰箱保存。该标准溶液约为 10μg/mL。用紫外分光光度计测此标准溶液的最大吸收峰的波长及该波长的吸光度值。

结果计算：黄曲霉毒素 B₁ 标准溶液的浓度按下式进行计算。

$$X = \frac{A \times m \times 1000 \times f}{E_2}$$

式中　$X$——黄曲霉毒素 B₁ 标准溶液的浓度，单位为微克每毫升（μg/mL）；

　　　$A$——测得的吸光度值；

　　　$f$——使用仪器的校正因素；

　　　$m$——黄曲霉毒素 B₁ 的分子量 312；

　　　$E_2$——黄曲霉毒素 B₁ 在苯-乙腈混合液中的摩尔消光系数 19800。

根据计算，用苯-乙腈混合液调到标准溶液浓度恰为 10.0μg/mL，并用分光光度计核对其浓度。

纯度的测定：取 5μL 10μg/mL 黄曲霉毒素 B₁ 标准溶液，滴加于涂层厚度 0.25mm 的硅胶 G 薄层板上，用甲醇-三氯甲烷（4+96）与丙酮-三氯甲烷（8+92）展开剂展开，在紫外光灯下观察荧光的产生，应在展开后，只有单一的荧光点，无其他杂质荧光点。另外，原点上没有任何残留的荧光物质。

⑮ 黄曲霉毒素 B₁ 标准使用液：准确吸取 1mL 标准溶液（10μg/mL）于 10mL 容量瓶中，加苯-乙腈混合液至刻度，混匀。此溶液每毫升相当于 1.0μg 黄曲霉毒素 B₁。吸取 1.0mL 此稀

释液，置于 5mL 容量瓶中，加苯-乙腈混合液稀释至刻度，此溶液每毫升相当于 0.2μg 黄曲霉毒素 $B_1$。再吸取黄曲霉毒素 $B_1$ 标准溶液（0.2μg/mL）1.0mL 置于 5mL 容量瓶中，加苯-乙腈混合液稀释至刻度。此溶液每毫升相当于 0.04μg 黄曲霉毒素 $B_1$。

⑯ 次氯酸钠溶液（消毒用）：取 100g 漂白粉，加入 500mL 水，搅拌均匀。另将 80g 工业用碳酸钠（$Na_2CO_3 \cdot 10H_2O$）溶于 500mL 温水中，再将两液混合、搅拌，澄清后过滤。此滤液含次氯酸浓度约为 25g/L。若用漂粉精制备，则碳酸钠的量可以加倍。所得溶液的浓度约为 50g/L。污染的玻璃仪器用 10g/L 次氯酸钠溶液浸泡半天或用 50g/L 次氯酸钠溶液浸泡片刻后，即可达到去毒效果。

（2）仪器

① 小型粉碎机。

② 样筛。

③ 电动振荡器。

④ 全玻璃浓缩器。

⑤ 玻璃板：5cm×20cm。

⑥ 薄层板涂布器。

⑦ 展开槽：内长 25cm、宽 6cm、高 4cm。

⑧ 紫外光灯：100～125W，带有波长 365nm 滤光片。

⑨ 微量注射器或血色素吸管。

2）取样

（1）取样

试样中污染黄曲霉毒素高的霉粒一粒可以左右测定结果，而且有毒霉粒的比例小，同时分布不均匀。为避免取样带来的误差，应大量取样，并将该大量试样粉碎，混合均匀，才有可能得到代表一批试样的相对可靠的结果，因此采样应注意以下几点。

① 根据规定采取有代表性试样。

② 对局部发霉变质的试样检验时，应单独取样。

③ 每份分析测定用的试样应从大样经粗碎与连续多次用四分法缩减至 0.5kg～1kg，然后全部粉碎。粮食试样全部通过 20 目筛，混匀。花生试样全部通过 10 目筛，混匀。或将好、坏分别测定，再计算其含量。花生油和花生酱等试样不需制备，但取样时应搅拌均匀。必要时，每批试样可采取 3 份大样作试样制备及分析测定用，以观察所采试样是否具有一定的代表性。

（2）提取

① 玉米、大米、麦类、面粉、薯干、豆类、花生、花生酱等。

甲法：称取 20.00g 粉碎过筛试样（面粉、花生酱不需粉碎），置于 250mL 具塞锥形瓶中，加 30mL 正己烷或石油醚和 100mL 甲醇水溶液，在瓶塞上涂上一层水，盖严防漏。振荡 30 分钟，静置片刻，以叠成折叠式的快速定性滤纸过滤于分液漏斗中，待下层甲醇水溶液分清后，放出甲醇水溶液于另一具塞锥形瓶内。取 20mL 甲醇水溶液（相当于 4g 试样）置于另一 125mL 分液漏斗中，加 20mL 三氯甲烷，振摇 2 分钟，静置分层，如出现乳化现象可滴加甲醇促使分层。放出三氯甲烷层，经盛有约 10g 预先用三氯甲烷湿润的无水硫酸钠的定量慢速滤纸过滤于 50mL 蒸发皿中，再加 5mL 三氯甲烷于分液漏斗中，重复振摇提取，三氯甲烷层一并滤于蒸发皿中，最后用少量三氯甲烷洗过滤器，洗液并于蒸发皿中。将蒸发皿放在通风柜于 65℃水浴上通风挥干，然后放在冰盒上冷却 2～3 分钟后，准确加入 1mL 苯-乙腈混合液（或将三氯甲烷用浓缩蒸馏器减压吹气蒸干后，准确加入 1mL 苯-乙腈混合液）。用带橡皮头的滴管的管尖将残渣充分混合，若有苯的结晶析出，将蒸发皿从冰盒上取出，继续溶解、混合，晶体即消失，再用此滴管吸取上清液转移于 2mL 具塞试管中。

乙法（限于玉米、大米、小麦及其制品）：称取 20g 粉碎过筛试样于 250mL 具塞锥形瓶中，用滴管滴加约 6mL 水，使试样湿润，准确加入 60mL 三氯甲烷，振荡 30 分钟，加 12g 无水硫酸钠，振摇后，静置 30 分钟，用叠成折叠式的快速定性滤纸过滤于 100mL 具塞锥形瓶中。取 12mL 滤液（相当 4g 试样）于蒸发皿中，在 65℃水浴上通风挥干，准确加入 1mL 苯-乙腈混合液，以下按①自"用带橡皮头的滴管的管尖将残渣充分混合……"的方法操作。

② 花生油、香油、菜油等

称取 4.00g 试样置于小烧杯中，用 20mL 正己烷或石油醚将试样移于 125mL，分液漏斗中。用 20mL 甲醇水溶液分次洗烧杯，洗液一并移入分液漏斗中，振摇 2 分钟，静置分层后，将下层甲醇水溶液移入第二个分液漏斗中，再用 5mL 甲醇水溶液重复振摇提取一次，提取液一并移入第二个分液漏斗中，在第二个分液漏斗中加入 20mL 三氯甲烷，以下按①自"振摇 2 分钟，静置分层……"的方法操作。

③ 酱油、醋

称取 10g 试样于小烧杯中，为防止提取时乳化，加 0.4g 氯化钠，移入分液漏斗中，用 15mL 三氯甲烷分次洗涤烧杯，洗液并人分液漏斗中。以下按①自"振摇 2 分钟，静置分层……"的方法操作，最后加入 2.5mL 苯-乙腈混合液，此溶液每毫升相当于 4g 试样。

或称取 10g 试样，置于分液漏斗中，再加 12mL 甲醇（以酱油体积代替水，故甲醇与水的体积比仍约为 55+45），用 20mL 三氯甲烷提取，以下按①自"振摇 2 分钟，静置分层……"的方法操作。最后加入 2.5mL 苯-乙腈混合液。此溶液每毫升相当于 4g 试样。

④ 干酱类（包括豆豉、腐乳制品）

称取 20.00g 研磨均匀的试样，置于 250mL 具塞锥形瓶中，加入 20mL 正己烷或石油醚与 50mL 甲醇水溶液。振荡 30 分钟，静置片刻，以叠成折叠式快速定性滤纸过滤，滤液静置分层后，取 24mL 甲醇水层（相当 8g 试样，其中包括 8g 于酱类本身约含有 4mL 水的体积在内）置于分液漏斗中，加入 20mL 三氯甲烷，以下按①自"振摇 2 分钟，静置分层……"的方法操作。最后加入 2mL 苯-乙腈混合液。此溶液每毫升相当于 4g 试样。

⑤ 发酵酒类

同酱油、醋处理方法，但不加氯化钠。

3）操作步骤

（1）单向展开法

① 薄层板的制备：称取约 3g 硅胶 G，加相当于硅胶量 2 倍～3 倍左右的水，用力研磨 1～2 分钟至成糊状后立即倒于涂布器内，推成 5cm×20cm、厚度约 0.25 mm 的薄层板三块。在空气中干燥约 15 分钟后，在 100℃活化 2 小时，取出，放干燥器中保存。一般可保存 2～3 天，若放置时间较长，可再活化后使用。

② 点样：将薄层板边缘附着的吸附剂刮净，在距薄层板下端 3cm 的基线上用微量注射器或血色素吸管滴加样液。一块板可滴加 4 个点，点距边缘和点间距约为 1cm，点直径约 3 mm。在同一块板上滴加点的大小应一致。滴加时可用吹风机用冷风边吹边加。滴加样式如下：

第一点：10μL 黄曲霉毒素 B1 标准使用液（0.04μg/mL）。

第二点：20μL 样液。

第三点：20μL 样液+10μL 0.04μg/mL 黄曲霉毒素 $B_1$ 标准使用液。

第四点：20μL 样液+10μL 0.2μg/mL 黄曲霉毒素 $B_1$ 标准使用液。

③ 展开与观察：在展开槽内加 10mL 无水乙醚，预展 12cm，取出挥干。再在另一展开槽内加 10mL 丙酮-三氯甲烷（8+92），展开 10cm～12cm，取出。在紫外光下观察结果，方法如下。

由于样液点上加滴黄曲霉毒素 $B_1$ 标准使用液，可使黄曲霉毒素 $B_1$ 标准点与样液中的黄曲霉毒素 $B_1$ 荧光点重叠。如果样液为阴性，薄层板上的第三点中黄曲霉毒素 $B_1$ 为 0.0004μg，可用作检查在样液内黄曲霉毒素 $B_1$，最低检出量是否正常出现；如果样液为阳性，则起定性作用。薄层板上的第四点中黄曲霉毒素 $B_1$ 为 0.002μg，主要起定位作用。

若第二点在与黄曲霉毒素 $B_1$ 标准点的相应位置上无蓝紫色荧光点，表示试样中黄曲霉毒素 $B_1$ 含量在 5μg/kg 以下；如在相应位置上有蓝紫色荧光点，则需进行确证试验。

④ 确证试验：为了证实薄层板上样液荧光是由黄曲霉毒素 $B_1$ 产生的,可以加滴三氟乙酸,产生黄曲霉毒素 $B_1$ 的衍生物，展开后此衍生物的比移值约在 0.1 左右。然后在薄层板左边依次滴加两个点。

第一点：0.04μg/mL 黄曲霉毒素 $B_1$ 标准使用液 10μL。

第二点：20μL 样液。

在以上两点各加一小滴三氟乙酸盖于其上，反应 5 分钟后，用吹风机吹热风 2 分钟，使热风吹到薄层板上的温度不高于 40℃，再在薄层板上滴加以下两个点。

第三点：0.04μg/mL 黄曲霉毒素 $B_1$ 标准使用液 10μL。

第四点：20μL 样液。

再展开，在紫外光灯下观察样液是否产生与黄曲霉毒素 $B_1$ 标准点相同的衍生物。未加三氟乙酸的三、四两点，可依次作为样液与标准的衍生物空白对照。

⑤ 稀释定量：样液中的黄曲霉毒素 $B_1$ 荧光点的荧光强度如果与黄曲霉毒素 $B_1$ 标准点的最低检出量（0.0004μg）的荧光强度一致，则试样中黄血霉毒素 $B_1$ 含量为 5μg/kg。如果样液中荧光强度比最低检出量强，则根据其强度估计减少滴加微升数或将样液稀释后再滴加不同微升数，直至样液点的荧光强度与最低检出量的荧光强度一致为止。滴加式样如下：

第一点：10μL 黄曲霉毒素 $B_1$ 标准使用液（0.04μg/mL）。

第二点：根据情况滴加 10μL 样液。

第三点：根据情况滴加 15μL 样液。

第四点：根据情况滴加 20μL 样液。

⑥ 结果计算：试样中黄曲霉毒素 $B_1$ 的含量按下式进行计算。

$$X = 0.004 \times \frac{V_1 \times D}{V_2} \times \frac{1000}{m}$$

式中　$X$——试样中黄曲霉毒素 $B_1$ 的含量，单位为 μg/kg；

$V_1$——加入苯-乙腈混合液的体积，单位为 mL；

$V_2$——出现最低荧光时滴加样液的体积，单位为 mL；

　　*D*——样液的总稀释倍数；

　　m——加入苯-乙腈混合液溶解时相当试样的质量，单位为 g；

0.000 4——黄曲霉毒素 $B_1$ 的最低检出量，单位为 μg。

　　结果表示到测定值的整数位。

　　（2）双向展开法

　　如果用单向展开法展开后，薄层色谱由于杂质干扰掩盖了黄曲霉毒素 $B_1$ 的荧光强度，则需采用双向展开法。其方法为：薄层板先用无水乙醚作横向展开，将干扰的杂质展至样液点的一边而黄曲霉毒素 $B_1$ 不动，然后用丙酮-三氯甲烷（8+92）作纵向展开，试样在黄曲霉毒素 $B_1$ 相应处的杂质底色将大量减少，因而提高了方法灵敏度。如果用双向展开中滴加两点法展开仍有杂质干扰时，则可改用滴加一点法。

　　① 滴加两点法

　　a. 点样

　　取薄层板三块，在距下端 3 cm 基线上滴加黄曲霉素 $B_1$ 标准使用液与样液。即在三块板的距左边缘 0.8～1cm 处各滴加 10μL 黄曲霉毒素 $B_1$ 标准使用液（0.04μg/mL），在距左边缘 2.8～3cm 处各滴加 20μL 样液，然后在第二块板的样液点上加滴 10μL 黄曲霉毒素 $B_1$ 标准使用液（0.04μg/mL），在第三块板的样液点上加滴 10μL 0.2μg/mL 黄曲霉毒素 $B_1$ 标准使用液。

　　b. 展开

　　横向展开：在展开槽内的长边置一玻璃支架，加 10mL 无水乙醇，将上述点好的薄层板靠标准点的长边置于展开槽内展开，展至板端后，取出挥干，或根据情况需要时可再重复展开 1～2 次。

　　纵向展开：挥干的薄层板以丙酮-三氯甲烷（8+92）展开至 10～12cm 为止。丙酮与三氯甲烷的比例根据不同条件自行调节。

　　c. 观察及评定结果

　　在紫外光灯下观察第一、二板，如果第二板的第二点在黄曲霉毒素 $B_1$ 标准点的相应处出现最低检出量，而第一板在与第二板的相同位置上未出现荧光点，则试样中黄曲霉毒素 $B_1$ 含量在 5μg/kg 以下。

　　如果第一板在与第二板的相同位置上出现荧光点，则将第一板与第三板比较，看第三板上第二点与第一板上第二点的相同位置上的荧光点是否与黄曲霉毒素 $B_1$ 标准点重叠，如果重叠，再进行确证试验。在具体测定中，第一、二、三板可以同时做，也可按照顺序做。如果按顺序做，当在第一板出现阴性时，第三板可以省略，如果第一板为阳性，则第二板可以省略，直接作第三板。

　　d. 确证试验

　　另取薄层板两块，在第四、第五两板距左边缘 0.8～1cm 处各滴加 10μL 黄曲霉毒素 $B_1$ 标准使用液（0.04μg/mL）及 1 小滴三氟乙酸（在距左边缘 2.8～3cm 处），在第四板滴加 20μL 样液及 1 小滴三氟乙酸；在第五板滴加 20μL 样液、10μL 黄曲霉毒素 $B_1$ 标准使用液（0.04μg/mL）及 1 小滴三氟乙酸，反应 5 分钟后，用吹风机吹热风 2 分钟，使热风吹到薄层板上的温度不高于 40℃。再用双向展开法展开后，观察样液是否产生与黄曲霉毒素 $B_1$ 标准点重叠的衍生物。在观察时，可将第一板作为样液的衍生物空白板。如果样液黄曲霉毒素 $B_1$ 含量高时，则将样液稀释后，按单向展开法的确证试验进行。

　　e. 稀释定量

如果样液中的黄曲霉毒素 $B_1$ 含量高时，按单向展开法的稀释定量操作。如果黄曲霉毒素 $B_1$ 含量低，稀释倍数小，在定量的纵向展开板上仍有杂质干扰，影响结果的判断，可以将样液再做双向展开法测定，以确定含量。

f. 结果计算

同同单向展开法的计算。

② 滴加一点法

a. 点样：取薄层板三块，在距下端 3cm 基线上滴加黄曲霉毒素 $B_1$ 标准使用液与样液。即在三块板距左边缘 0.8～1cm 处各滴加 20μL 样液，在第二板的点上加滴 10μL 黄曲霉毒素 $B_1$ 标准使用液（0.04μg/mL），在第三板的点上加滴 10μL 黄曲霉毒素 $B_1$ 标准溶液（0.2μg/mL）。

b. 展开：同滴加两点法的横向展开与纵向展开。

c. 观察及评定结果：在紫外光灯下观察第一、二板，如果第二板出现最低检出量的黄曲霉毒素 $B_1$，而第一板与其相同位置上未出现荧光点，则试样中黄曲霉毒素 $B_1$ 含量在 5μg/kg 以下。如果第一板在与第二板黄曲霉毒素 $B_1$ 相同位置上出现荧光点，则将第一板与第三板比较，看第三板上与第一板相同位置的荧光点是否与黄曲霉毒素 $B_1$ 标准点重叠，如果重叠再进行以下确证试验。

d. 确证试验：另取两板，在距左边缘 0.8～1cm 处，第四板滴加 20μL 样液、1 滴三氟乙酸；第五板滴加 20μL 样液、10μL 0.04μg/mL，黄曲霉毒素 $B_1$ 标准使用液及 1 滴三氟乙酸。产生衍生物及展开方法同单向展开法。再将以上二板在紫外光灯下观察，以确定样液点是否产生与黄曲霉毒素 $B_1$ 标准点重叠的衍生物，观察时可将第一板作为样液的衍生物空白板。经过以上确证试验定为阳性后，再进行稀释定量，如果含黄曲霉毒素 $B_1$ 低，不需稀释或稀释倍数小，杂质荧光仍有严重干扰，可以根据样液中黄曲霉毒素 $B_1$ 荧光的强弱，直接用双向展开法定量。

e. 结果计算：同单向展开法。

## 2. 方法 2

试样中的黄曲霉毒素 $B_1$ 经提取、脱脂、浓缩后与定量特异性抗体反应，多余的游离抗体则与酶标板内的包被抗原结合，加入酶标记物和底物后显色，与标准比较测定含量。

1）试剂

（1）抗黄曲霉毒素 $B_1$ 单克隆抗体，由卫生部食品卫生监督检验所进行质量控制。

（2）人工抗原：$AFB_1$ 一牛血清白蛋白结合物。

（3）黄曲霉毒素 $B_1$ 标准溶液：用甲醇将黄曲霉毒素 $B_1$ 配制成 1mg、mL 溶液，再用甲醇-PBS 溶液（20+80）稀释至约 10μg/mL，紫外分光光度计测定此溶液最大吸收峰的光密度值，代入下式计算：

$$X = \frac{A \times m \times 1000 \times f}{E}$$

式中　$X$——该溶液中黄曲霉毒素 $B_1$ 的浓度，单位为 μg/mL；

$A$——测得的光密度值；

$m$——黄曲霉毒素 $B_1$ 的分子量，312；

$E$——摩尔消光系数，21800；

$f$——使用仪器的校正因素。

根据计算将该溶液配制成 10μg/mL 标准溶液，在检测时，用甲醇-PBS 溶液将该标准溶液稀释至所需浓度。

（4）三氯甲烷。

（5）甲醇。

（6）石油醚。

（7）牛血清白蛋白（BSA）。

（8）邻苯二胺（OPD）。

（9）辣根过氧化物酶（HRP）标记羊抗鼠 1gG。

（10）碳酸钠。

（11）碳酸氢钠。

（12）磷酸二氢钾。

（13）磷酸氢二钠。

（14）氯化钠。

（15）氯化钾。

（16）过氧化氢（$H_2O_2$）。

（17）硫酸。

（18）ELISA 缓冲液如下：

① 包被缓冲液（pH9.6 碳酸盐缓冲液）的制备：

| | |
|---|---|
| $Na_2CO_3$ | 1.59 g |
| $N_aHCO_3$ | 2.93 g |

加蒸馏水至 1000 mL。

② 磷酸盐缓冲液（pH7.4 PBS）的制备：

| | |
|---|---|
| $KH_2PO_4$ | 0.2 g |
| $Na_2HPO_4·12H_2O$ | 2.9 g |
| NaCl | 8.0 g |
| KCl | 0.2 g |

加蒸馏水至 1000mL。

③ 洗液（PBS-T）的制备：PBS 加体积分数为 0.05% 的吐温-20。

④ 抗体稀释液的制备：BSA1.0g 加 PBS-T 至 1000mL。

⑤ 底物缓冲液的制备如下：

A 液（0.1mol/L 柠檬酸水溶液）：柠檬酸（$C_6H_8O_7·H_2O$）21.01g，加蒸馏水至 1000mL。

B 液（0.2 mol/L 磷酸氢二钠水溶液）：$Na_2HPO_4·12H_2O$ 71.6g，加蒸馏水至 1000mL。

用前按 A 液+B 液+蒸馏水为 24.3+25.7+50 的比例（体积比）配制。

⑥ 封闭液的制备：同抗体稀释液。

2）仪器

（1）小型粉碎机。

（2）电动振荡器。

（3）酶标仪，内置 490nm 滤光片。

（4）恒温水浴锅。

（5）恒温培养箱。

（6）酶标微孔板。

（7）微量加样器及配套吸头。

3）分析步骤

（1）取样

同方法1。

（2）提取

① 大米和小米（脂肪含量<3%）的提取

将试样粉碎后过20目筛，称取20g，加入250mL具塞锥形瓶中。准确加入60mL三氯甲烷，盖塞后滴水封严。以150r/min振荡30分钟。静置后，用快速定性滤纸过滤于50mL烧杯中。立即取12mL滤液（相当4g试样）于75mL蒸发皿中，在65℃水浴通风挥干。用2mL20%甲醇-PBS分三次（0.8mL、0.7mL、0.5mL）溶解并彻底冲洗蒸发皿中凝结物，移至小试管，加盖振荡后静置待测。此液每毫升相当2g试样。

② 玉米的提取（脂肪含量3%～5%）

将试样粉碎后过20目筛，称取20g，加入250mL具塞锥形瓶中，准确加入50mL甲醇-水（80+20）溶液和15mL石油醚，盖塞后滴水封严。以150r/min振荡30分钟。用快速定性滤纸过滤于125mL分液漏斗中。待分层后，放出下层甲醇-水溶液于50mL烧杯中，从中取10mL（相当于4g试样）置于75mL蒸发皿中。以下按大米小米自"65℃水浴通风挥干……"的方法操作。

③ 花生的提取（脂肪含量15%～45%）

将试样去壳去皮粉碎后称取20g，加入250mL具塞锥形瓶中，准确加入100.0mL。甲醇-水（55+45）溶液和30mL石油醚，盖塞后滴水封严。以150r/min振荡30分钟。静置15分钟后用快速定性滤纸过滤于125mL分液漏斗中。待分层后，放出下层甲醇-水溶液于100mL烧杯中，从中取20mL（相当于4g试样）置于另一个125mL分液漏斗中，加入20mL三氯甲烷，振摇2分钟，静置分层（如有乳化现象可滴加甲醇促使分层），放出三氯甲烷于75mL蒸发皿中。再加5mL三氯甲烷于分液漏斗中重复振摇提取后，放出三氯甲烷一并于蒸发皿中，以下按大米和小米自"65℃：水浴通风挥干……"的方法操作。

④ 植物油的提取

用小烧杯称取4g试样，用20mL石油醚，将试样移于125mL分液漏斗中，用20mL甲醇-水（55+45）溶液分次洗烧杯，溶液一并移于分液漏斗中（精炼油4g样为4.525mL，直接用移液器加入分液漏斗，再加溶剂后振摇），振摇2分钟。静置分层后，放出下层甲醇-水溶液于75mL蒸发皿中，再用5.0mL甲醇-水溶液重复振摇提取一次，提取液一并加入蒸发皿中，以下按大米和小米自"65℃水浴通风挥干……"的方法操作。

⑤ 其他食品的提取

可按方法1取样操作至"将蒸发皿放在通风橱内于65℃水浴上通风挥干"，以下接方法2大米和小米自"用2.0mL 20%甲醇-PBS分三次……"起，依法操作。

（3）间接竞争性酶联免疫吸附测定（ELISA）

① 包被微孔板：用AFB$_1$-BSA人工抗原包被酶标板，150μL/孔，4℃过夜。

② 抗体抗原反应：将黄曲霉毒素B$_1$纯化单克隆抗体稀释后分别为：

a. 液用于制作黄曲霉毒素B$_1$标准抑制曲线。

b. 与等量试样提取液用2mL试管混合振荡后，在4℃环境中静置。此液用于测定试样中

黄曲霉毒素 $B_1$ 含量。

③ 封闭：已包被的酶标板用洗液洗 3 次，每次 3 分钟后，加封闭液封闭，250μL/孔 L，置 37℃下 1 小时。

④ 测定：酶标板洗 3×3 分钟后，加抗体抗原反应液（在酶标板的适当孔位加抗体稀释液或 $Sp_2/O$ 培养上清液作为阴性对照）130μL/孔，37℃，2 小时。酶标板洗 3×3 分钟，加酶标二抗〔1∶200（体积分数）〕100μL/孔，1 小时。酶标板用洗液洗 5×3 分钟。加底物溶液（10mgOPD）加 25mL 底物缓冲液加 37μL 30%$H_2O_2$，100μL/孔，37℃，15 分钟，然后加 2mol/L $H_2SO_4$，40μL/孔，以终止显色反应，酶标仪 490nm 测出 OD 值。

（4）结果计算

黄曲霉毒素 $B_1$ 的浓度按下式进行计算。

$$黄曲霉毒素 B_1 浓度（ng/g）= C \times \frac{V_1}{V_2} \times D \times \frac{1}{m}$$

式中　$C$——黄曲霉毒素 $B_1$ 含量，单位为 ng，对应标准曲线按数值插入法求；

　　　$V_1$——试样提取液的体积，单位为 mL；

　　　$V_2$——滴加样液的体积，单位为 mL；

　　　$D$——稀释倍数；

　　　$m$——试样质量，单位为 g。

由于按标准曲线直接求得的黄曲霉毒素 $B_1$ 浓度（$C_1$）的单位为纳克每毫升，而测孔中加入的试样提取的体积为 0.065mL，所以上式中：$C=0.065mL \times C_1$

而 $V_1=2$ mL，$V_2=0.065$mL，$D=2$，$m=4$g 代入上式，则

$$黄曲霉毒素 B_1 浓度（ng/g）= 0.065 \times C \times \frac{2}{0.065} \times 2 \times \frac{1}{4} = C_1（ng/g）$$

所以，在对试样提取完全按本方法进行时，从标准曲线直接求得的数值 $C_1$，即为所测试样中黄曲霉毒素 $B_1$ 的浓度（ng/g）。

（5）注意事项

① 采样时一定要有代表性。

② 样品提取时，各种物质应按顺序加入。

③ 点样时在同一块板上滴加点的大小应一致。

### 4.5.3　赭曲霉毒素测定

赭曲霉毒素包括 7 种结构类似的化合物，结构通式：$R_1=C_1$ 或 H；$R_2=H$、$CH_3$ 或 $C_2H_5$。其中赭曲霉毒素 A（$R_1=C_1$，$R_2=H$）毒性最大，在霉变谷物、饲料等最常见。如图 4-9 所示。

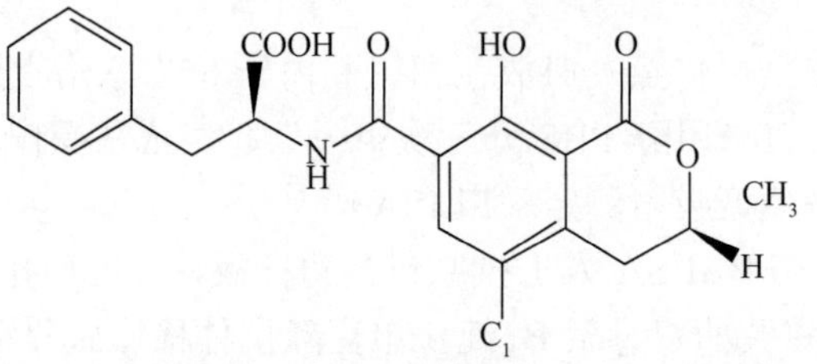

图 4-9　赭曲霉毒素化合物

赭曲霉毒素 A 是一种无色结晶化合物。可溶于极性有机溶剂和稀碳酸氢钠溶液。微溶于水。其苯溶剂化物熔点为 94～96℃，二甲苯中结晶熔点为 169℃。有光学活性〔α〕D-118°。其紫外吸收光谱随 pH 值和溶剂极性不同而有别，在乙醇溶液中最大吸收波长为 213nm 和 332nm。有很高的化学稳定性和热稳定性。赭曲霉毒素 A 是由多种生长在粮食（小麦、玉米、大麦、燕麦、黑麦、大米和黍类等）、花生、蔬菜（豆类）等农作物上的曲霉和青霉产生的。动物摄入了霉变的饲料后，这种毒素也可能出现在猪和母鸡等肉中。赭曲霉毒素主要侵害动物肝脏与肾脏。这种毒素主要引起肾脏损伤，大量的毒素也可能引起动物的肠黏膜炎症和坏死。还有可能引起致畸作用。

赭曲霉毒素（ochratoxins）是由多种曲霉和青霉菌产生的一类化合物，依其发现顺序分别称为赭曲霉毒素 A（OTA）、赭曲霉毒素 B（OTB）和赭曲霉毒素 C（OTC）。

国家标准规定了食品中赭曲霉毒素 A 的测定方法。其中方法 1 适用于小麦、玉米和大豆中赭曲霉毒素 A 的测定，方法 2 适用于粮食和粮食制品、酒类、酱油、醋、酱及酱制品中赭曲霉毒素 A 含量的测定，方法 3、方法 4 适用于小麦、玉米和稻谷中赭曲霉毒素 A 的测定。

### 1. 薄层色谱测定法（GB/T23502—2009）

用三氯甲烷-0.1mol/L 磷酸或石油醚-甲醇/水提取试样中的赭曲霉毒素 A，试样提取液经液-液分配后，根据其在 365nm 紫外光灯下产生黄绿色荧光，在薄层色谱板上与标准比较测定含量。

1）试剂和材料

除非另有说明，本方法所用试剂均为分析纯，水为符合 GB/T6682 中规定的一级水。

（1）试剂

① 石油醚（60～90℃或 30～60℃）。

② 甲醇（$CH_3OH$）。

③ 三氯甲烷（$CHCl_3$）。

④ 甲苯（$C_6H_5CH_3$）。

⑤ 乙酸乙酯（$C_4H_8O_2$）。

⑥ 甲酸（$CH_2O_2$）。

⑦ 冰乙酸（$C_2H_4O_2$）。

⑧ 乙醚（$C_4H_{10}O$）。

⑨ 乙腈（$CH_3CN$）。

⑩ 苯（$C_6H_6$）。

（2）试剂配制

① 苯-乙腈（98：2），98 份苯和 2 份乙腈混合而成。

② 0.1mol/L 磷酸〔c（$H_3PO_4$=0.1mol/L）〕：称取 11.5g 磷酸（85%）加水稀释至 1000mL。

③ 2mol/L 盐酸溶液〔c（HCl）=2mol/L〕：量取 20mL 盐酸，加水稀释至 120mL。

④ 氯化钠〔（NaCl）：纯度≥98%〕溶液（40g/L）。

⑤ 0.1mol/L 碳酸氢钠溶液〔c（$NaHCO_3$）=0.1mol/L〕：称取 8.4g 碳酸氢钠，加适量水溶解，并用水稀释至 1000mL。

（3）标准品

赭曲霉毒素 A 标准品（以下简称 OA）。

（4）标准溶液配制

① 赭曲霉毒素 A 标准贮备液（40μg/mL）：用苯-冰乙酸（99+1）配成 40μg/mL 赭曲霉毒素 A 标准贮备液，并用紫外分光光度计测定其浓度〔浓度的测定参照 GB/T5009.22《食品中黄曲霉毒素 $B_1$ 的测定》中 3.14 条（赭曲霉毒素 A 的最大吸收峰波长 333nm，分子量 403，克分子消光系数值为 5550）〕。置于冰箱中避光保存，可使用 3 个月。

② 赭曲霉毒素 A 标准使用液：精确吸取贮备液用苯稀释成每毫升含赭曲霉毒素 A0.5μg 的赭曲霉毒素 A 标准溶液，置于冰箱中避光保存，可使用 7 天。

（5）材料

硅胶 G：薄层层析用。

（6）仪器和设备

① 所有玻璃仪器均需用稀盐酸浸泡，用自来水、蒸馏水冲洗。

② 电动振荡器。

③ 玻璃板：5cm×20cm。

④ 薄层涂布器。

⑤ 展开槽：内长 25cm、宽 6cm、高 4cm。

⑥ 紫外光灯：365nm。

⑦ 微量注射器：10μL，50μL。

⑧ 具 0.2mL 尾管的 10mL 小浓缩瓶。

2）分析步骤

（1）试样的制备

称取 250g 试样经粉碎并通过 20 目筛后备用。

（2）提取

① 甲法

称取约 20g 试样，精确至 0.001g，置于 200mL 具塞锥形瓶中，加入 100mL 三氯甲烷和 10mL 0.1mol/L 磷酸，振荡 30 分钟后通过快速定性滤纸过滤；取 20mL 滤液置于 250mL 分液漏斗中，加 50mL 0.1mol/L 碳酸氢钠溶液振摇 2 分钟，静置分层后，将三氯甲烷层放入另一个 100mL 分液漏斗中（少量乳化层，或即使三氯甲烷层全部乳化都可放入分液漏斗中），加入 50mL 0.1mol/L 碳酸氢钠溶液重复提取三氯甲烷层，静置分层后弃去三氯甲烷层（如三氯甲烷层仍乳化，弃去，不影响结果）。碳酸氢钠水层并入第一个分液漏斗中，加约 5.5mL 2mol/L 盐酸溶液调节 pH 值到 2~3（用 pH 试纸测试），加入 25mL 三氯甲烷振摇 2 分钟，静置分层后，放三氯甲烷层于另一个盛有 100mL 水的 250mL 分液漏斗中，酸水层再用 10mL 三氯甲烷振摇、提取、静置，将三氯甲烷层并入同一分液漏斗中。振摇、静置分层，用脱脂棉擦干分液漏斗下端，放三氯甲烷层于一个 75mL 蒸发皿中，将蒸发皿置蒸汽浴上通风挥干。用约 8mL 三氯甲烷分次将蒸发皿中的残渣溶解，转入具尾管的 10mL 浓缩瓶中，置于 80℃水浴锅上用蒸汽加热吹氮气（$N_2$）浓缩至干，加入 0.2mL 苯-乙腈（98：2）溶解残渣，摇匀，供薄层色谱点样用。

② 乙法

称取 20g 粉碎并通过 20 目筛的试样加入 200mL 具塞锥形瓶中，加 30mL 石油醚和 100mL 甲醇水（55：45），在瓶塞上抹上一层水盖严防漏。振荡 30 分钟后，通过快速定性滤纸滤入分液漏斗中，待下层甲醇水层分清后，取出 20mL 滤液置于 100mL 分液漏斗中，用 pH 试纸测试，一般为 pH5~6。加入 25mL 三氯甲烷振摇 2 分钟，静置分层后放出三氯甲烷层于另一分液漏斗中，再用 10mL 三氯甲烷重复振摇提取甲醇水层（在用三氯甲烷振摇提取时，如发生乳化现象，可滴加甲醇促使其分层），将三氯甲烷层合并于同一分液漏斗中，加入 50～100mL 氯化钠溶液（加入量视品种不同而异，大豆加 100mL，小麦、玉米则加 50mL 左右），振摇放置（如为大豆试样提取液还须轻轻反复倒转分液漏斗，使乳化层逐渐上升。如乳化严重可加入少许甲醇），待三氯甲烷层澄清后，用脱脂棉擦干分液漏斗下端，放三氯甲烷层于 75mL 蒸发皿中（如为大豆试样须再加入 10mL 三氯甲烷振摇，三氯甲烷层合并于同一蒸发皿中），将蒸发皿置蒸汽浴上通风挥干。以下操作自"用约 8mL 三氯甲烷分次将蒸发皿中的残渣溶解"起，按甲法操作。

（3）测定

① 薄层板的制备

称取 4g 硅胶 G，加约 10mL 水于乳钵中研磨至糊状。立即倒入涂布器内制成 5cm×20cm，厚度 0.3mm 的薄层板三块，在空气中干燥后，在 105～110℃活化 1 小时，取出放在干燥器中保存。

② 点样

取两块薄层板，在距薄层板下端 2.5cm 的基线上用微量注射器滴加两个点。在距板左边缘 1.7cm 处滴加 OA 标准溶液 8μL（浓度 0.5μg/mL），在距板左边缘 2.5cm 处滴加样液 25μL，在第二块板的样液点上加滴 OA 标准溶液 8μL（浓度 0.5μg/mL）点样时，需边滴加边用电吹风吹干，交替使用冷热风。

③ 展开

a. 展开剂

横展剂：乙醚或乙醚-甲醇-水（94：5：1）。

纵展剂：ⓐ甲苯-乙酸乙酯-甲酸-水（6：3：1.2：0.06）或甲苯-乙酸乙酯-甲酸（6：3：1.4）；ⓑ苯-冰乙酸（9：1）。

b. 展开

横向展开：在展开槽内倒入 10mL 横展剂，先将薄层板纵展至离原点 2～3cm，取出通风挥发溶剂 1～2 分钟后，再将该薄层板靠标准点的长边置于同一展开槽内的溶剂中横展，如果横展剂不够，可添加适量，展至板端 1 分钟，取出通风挥发溶剂 2～3 分钟。

纵向展开：在另一展开槽内倒入 10mL 纵展剂，将经横展后的薄层板纵展至前沿距原点 13～15cm。取出通风挥干至板面无酸味（约 5～10 分钟）。

④ 观察与评定

将薄层色谱板置 365nm 波长紫外光灯下观察。

a. 在紫外光灯下将两板相互比较，如果第二块板的样液点在 OA 标准点的相应处出现最低检出量，而在第一板相同位置上未出现荧光点，则试样中的 OA 含量在本测定方法的最低检测量 10μg/kg 以下。

b. 如果第一板样液点在与第二板样液点相同位置上出现荧光点，则看第二板样液的荧光点是否与滴加的标准荧光点重叠，再进行以下的定量与确证试验。

⑤ 稀释定量

比较样液中 OA 与标准 OA 点的荧光强度，估计稀释倍数。

薄层板经双向展开后，当阳性样品中 OA 含量高时，OA 的荧光点会被横向拉长、使点变扁，或分成两个黄绿色荧光点。这是因为在横展过程中原点上 OA 的量超过了硅胶的吸附能力，原点上的杂质和残留溶剂在横展中将 OA 点横向拉长了，这时可根据 OA 黄绿色荧光的总强度与标准荧光强度比较，估计需减少的滴加微升数或所需稀释倍数。经稀释后测定含量时可在样液点的左边基线上滴加二个标准点，OA 的量可为 4ng、8ng。比较样液与两个标准 OA 荧光点的荧光强度，概略定量。

⑥ 确证试验

用碳酸氢钠乙醇溶液（在 100mL 水中溶解 6.0g 碳酸氢钠，加 20mL 乙醇）喷洒色谱板，在室温下干燥，在长波紫外光灯下观察，这时 OA 荧光点应由黄绿色变为蓝色，而且荧光强度有所增加，可使方法检出限达 5µg/kg，但概略定量仍按喷洒前所显黄绿色荧光计。

3）结果计算

按下式计算：

$$X = A \times \frac{V_1}{V_2} \times D \times \frac{1000}{m}$$

式中 　$X$——试样中赭曲霉毒素 A 的含量，单位为 µg/kg；

　　　$A$——薄层板上测得样液点上 OA 的量，单位为 µg；

　　　$D$——样液的总稀释倍数；

　　　$V_1$——苯-乙腈混合液的体积，单位为 mL；

　　　$V_2$——出现最低荧光点时滴加样液的体积，单位为 mL；

　　　$m$——苯-乙腈溶解时相当样品的质量，单位为 g。

**2. 免疫亲和层析净化高效液相色谱法**

用提取液提取试样中的赭曲霉毒素 A，经免疫亲和柱净化后，用高效液相色谱紫外检测器测定，外标法定量。

1）试剂和材料

除非另有说明，本方法所用试剂均为分析纯，水为 GB/T6682 规定的一级水。

（1）试剂

① 甲醇（$CH_3OH$）：色谱纯。

② 乙腈（$CH_3CN$）：色谱纯。

③ 冰乙酸（$C_2H_4O_2$）：色谱纯。

④ 提取液 1：甲醇+水（80+20），80 份甲醇和 20 份水混合而成。

⑤ 提取液 2：称取 150g 氯化钠、20g 碳酸氢钠溶于约 950mL 水中，加水定容至 1L。

⑥ 冲洗液：称取 25g 氯化钠、5g 碳酸氢钠溶于约 950mL 水中，加水定容至 1L。

⑦ 真菌毒素清洗缓冲液：称取 25.0g 氯化钠、5.0g 碳酸氢钠溶于水中，加入 0.1mL 吐温-20，用水稀释至 1 L。

（2）标准品

OA 标准品：纯度≥98%。

（3）标准溶液配制

① OA 标准储备液（0.1mg/mL）：准确称取一定量的 OA 标准品，用甲醇-乙腈（1∶1，$V/V$）溶解，配成 0.1mg/mL 的标准储备液，在-20℃温度下保存，可使用 3 个月。

② OA 标准工作液：根据使用需要，准确吸取一定量的 OA 储备液，用流动相稀释，分别配成相当于 1ng/mL、5ng/mL、10ng/mL、20ng/mL、50ng/mL 的标准工作液，在 4℃温度下保存，可使用 7 天。

（4）材料

① OA 免疫亲和柱。

② 玻璃纤维滤纸：直径 11cm，孔径 1.5μm，无荧光特性。

（5）仪器和设备

① 天平：感量 0.001g。

② 高效液相色谱仪：配有荧光检测器。

③ 均质器：转速大于 10000r/min。

④ 高速万能粉碎机：转速 10000r/min。

⑤ 玻璃注射器：10mL。

⑥ 试验筛：1mm 孔径。

⑦ 空气压力泵。

⑧ 超声波发生器：功率大于 180W。

2）分析步骤

（1）试样制备与提取

① 粮食和粮食制品：将样品研磨，硬质的粮食等用高速万能粉碎机磨细并通过试验筛，不要磨成粉末。称取 20g（精确到 0.01g）磨碎的试样于 100mL 容量瓶中，加入 5g 氯化钠，用提取液 1 定容至刻度，混匀，转移至均质杯中，高速搅拌 2 分钟。定量滤纸过滤，移取 10mL 滤液于 50mL 容量瓶中，用水定容至刻度，混匀，用玻璃纤维滤纸过滤至滤液澄清，收集滤液 A 于干净的容器中。

② 酒类：取脱气酒类试样（含二氧化碳的酒类样品使用前先置于 4℃冰箱冷藏 30 分钟，过滤或超声脱气）或其他不含二氧化碳的酒类试样 20g（精确到 0.01g），置于 25mL 容量瓶中，加提取液 2 定容至刻度，混匀，用玻璃纤维滤纸过滤至滤液澄清，收集滤液 B 于干净的容器中。

③ 酱油、醋、酱及酱制品中：称取 25g（精确到 0.01g）混匀的试样，用提取液 1 定容至 50mL，超声提取 5 分钟。定量滤纸过滤，移取 10mL 滤液于 50mL 容量瓶中，用水定容至刻度，混匀，用玻璃纤维滤纸过滤至滤液澄清，收集滤液 C 于干净的容器中。

（2）净化

① 粮食和粮食制品：将免疫亲和柱连接于玻璃注射器下，准确移取试样制备与提取中滤液 A10.0mL，注入玻璃注射器中。将空气压力泵与玻璃注射器相连接，调节压力，使溶液以约 1 滴/s 的流速通过免疫亲和柱，直到空气进入亲和柱中，依次用 10mL 真菌毒素清洗缓冲液、10mL 水先后淋洗免疫亲和柱，流速约为 1 滴/s～2 滴/s，弃去全部流出液，抽干小柱。

② 酒类：将免疫亲和柱连接于玻璃注射器下，准确移取滤液 B10mL，注入玻璃注射器中。将空气压力泵与玻璃注射器相连接，调节压力，使溶液以约 1 滴/s 的流速通过免疫亲和柱，直至空气进入亲和柱中，依次用 10mL 冲洗液、10mL 水先后淋洗免疫亲和柱，流速约为 1 滴/s～2 滴/s，弃去全部流出液，抽干小柱。

③ 酱油、醋、酱及酱制品中：将免疫亲和柱连接于玻璃注射器下，准确移取试样制备与提取中滤液 C 10mL，注入玻璃注射器中。将空气压力泵与玻璃注射器相连接，调节压力，使溶液以约 1 滴/s 的流速通过免疫亲和柱，直至空气进入亲和柱中，依次用 10mL 真菌毒素清洗缓冲液、10mL 水先后淋洗免疫亲和柱，流速约为 1 滴/s～2 滴/s，弃去全部流出液，抽干小柱。

（3）洗脱

准确加入 1.0mL 甲醇洗脱，流速约为 1 滴/s，收集全部洗脱液于干净的玻璃试管中，用甲醇定容至 1mL，供 HPLC 测定。

（4）高效液相色谱参考条件

色谱柱：C18 柱，5μm，150mm×4.6mm 或相当者；

流动相：乙腈+水+冰乙酸（99+99+2）；

流速：0.9 mL/min；

柱温：35℃；

进样量：10～100μL；

检测波长：激发波长 333nm，发射波长 477nm。

（5）定量测定

以 OA 标准工作液浓度为横坐标，以峰面积积分值为纵坐标，绘制标准工作曲线，用标准工作曲线对试样进行定量，标准工作溶液和试样溶液中 OA 的响应值均应在仪器检测线性范围内。

（6）空白试验

除不加试样外，空白试验应与测定平行进行，并采用相同的分析步骤。

（7）平行试验

按以上步骤，对同一试样进行平行试验测定。

3）结果计算

试样中 OA 的含量按下式计算：

$$X = \frac{(C_1 - C_0) \times V \times 1000}{m \times 1000} \times f$$

式中　$X$——试样中 OA 的含量，单位为 μg/kg；

　　　$C_1$——试样溶液中 OA 的浓度，单位为 ng/mL；

　　　$C_0$——空白试样溶液中 OA 的浓度，单位为 ng/mL；

　　　$V$——甲醇洗脱液体积，单位为 mL；

　　　$m$——试样的质量，单位为 g；

　　　$f$——稀释倍数。

检测结果以两次测定值的算数平均值表示。计算结果表示到小数点后 1 位。

### 3. 免疫亲和柱净化高效液相色谱法（GB/T 25220—2010）

试样中的赭曲霉毒素 A 用乙腈+水提取后，利用抗体与其相应抗原之间的专一性免疫亲和反应，以含有赭曲霉毒素 A 特异性抗体的免疫亲和层析柱净化提取液，用配有荧光检测器的高效液相色谱仪测定，外标法定量。

1）试剂和材料

除非另有说明，本方法所用试剂均为分析纯，水为 GB/T 6682 规定的二级水。

（1）试剂

① 乙腈（CH₃CN）：色谱纯。

② 甲醇（CH₃OH）：色谱纯。

③ 氯化钠（NaCl）。

④ 冰醋酸（$C_2H_4O_2$）。

⑤ 吐温–20。

⑥ 碳酸氢钠 （$NaHCO_3$）。

⑦ 磷酸氢二钠（$Na_2HPO_4$）。

⑧ 磷酸二氢钾（$KH_2PO_4$）。

⑨ 氯化钾（KCl）。

⑩ 浓盐酸（HCl）。

（2）试剂配制

① 提取液：乙腈+水=60+40。

② 磷酸盐缓冲溶液（PBS）：8g 氯化钠、1.2g 磷酸氢二钠、0.2g 磷酸二氢钾和 0.2g 氯化钾溶解于约 990mL 水中，用浓盐酸调节 pH 值至 7。用水稀释至 1L。

③ 淋洗缓冲液：25g 氯化钠、5g 碳酸氢钠溶于水中，加人 0.1mL 吐温–20，用水稀释至 1L。

④ 流动相：96mL 乙腈、102mL 水和 2mL 冰醋酸混合，用 0.2μm 滤膜过滤并脱气。

（3）标准品

赭曲霉毒素 A（Ochratoxin A，OTA）标准品:纯度≥99%。

（4）标准溶液配制

① OA 标准储备液（0.1mg/mL）：准确称取适量的 OA 标准品，用甲醇配制成 0.100mg/mL 的 OA 标准储备液，避光保存于 4℃冰箱备用。

② OA 标准工作溶液：准确移取适量的 OA 标准储备液，用甲醇稀释成质量浓度分别为 1ng/mL、2.5ng/mL、5ng/mL、10ng/mL、50ng/mL 的系列标准工作溶液。

（5）仪器和设备

① 天平：感量 0.001g。

② 高速均质器：约 22000r/min，或相当的设备。

③ 槽纹折叠滤纸。

④ 玻璃纤维滤纸。

⑤ 滤膜：0.2μm 孔径，25nm 直径的聚砜膜或相当者。

⑥ OA 免疫亲和柱：对 OA 的最大吸附容量可达 100ng，对于甲醇+PBS=1+10 溶液中含有 5ng OA 的回收率不小于 85%。

⑦ 玻璃注射器：10mL。

⑧ 空气压力泵。

⑨ 高效液相色谱仪：带荧光检测器。

⑩ 微量进样器：20μL。

⑪ 氮吹仪。

2）分析步骤

（1）提取

称取试样 50g（精确到 1mg）于均质器搅拌杯中，加入 5g 氯化钠和 100mL 提取液。将搅拌杯状语均质器上，于 22000r/min 高速搅拌 3 分钟。提取液经槽纹折叠滤纸过滤于干净的烧杯中，准确移取 10mL 滤液于 50mL 容量瓶中，用磷酸盐缓冲液稀释至刻度，混匀，用玻璃纤维滤纸过滤，备用。

（2）净化

将免疫亲和柱连接于玻璃注射器下端，准确移取 10mL 样品提取液，注入玻璃注射器中，将空气压力泵与玻璃注射器相连接，调节压力，使溶液以约 1 滴/s～2 滴/s 的流速缓慢通过免疫亲和柱，至有空气进入免疫亲和柱时停止加压。用上述方法，以 10mL 淋洗缓冲液、10mL 水先后淋洗免疫亲和柱，弃去全部流出液，再用 1.5mL 甲醇以上述方法洗脱 OA，收集全部洗脱液于玻璃试管中，在 45℃下以氮吹仪用氮气吹干。用液相流动相溶解残渣并定容到 200μL （V），即为试样提取净化液，供高效液相色谱测定时使用。

对于 OA 含量较高的样品，可将提取液进行适当稀释，以保证 OA 的含量不超过免疫亲和柱的吸附容量。由于不同厂商提供的亲和柱操作程序可能有所区别，在实际操作时，可以参照免疫亲和柱厂商提供的操作说明和程序操作。

（3）高效液相色谱参考条件

色谱柱：C18 柱，5μm，150mm×4.6mm 或性能相当者；

流动相：乙腈+水+冰乙酸（96+102+2）；

流速：1.0mL/min；

检测波长：激发波长 333nm，发射波长 460nm；

柱温：室温；

进样量：20μL。

（4）定量测定

参考上述色谱条件，调节高效液相色谱仪工作参数，使 OA 与杂质完全分离。用微量进样器分别吸取等体积的 OA 标准工作溶液和试样提取净化液分别进样分析，测定响应值（峰高或峰面积），以标准工作液的浓度与相应的峰面积绘制标准曲线，以试样提取净化液 OA 的峰面积在标准曲线上求得相应的 OA 的浓度（C）。

（5）空白试验

除不加试样外，按上述步骤进行提取、净化、测定，求得空白试液中 OA 的浓度（$C_0$）。

（6）平行试验

每个试样进行两次平行试验，取两次测定的算术平均值作为测定结果。

3）分析结果的表述

试样中 OA 的含量按下式计算：

$$X_1 = \frac{(C - C_0) \times V \times f}{m \times 1000}$$

式中　$X_1$——试样中 OA 的含量，单位为 μg/kg；

　　　$C$——最终定容试样提取净化液中 OA 的浓度，单位为 ng/mL；

　　　$C_0$——空白试样中最终定容溶液中 OA 的浓度，单位为 ng/mL；

　　　$V$——试样测定液最终定容体积，单位为 mL；

　　　$m$——试样质量，单位为 g；

　　　$f$——稀释倍数。

## 4.5.4　葡萄球菌肠毒素的测定（GB4789.10—2010）

葡萄球菌肠毒素（SE）是引起食物中毒的主要原因之一，SE 可分为 A、B、C、D、E、F、G、H、I 等血清型，其中肠毒素 B（SEB）产生菌，产毒量最高（100～200mg/L），且中毒量最低，SEB 除了能导致食品中毒以外，还发现是一种很强的超抗原，具有免疫调节作用。

实际检测中可用 A、B、C、D、E 型金黄色葡萄球菌肠毒素分型完成。其测定基础是酶联免疫吸附反应（ELISA）。96 孔酶标板的每一个微孔条的 A～E 孔分别包被了 A、B、C、D、E 型金黄色葡萄球菌肠毒素抗体，H 孔位阳性质控，已包被混合型葡萄球菌肠毒素抗体，F 和 G 孔为阴性质控，包被了非免疫动物的抗体。样品中如果有葡萄球菌肠毒素，游离的葡萄球菌肠毒素则与各微孔中包被的特定抗体结合，形成抗原抗体复合物，其余未结合的成分在洗板过程中被洗掉；抗原抗体复合物再与过氧化物每标记物（二抗）结合，未结合上的酶标记物在洗板过程中被洗掉；加入酶底物和显色剂并孵育，酶标记物上的酶催化底物分解，使无色的显色剂变为蓝色；加入反应终止液可使颜色有蓝色变为黄色，并终止了酶反应：以 450nm 波长的酶标仪测量微孔溶液的吸光度值，样品中的葡萄球菌肠毒素与吸光度值成正比。

### 1. 材料和试剂

（1）试剂

① A、B、C、D、E 型金黄色葡萄球菌肠毒素分型 ELISA 检测试剂盒。

② pH 试纸：范围 3.5～8.0，精度 0.1。

③ 0.25mol/L、pH8.0 的 Tris 缓冲液：将 121.1g 的 Tris 溶解到 800mL 的去离子水中，待温度冷至室温后，加 42mL 浓 HCl，调节 pH 值为 8.0。

④ pH7.4 的磷酸盐缓冲溶液：称取 $NaH_2PO_4 \cdot H_2O$ 0.55g（或 $NaH_2PO_4 \cdot 2H_2O$ 0.62g）、$Na_2HPO_4 \cdot 2H_2O$ 2.85g（或 $Na_2HPO_4 \cdot 12H_2O$ 5.37g）、NaCl8.7g 溶于 1000mL 蒸馏水中，充分混匀即可。

⑤ 庚烷。

⑥ 10%次氯酸钠溶液。

⑦ 肠毒素产毒培养基。

⑧ 营养琼脂。

（2）仪器和设备

① 电子天平：感量 0.01g。

② 均质器。

③ 离心机：转速 3000～5000g。

④ 离心管：50mL。

⑤ 滤器：绿魔孔径 0.2μm。

⑥ 微量加样器：20～200μL、200～1000μL。

⑦ 微量多通道加样器：50～300μL。

⑧ 自动洗板机（可选择使用）。

⑨ 酶标仪：波长 450nm。

### 2. 样品处理

（1）从分离菌株培养物中检测葡萄球菌肠毒素的方法

待测菌株接种营养斜面（试管 18mm×180mm）在 37℃温度下培养 24 小时后，用 5mL 生理盐水洗下菌落，倾入 60mL 产毒培养基中，每个菌种一瓶，在 37℃温度下振荡培养 48 小时，振速为 100r/min，吸出菌液离心，以 8000r/min 20 分钟加热 100℃，10 分钟，取上清液，取

100μL 稀释后的样液进行试验。

（2）从食品中提取和检测葡萄球菌肠毒素的方法

① 乳和乳粉

将 25g 乳粉溶解到 125mL、0.25m、pH8.0 的 Tris 缓冲液中，混匀后同液体乳一样按照以下步骤制备。将乳在 15℃环境下以 3500g 离心 10 分钟。将表面形成的一层脂肪层移走，变成脱脂乳。用蒸馏水对其进行稀释（1∶20）。取 100μL 稀释后的样液进行试验。

② 脂肪含量不超过 40%的食品

称取 10g 样品绞碎，加入 pH7.4 的 PBS 液 15mL 进行均质。振摇 15 分钟。在 15℃环境下以 3500g 离心 10 分钟。必要时，移去上面脂肪层。取上清液进行过滤除菌。取 100μL 滤出液进行试验。

③ 脂肪含量超过 40%的食品

称取 10g 样品绞碎，加入 pH7.4 的 PBS 液 15mL 进行均质。振摇 15 分钟。在 15℃环境下以 3500g 离心 10 分钟。吸取上层悬液，转移到另外一个离心管中，再加入 5mL 的庚烷，充分混匀 5 分钟。在 15℃环境下以 3500g 离心 5 分钟。将上部有机相（庚烷层）全部弃去，注意该过程中不要有残留庚烷。将下部水相层进行过滤除菌。取 100μL 滤出液进行试验。

④ 其他食品可酌情参考上述食品处理方法。

### 3. 检测

（1）所有操作在室温（20～25℃）下进行，A、B、C、D、E 型金黄色葡萄球菌肠毒素分型 ELISA 检测试剂盒中所有试剂的温度均应回升至室温方可使用。测定中吸取不同的试剂和样品溶液应更换吸头，用过的吸头以及废液要浸泡到 10%次氯酸钠溶液中过夜。

（2）将所需数量的微孔条插入框架中（一个样品需要一个微孔条）。将样品液加入微孔条的 A～G 孔，每孔 100μL。H 孔加 100μL 阳性对照，用手轻拍微孔板充分混匀，用胶粘纸封住微孔以防溶液挥发，放置在室温下孵育 1 小时。

（3）将孔中液体倾倒至含 10%次氯酸钠溶液的容器中，并在吸水纸上拍打几次确保孔内不残留液体。每孔用多通道加样器 250μL 的洗液，再倾倒掉并在吸水纸上拍干。重复以上洗板操作 4 次。本操作也可用自动洗板机完成。

（4）每孔加入 100μL 的酶标抗体，用手轻拍微孔板充分混匀，放置在室温下孵育 1 小时。

（5）重复第三步操作。

（6）加入 50μL 的 TMB 底物和 50μL 的发色剂至每个微孔中，轻拍混匀，室温黑暗避光处孵育 30 分钟。

（7）加入 100μL 的 2mol/L 硫酸终止液，轻拍混匀，30 分钟内用酶标仪在 450mn 波长条件下测量每个微孔溶液的 OD 值。

### 4. 结果判定

（1）质量控制

测试结果阳性质控的 OD 值要大于 0.5，阴性质控 OD 值要小于 0.3，如果不能同时满足以上要求，测试的结果将不被认可。对阳性结果要排除内源性过氧化物酶的干扰。

（2）临界值的计算

每个微孔条的 F 孔和 G 孔为阴性质控，两个阴性质控 OD 值的平均值加上 0.15 为临界值。

例如：阴性质控 1=0.08

阴性质控 2=0.10

平均值=0.09

临界值=0.09+0.15=0.24

（3）结果表述

OD 值小于临界值的样品孔判为阴性，表述为样品中未检出某型金黄色葡萄球菌肠毒素；OD 值大于临界值的样品孔判为阳性，表述为样品中检出某型金黄色葡萄球菌肠毒素。

**5. 注意事项**

测定中吸取不同的试剂和样品溶液应更换吸头。

# 4.6 习题

1. 无菌操作的基本要求有哪些？

2. 有毒有菌污物有哪些处理要求？

3. 革兰氏染色技术的原理是什么？

4. 干燥箱的作用是什么？分为几种类型？

5. 高压灭菌器的基本使用方法是什么？在使用过程中有哪些注意事项？

6. 超净工作台的工作原理是什么？

7. 什么是菌落总数？它的检测意义是什么？

8. 为什么营养琼脂培养基在使用前要保持在（46±1）℃的温度？

9. 写出细菌菌落总数测定的实验流程。

10. 总结沙门氏菌检测的过程。

11. 简述志贺氏菌检测的一般步骤。

12. 大肠埃希氏菌在伊红美蓝平板上的典型特征有哪些？

13. 肉毒梭菌有哪些典型特征？其致病性如何表现？

14. 肉毒梭菌在什么条件下可以在卵黄琼脂平板上生长？它的典型菌落特征是什么？

15. 什么是商业无菌？

16. 确定罐头食品是否为商业无菌的标准是什么？

17. 双向展开法的优点有哪些？

18. 赭曲霉毒素 A 常出现哪些食物中？有哪些危害？

# 第5章
# 食品中有害物质的检测

## 【知识目标】

☑ 了解食品中农药、兽药残留、非法添加三聚氰胺、苏丹红、塑化剂、瘦肉精的影响和危害。
☑ 通过与感观检验的标准比较，能够对宰前、宰后样品是否含有瘦肉精进行粗略判断。
☑ 了解三聚氰胺"提升"蛋白含量的原理；了解苏丹红的种类；塑化剂的特点。
☑ 掌握一般的检验流程。

## 【技能目标】

☑ 掌握样品预处理方法。
☑ 掌握提取和净化的方法。
☑ 能够按照步骤说明配制出所需的标准液。
☑ 知道检测过程中常用的各种仪器设备的使用方法并能简单维护。
☑ 能熟悉食品中农药、兽药的种类，在此基础上对食品中残留的农药、兽药检测进行设计，能针对不同的检测要求进行局部调整。
☑ 通过实际操作，能根据结果进行分析和判断，同时养成良好的操作习惯。
☑ 在操作过程中锻炼操作技能的同时，培养与他人的合作能力和整体协调能力。

## 5.1 食品中农药残留的检测

### 【典型案例】

上世纪 60 年代至 70 年代，美国陷入越战的泥潭。越共游击队出没在茂密的丛林中，来无影去无踪，声东击西，打得美军晕头转向。越南游击队还利用长山地区密林的掩护，保证了物资运输的畅通。美军为了改变被动局面，切断越共游击队的供给，决定首先设法清除视觉障碍，使越共军队完全暴露于美军的火力之下。为此，美国空军实施了一场"牧场行动计划"。他们用飞机向越南丛林中喷洒了 7600 万升落叶型除草剂，清除了遮天蔽日的树木。美军还利用这种除草剂毁掉了越南的水稻和其他农作物。他们所喷洒的面积占越南南方总面积的 10%，其中 34% 的地区不止一次被喷洒。由于当时这种化学物质是装在桔黄色的桶里的，所以后来被称为"橙剂"。加拿大一家环境公司在越南进行土壤样本采集和调查后发现，虽然战争已远去多年，越南人仍然在遭受着橙剂引发的癌症、基因变异等疾病的折磨。"橙剂"已成为美军留给越南人的一份有毒遗产，成为他们难以抚平的伤痛。

由于他们血液中的毒素含量远远高于常人，其身体因此出现了各种病变。更为严重的是，毒素改变了他们的生育和遗传基因。在越南长山地区，人们经常会发现一些缺胳膊少腿儿或浑身溃烂的畸形儿，还有很多白痴儿童，这些人就是"橙剂"的直接受害者。据统计，越战中曾在南方服役的人，其孩子出生缺陷率高达 30%。此外，在南方服役过的军人妻子的自发性流产率也非常高。除了越南人民，就连参加越战的美国老兵也深受其害，目前除糖尿病外，美越战老兵所患的病中，已有 9 种疾病被证实与"橙剂"有直接关系，包括心脏病、前列腺癌、氯痤疮及各种神经系统疾病等。研究数据表明，参加过"牧场行动计划"的老兵糖尿病的发病率也要比正常人高出 47%；心脏病的发病率高出 26%；患何杰金氏淋巴肉瘤病的概率较普通美国人高 50%；他们妻子的自发性流产率和新生儿缺陷率均和比常人高 30%。

### 5.1.1 农药残留概述

#### 1. 残留农药的种类

目前世界各国的化学农药品种约 1400 多个，作为基本品种使用的有 40 种左右。

（1）按用途分，可以将农药分为杀虫剂、杀菌剂、除草剂、植物生长调节剂、粮食熏蒸剂等；

（2）按毒性分，可以将农药分为高毒、中毒和低毒。

（3）按化学组成分，可以将农药分为有机氯、有机磷、有机氟、有机氮、有机硫、有机砷、有机汞、拟除虫菊酯类、氨基甲酸酯类等。另外还有氯化苦、磷化锌等粮食熏蒸剂。

我国目前常用的农药包括杀虫剂、除草剂、除真菌剂、线虫剂、灭鼠剂、植物生长调节剂等。相对于化肥来说，农药的危害则显得更直接。例如，韭菜虫害韭蛆常常生长在菜体内，表面喷洒杀虫剂难以起作用，所以部分菜农用大量含有有机磷高度杀虫剂灌根，而韭菜具有的内吸毒特征使得毒物遍布整个株体，另外，部分农药与韭菜中含有的硫结合，毒性会增强。

#### 2. 食品中农药残留的来源

农药在生产和使用中，可以经过呼吸道、皮肤等进入人体，其主要通过食物进入人体，占进入人体总量的 90%左右。食物中农药污染的主要来源如下。

（1）施用农药后对作物或食物的直接污染。对农作物喷洒农药后，部分农药会粘附在作物根、茎、果实的表面；或者通过植物叶片组织渗入到植株体内，再经过生理作用运转到植物的根、茎、果实等各部分，并在植物体内经行代谢。

（2）植物根部吸收。

（3）来自食物链和生物富集作用。农药对水体造成污染后，会使水生生物长期生活在低浓度的农药中，水生生物通过多种途径吸收农药，通过食物链可逐级浓缩，尤其是一些有机氯农药和有机汞农药。这种食物链的生物浓缩作用，可以使水体中微小的污染发展至食物的严重污染，可使农药的残留浓度提高至数百倍到数万倍。假设河流中的 DDT 浓度为 1，水生植物体内的 DDT 就可达 265 倍，小鱼体内的达 500 倍，大鱼体内就会达 80000 倍，而水鸟体内则高达 850000 倍。

（4）运输及贮藏中由于和农药混放而造成食品污染。

#### 3. 农药残留对人体的危害

农药除了会造成人体的急性中毒外，绝大多数农药会对人体产生慢性危害，这种情况大多是通过污染食物造成的。某些农药对人和动物的遗传和生殖系统造成影响，是动物和人产生畸形，并引起癌症的重要原因。

农药残留的危害主要表现在以下几个方面：

（1）直接影响人体健康。高残留会引起人体和动物中毒。

（2）污染空气、土壤和水源。空气中的农药杀死了害虫天敌及其他有益昆虫，使原来次要害虫成为主要害虫，产生新的害虫群体。土壤中的农药杀死了土壤中的原生动物及节肢动物，如蚂蚁、甲虫、蜘蛛等。杀菌剂破坏了土壤微生物平衡，因而大量使用化学农药破坏了自然平衡的农业生态环境。

（3）影响蔬菜。使蔬菜品质下降，风味色泽改变，失去产品原有价值。

### 4. 有机氯农药

有机氯农药六六六和滴滴涕，曾因广谱、高效、廉价、急性毒性小而广泛使用。它们具有高度的化学、物理和生物学稳定性，半衰期长达数年，在自然界极难分解。早在 20 世纪 60 年代，人们已经发现由于大量使用滴滴涕，环境中会存在大量的农药残留量，这对生态系统产生了广泛、持久的破坏。另有研究证实，环境中存在的滴滴涕减少了蛋壳的厚度，从而降低了小鸟的孵出率。

有机氯农药容易在人体内蓄积，一般来说，污染食品只存在慢性毒性作用，主要表现在侵害肝、肾及神经系统。这种农药在很多国家已相继被禁用，我国 1983 年停止生产，1984 年停止使用这类药。

由于有机氯农药的脂溶性强，在食品加工过程中单纯的洗涤不能去除。

### 5. 有机磷农药

为防止有机氯农药在环境中的持久性残留，人们开始使用有机磷复合物。有机磷农药是继有机氯农药以后被广泛使用的一类农药，目前生产使用的至少有 60 余种，如早期的高效高毒品种对硫磷（1605）、甲拌磷（3911），后期使用的较多的高效低毒低残留的品种，如乐果、敌百虫、杀螟松、倍硫磷还有毒性极低的马拉硫磷、双硫磷、氯硫磷、地亚农等。

有机磷农药化学性质不稳定，分解快，在作物中残留时间短，所以慢性毒性较少见。使用时主要表现为植物性食物残留，尤其是含芳香物质的植物，如水果、蔬菜，特别是叶菜类，如小白菜、大白菜、鸡毛菜、甘蓝、芹菜、韭菜、花菜、黄瓜等残留问题突出。

有机磷农药残留对人体的危害以急性中毒为主，主要是抑制血液和组织中胆碱酯酶的活性，引起乙酰胆碱在体内大量积聚而出现一系列神经中毒症状，如神经功能紊乱、出汗、震颤、精神错乱、语言失常等。

### 6. 食品中农药残留的检测流程

检测流程主要包括以下几步：（1）收集样品；（2）样品的转运与储藏；（3）准备样品；（4）均质和取样、提取、纯化、浓缩；（5）检测（定量和定性）；（6）数据处理和质量审查；（7）报告结果。

## 5.1.2 食品中有机氯农药残留量的测定

### 1. 气相色谱法

其原理为：样品中的六六六、滴滴涕经过提取、净化后用气相色谱法测定，与标准比较定量。电子捕获检测器对于电负性强的化合物具有较高的灵敏度，利用这一特点，可以分别测出微量的六六六和滴滴涕。在适合的色谱条件下，不同异构体和代谢物可同时分别测定。

出峰顺序：α-666、γ-666、β-666、δ-666、p，p'-DDE、p，p'-DDT、p，p'-DDD、p，p'-DDT。

1）试剂

使用的试剂一般是分析纯，有机溶剂需经重蒸馏。

丙酮、正己烷石油醚（沸程 30～60℃）、苯、硫酸、无水硫酸钠、硫酸钠溶液（20g/L）。

六六六、滴滴涕标准使用液将上述标准储备液以己烷稀释至适宜浓度，一般为 0.01μg/mL。

六六六、滴滴涕标准溶液准确称取甲、乙、丙、丁六六六四种异构体和 p，p'-滴滴涕、p，p'-滴滴滴、p，p'-滴滴伊、o，p'-滴滴涕（α-666、γ-666、β-666、δ-666、p，p'-DDE、p，p'-DDT、p，p'-DDD、p，p'-DDT）各 10.0mg，溶于苯，分别移入 100mL 容量瓶中，加苯至刻度，混匀，每毫升含农药 100.0μg，作为储备液存于冰箱中。

2）仪器

小型粉碎机、小型绞肉机、组织捣碎机、电动振荡器、旋转浓缩蒸发器、吹氮浓缩器、气相色谱仪：具有电子捕获检测器（ECD）。

3）测定步骤

（1）提取

① 称取具有代表性的样品（适用于生的及烹调加工过的蔬菜、水果或谷类、豆类、肉类、蛋类）约 200g，加适量水，在捣碎机中捣碎，混匀。称取匀浆 2～5g，在 50mL 具塞三角瓶中，加 10～15mL 丙酮，在振荡器上振荡 30 分钟，过滤于 100mL 分液漏斗中，残渣用丙酮洗涤四次，每次 4mL，用少许丙酮洗涤漏斗和滤纸，合并滤液 30～40mL，加石油醚 20mL，摇动数次，放气。振摇 1 分钟，加 20mL 硫酸钠溶液（20g/L），振摇 1 分钟，静置分层，弃去下层水溶液。用滤纸擦干分液漏斗颈内外的水，然后将石油醚液缓缓放出，经盛有约 10g 无水硫酸钠的漏斗，滤入 50mL 三角瓶中。再以少量石油醚分三次洗涤原分液漏斗、滤纸和漏斗，洗液并入滤液中，将石油醚浓缩，移入 10mL 具塞试管中，定容至 5mL 或 10mL。

② 称取具有代表性的乳样品 2g，在 10mL 具塞试管中，加 4mL 丙酮，振摇 1 分钟，加 4mL 石油醚，振摇 1 分钟。静置分层。将上层石油醚溶液移入另一个 25mL 具塞试管中，再加 1mL 石油醚于原试管中，不摇。取出上层石油醚合并于 25mL 试管中，重复两次。再加与石油醚等体积的硫酸钠溶液（20g/L），摇混，分层。将上层石油醚溶液取出经无水硫酸钠滤入 10mL 具塞试管中，再加 1mL 石油醚于原 25mL 试管中，不摇。取出上层液合并于 10mL 试管中，重复两次。提取液定容至 4.0mL。

③ 称取具有代表性的均匀食用油样品 0.50g 以石油醚溶解于 10mL 试管中，定容至 10.0mL。

（2）净化

以 5.0mL 提取液加 0.50mL 浓硫酸，盖上试管塞。振摇数次后，打开塞子放气，然后振摇0.5 分钟，以 1600r/min 离心 15 分钟，上层清液，供气相色谱法分析用。

（3）测定

① 气相色谱参考条件

色谱柱：内径 3～4mm，长 1.2～2m 的玻璃柱，内装涂以 OV-17（15g/L）和 QF-1（20g/L）的混合固定液的 80～100 目硅藻土。

Ni-电子捕获检测器：汽化室温度：215℃；色谱柱温度：195℃；检测器温度：225℃；载气（氮气）流速：90mL/min；纸速：0.5cm/min。

② 测量与计算

电子捕获检测器的线性范围窄，为了便于定量，选择样品进样量使之适合各组分的线性范围。根据样品中六六六、滴滴涕存在形式，相应的制备各组分的标准曲线，从而计算出样品中的含量。

六六六、滴滴涕及异构体或代谢物含量按下式计算。

$$X = \frac{A_1 \times 1000}{m_1 \times \frac{V_2}{V_1} \times 1000}$$

式中　$X$——样品中六六六、滴滴涕及其异构体或代谢物的单一含量，单位为 mg/kg；

$A_1$——被测定用样液中六六六或滴滴涕及其异构体或代谢物的单一含量，单位为 ng；

$V_1$——样品净化液体积，单位为 mL；

$V_2$——样液进样体积，单位为 μL；

$m_1$——样品质量，单位 g。

结果的表述：报告平行测定的算术平均值的二位有效数。允许差：相对误差≤15%。

## 2. 薄层色谱法

其原理为：样品中六六六、滴滴涕经有机溶剂提取，并经硫酸处理后，除去干扰物质，浓缩，点样展开后，用硝酸银显色，经紫外线照射生成棕黑色斑点，与标准比较，可概略定量。

（1）分析步骤

① 提取、净化：同气相色谱法。

② 薄层板的制备：称取氧化铝 G4.5g，加 1mL 硝酸银溶液（10g/L）及 6mL 水，研磨至糊状，立即涂在三块 5cm×20cm 的薄层板上，涂层厚度 0.25mm，在 100℃下烘 0.5 小时，置于干燥器中，避光保存。

③ 点样：离薄层板底端 2cm 处，用针划一标记。在薄层板上点 1～10μL 样液和六六六、滴滴涕标准溶液，一块板可点 3～4 个。中间点标准溶液，两边点样品溶液。也可用滤纸移样法点样。

④ 展开：在展开槽中预先倒入 10mL 丙酮-己烷（1+99）或丙酮-石油醚（1+99）。将经过点样的薄层板放入槽内。当溶剂前沿距离原点 10～12cm 时取出，自然挥干。

⑤ 显色：将展开后的薄层板喷以 10mL 硝酸银显色液，干燥后距紫外灯 8cm 处照 10～20 分钟，六六六、滴滴涕等全部显现棕黑色斑点。

（2）计算

六六六、滴滴涕及其异构体或代谢物按下式计算。

$$X = \frac{A \times 1000}{m \times \frac{V_2}{V_1} \times 1000}$$

式中　$X$——样品中六六六、滴滴涕及其异构体或代谢物的单一含量，单位为 mg/kg；

$A$——被测定用样液中六六六或滴滴涕及其异构体或代谢物的单一含量，单位为 μg；

$V_1$——样品浓缩液总体积，单位为 mL；

$V_2$——点板样液体积，单位为 μL；

$m$——样品质量，单位为 g。

结果的表述：报告平行测定的算术平均值的二位有效数。

允许差：相对误差≤15%。

## 5.1.3　食品中有机磷农药残留量的测定

有机磷农药种类很多，按照其结构可分为磷酸酯和硫化磷酸酯两大类，常见的有机磷农药有内吸磷（又名1059）、对硫磷（又名1605）、甲拌磷（又名3911）、敌敌畏（DDVP）、敌百虫、乐果、马拉硫磷（又名4049）、倍硫磷、杀螟硫磷（又名杀螟松）、稻瘟净（又名EBP）等，此外还有毒性很高的甲基对硫磷、乙基对硫磷（E-1605）、甲胺磷等。

有机磷农药残留的测定常采用气相色谱法、薄层色谱-酶抑制法等。

下面以水果、蔬菜、谷类中有机磷农药的多残留测定为例，介绍食品中有机磷农药残留量的测定方法。

### 1. 原理

含有机磷的样品在富氢焰上燃烧，以HPO碎片的形式放射出波长526nm的特性光；这种光通过滤光片选择后，由光电倍增管接收，转换成电信号，经微电流放大器放大后被记录下来。样品的峰面积或峰高与标准品的峰面积或峰高进行比较定量。

### 2. 试剂

丙酮、二氯甲烷、氯化钠、无水硫酸钠、助滤剂Celite545、含磷农药标准品。

含磷农药标准溶液的配制：分别准确称取标准品，用二氯甲烷为溶剂，分别配制成1.0mg/mL的标准储备液，储于冰箱（4℃）中，使用时用二氯甲烷稀释配成单一品种的标准使用液（1.0μg/mL）。再根据各农药品种的食品相应值或最小检测限，吸取不同量的标准储备液，用二氯甲烷稀释成混合标准使用液。

### 3. 仪器

组织捣碎机、粉碎机、旋转蒸发仪、气相色谱仪：附有火焰光度检测器（FPD）。

### 4. 试样的制备

取粮食样品经粉碎机粉碎，过20目筛制成粮食试样；取水果、蔬菜样品洗净，晾干，去掉非可食部分后制成待分析试样。

### 5.测定步骤

（1）提取

① 水果、蔬菜：称取50g试样，置于300mL烧杯中，加入50mL水和100mL丙酮（提取液总体积为150mL），用组织捣碎机提取1～2分钟。匀浆液经铺有二层滤纸和约10gCelite545的布氏漏斗减压抽滤。从滤液中分取100mL移至500mL分液漏斗中。

② 谷物：称取25g试样，以下步骤同①自"置于300mL烧杯中，加入50mL水和100mL丙酮"起，依法操作。

（2）净化：向提取的滤液中加入10～15g氯化钠使溶液处于饱和状态。猛烈振摇2～3分钟，静置10分钟，使丙酮从水相中盐析出来，水相用50mL二氯甲烷振摇2分钟，再静置分层。

将丙酮与二氯甲烷提取液合并，经装有20～30g无水硫酸钠的玻璃漏斗脱水滤入250mL圆底烧瓶中，再以约40mL二氯甲烷分数次洗涤容器和无水硫酸钠。洗涤液也并入烧瓶中，用旋转蒸发器浓缩至约 2mL，浓缩液定量转移至 5～25mL 容量瓶中，加二氯甲烷定容至刻度。

（3）气相色谱测定

① 色谱参考条件。

② 色谱柱。

③ 玻璃柱 2.6m×3mm，填装涂有 4.5%（m/m）DC-200+2.5%（m/m）OV-17 的 ChromosorbWAWDMCS（80～100 目）的担体。

④ 玻璃柱 2.6m×3mm，填装涂有 1.5%（m/m）DCOE-1 的 ChromosorbWAWDMCS（60～80 目）。

⑤ 气体速度：氮气（$N_2$）50mL/min、氢气（$H_2$）100mL/min、空气 50mL/分钟。

⑥ 温度：柱箱 240℃、汽化室 260℃、检测器 270℃。

（4）测定

吸取 2～5μL 混合标准液及样品净化液注入色谱仪中，以保留时间定性。以试样的峰高或峰面积与标准比较定量。

**6. 计算**

$$X_i = \frac{A_i \times V_1 \times V_3 \times E_{si} \times 1000}{A_{si} \times V_2 \times V_4 \times m \times 1000}$$

式中　$X_i$——i 组分有机磷农药的含量，单位为 mg/kg；

　　　$A_i$——试样中 i 组分的峰面积，积分单位；

　　　$A_{si}$——混合标准液中 i 组分的峰面积，积分单位；

　　　$V_1$——试样提取液的总体积，单位为 mL；

　　　$V_2$——净化用提取液的总体积，单位为 mL；

　　　$V_3$——浓缩后的定容体积，单位为 mL；

　　　$V_4$——进样体积，单位为 mL；

　　　$E_{si}$——注入色谱仪中的 i 标准组分的质量，单位为 ng；

　　　$m$——样品的质量，单位为 g。

结果的表述：报告算术平均值的二位有效数。

相对误差≤15%。

# 5.2　食品中兽药残留的检测

**【典型案例】**

2002 年，为了回应环保团体施加的压力，麦当劳等快餐连锁店宣布不再购买在饲养过程中使用过恩诺杀星抗菌素的鸡肉，因为恩诺杀星与一种治疗人类炭疽病的环丙杀星相类似。考虑到感染人体的弯曲杆菌对这种药物的耐药性问题，美国食品及药物管理局已考虑收回恩诺杀星生产厂家的生产许可证，因为这家公司拒绝自动将该药从家禽市场撤出。三家美国最大的肉类公司之前曾宣布不再给健康的家禽使用抗菌素。这三家公司鸡肉产量的总和占目前美国市场的三分之一。

## 5.2.1　兽药残留概述

兽药残留是指给动物使用兽药或饲料添加剂后,药物的原型及其代谢产物可蓄积或贮存于动物的细胞、组织、器官或可食性产品（如蛋、奶）中，为兽药在动物性食品中的残留，简称兽药残留。

一般来说，兽药进入动物性食品的主要途径有：

（1）预防和治疗畜禽疾病用药；

（2）饲料添加剂中兽药的使用；

（3）食品保鲜中加入的兽药。

兽药残留多为抗生素类（青霉素类、四环素类、大环内酯类、氯霉素等），合成抗菌素类（呋喃唑酮、恩诺沙星等）、激素类（乙烯雌酚、雌二醇、丙酸睾丸酮等）、肾上腺激素、β-兴奋剂等。

目前我国动物性食品里的残留主要源于以下方面：一是来源于饲养过程。有的养殖户及养殖场为了达到防病治病减少动物死亡的目的，实行药物与口粮同步；二是来源于饲料，长期使用或使用不当，通过食物链对人体产生危害，造成畜禽产品种药剂残留及耐药菌株产生。

### 1. 食品中兽药残留的危害

食用含有兽药残留的动物性食品后，一般不表现急性毒性作用。但如果经常性的食用含兽药残留的动物性食品，会造成兽药残留在人体内蓄积，从而引起组织器官发生病变，甚至癌变。主要表现以下几个方面：

（1）毒性损害：长期食用含兽药残留的动物性食品后，可造成药物蓄积，当达到一定浓度后，就会对人体产生毒性作用。

（2）引发超敏反应：经常食用一些低剂量青霉素、四环素、磺胺类药物及某些氨基糖苷类抗生素等残留的食品，能使易感的个体出现超敏反应。

（3）导致病源产生耐药性：经常食用低剂量药物残留食物可使细菌产生耐药性。

（4）致畸、致癌、致突变作用：某些兽药残留长期或大剂量被人体摄入后，可产生致畸、致癌、致突变作用。

### 2. 兽药残留监控措施

遵守最高残留限量和休药期规定是避免兽药残留超标，确保动物性食品安全的关键。

（1）兽药的最高残留限量（MRLVDs）：由于使用某种兽药而在食物中或食物表面产生的此兽药残留的最高允许浓度，以鲜重计表示为 mg/kg 或 μg/kg。

（2）休药期：畜禽停止给药到允许屠宰或动物性产品（肉、蛋、奶等）上市的间隔时间。

在畜牧业生产过程中，只要科学、合理地使用兽药，不使用违禁药物和未被批准的药物，就不会导致动物性食品中兽药残留超标、危害消费者健康的情况发生。

到目前为止，农业部已先后制订、修订并颁布了 240 多种兽药在动物性食品中最高残留限量标准和休药期标准；建立了动物性食品中 52 种兽药残留的检测方法标准；建立了完整的兽药残留检测网络结构，开展了兽药残留的基础研究和实际监控工作，初步建立起适合我国国情并与国际接轨的兽药残留监控体系。自 1999 年以来，我国已连续 6 年开展了动物性食品中兽药残留的监测工作，监测地区、动物种类、兽药种类、样品数量每年都有大幅度的增长。

## 5.2.2 畜禽肉中土霉素、四环素、金霉素残留量的测定（高效液相色谱法）

### 1. 原理

样品经提取，微孔滤膜过滤后直接进样，用反相色谱分离，以紫外检测器检测，与标准比较定量，出峰顺序为土霉素、四环素、金霉素。标准加入法定量。

**2. 试剂**

（1）乙腈（分析纯）。

（2）0.01mol/L 磷酸二氢钠溶液：称取（1.56±0.01）g 磷酸二氢钠（NaH$_2$pH$_4$·2H$_2$O）溶于蒸馏水中，定容到 100mL，经微孔滤膜（0.45μm）过滤，备用。

（3）土霉素（OTC）标准溶液：称取土霉素（0.01±0.0001）g，用 0.1mol/L 盐酸溶液每毫升含土霉素 1mg。

（4）四环素（TC）标准溶液：称取四环素（0.01±0.001）g，用 0.01mol/L 盐酸溶液溶解并定容 10mL，此溶液每毫升含四环素 1mg。

（5）金霉素（CTC）标准溶液：称取金霉素（0.01±0.0001）g，溶于蒸馏水并定容成 10mL，此溶液每毫升含金霉素 1mg。

以上标准品均按 1000 单位/mg 折算。除乙腈外，其他溶液应于 4℃ 以下保存，可使用 1 周。

（6）混合标准溶液：取土霉素和四环素标准溶液各 1mL，取金霉素标准溶液 2mL，置于 10mL 容量瓶中，加蒸馏水至刻度。此溶液每毫升含土霉素、四环素各 0.1mg，金霉素 0.2mg，临时现配。

（7）5%高氯酸溶液。

**3. 仪器**

高效液相色谱仪（HPLC）：具紫外检测器。

**4. 色谱条件**

（1）柱：ODS-C18（5μm）6.2mm×15cm。

（2）检测波长：355nm。

（3）灵敏度：0.002AUFS。

（4）柱温：室温。

（5）流速：1.0mL/分钟。

（6）进样量：10μL。

（7）流动相：乙腈/0.01mol/L 磷酸二氢钠溶液〔用 30%（V/V）硝酸溶液调节 pH＝2.5〕，35∶65（*V/V*），使用前用超声波脱气 10 分钟。

**5. 操作方法**

（1）样品测定 称取（5±0.01）g 切碎的肉样（<5mm），置于 50mL 锥形烧瓶中，加入 5%高氯酸 25mL，于振荡器上振荡提取 10 分钟，移入到离心管中，以 2000r/min 离心 3 分钟，取上清液经 0.45μm 滤膜过滤，取溶液 10μL 进样，记录峰高，从工作曲线上查得含量。

（2）工作曲线：分别称取 7 份切碎的肉样，每份（5±0.01）g，分别加入混合标准溶液 0μL、25μL、50μL、100μL、150μL、200μL、250μL（含土霉素、四环素各为 0μg、2.5μg、5.0μg、10.0μg、15.0μg、20.0μg、25.0μg，含金霉素 0μg、5.0μg、10.0μg、20.0μg、30.0μg、40.0μg、50.0μg），按样品测定的方法操作，以峰高为纵坐标，以抗生素含量为横坐标，绘制工作曲线。

（3）计算

$$X = \frac{A \times 1000}{m \times 1000}$$

式中  $X$——样品中抗生素含量，单位为 mg/kg；

$A$——样品溶液测得抗生素质量，单位为 μg；

$m$——样品质量，单位为 g。

### 5.2.3  畜禽肉中己烯雌酚的测定

#### 1. 原理

样品匀浆后，经甲醇提取过滤，注入 HPLC 柱中，经紫外检测器鉴定。在波长 230nm 处测定吸光度同条件下绘制工作曲线，己烯雌酚含量与吸光度值在一定浓度范围内成正比，将样品与工作曲线比较定量。

#### 2. 试剂

使用的试剂一般为分析纯，有机溶剂需过 0.5μmFH 滤膜，无机试剂需过 0.45μm 滤膜。

（1）甲醇。

（2）0.043mol/L 磷酸二氢钠（$NaH_2PO_4 \cdot 2H_2O$）：取 1g 磷酸二氢钠溶于水成 500mL。

（3）磷酸。

（4）己烯雌酚（DES）标准溶液：精确称取 100mg 己烯雌酚（DES）溶于甲醇，移入 100mL 容量瓶中，加甲醇至刻度，混匀，每毫升含 DES1.0mg，储于冰箱中。

（5）己烯雌酚（DES）标准使用液：吸取 10.00mLDES 储备液，移入 100mL 容量瓶中，加甲醇至刻度，混匀，每毫升含 DES100μg。

#### 3. 仪器

（1）高效液相色谱仪：具紫外检测器。

（2）小型绞肉机。

（3）小型粉碎机。

（4）电动振荡机。

（5）离心机。

#### 4. 操作方法

（1）提取及净化：称取（5±0.1）g 绞碎（小于 5mm）肉样品，放入 50mL 具塞离心管中，加 10.00mL 甲醇，充分搅拌，振荡 20 分钟，以 3000r/min 离心 10 分钟，将上清液移出，残渣中再加 10.00mL 甲醇，混匀后振荡 20 分钟，以 3000r/min 离心 10 分钟，合并上清液，此时出现混浊，需再离心 10 分钟，取上清液过 0.5μmFH 滤膜，备用。

（2）色谱条件

① 紫外检测器检测波长：230nm。

② 灵敏度：0.04AUFS。

③ 流动相：甲醇：0.043mol/L 磷酸二氢钠，70/30；用磷酸调 pH=5（其中 $NaH_2PO_4 \cdot 2H_2O$ 水溶液需过 0.45μm 滤膜）。

④ 流速：1mL/min。

⑤ 进样量：20μL。

⑥ 色谱柱：CLC-ODS-C18（5μm）6.2mm×150mm 不锈钢柱。

⑦ 柱温：室温。

（3）工作曲线绘制：称取 5 份（每份 5.0g）绞碎的肉样品，放入 50mL 具塞离心管中，分别加入不同浓度的标准液（6.0μg/mL，12.0μg/mL，18.0μg/mL，24.0μg/mL）各 1.0mL，同时做空白。其中甲醇总量为 20.00mL，使其测定浓度为 0.00μg/mL，0.30μg/mL，0.60μg/mL，0.90μg/mL，1.20μg/mL，按提取及净化的处理方法提取备用。

（4）测定：分别取样 20μL，注入 HPLC 柱中，可测得不同浓度 DES 标准溶液峰高，以 DES 浓度对峰高绘制工作曲线，同时取样液 20μL，注入 HPLC 柱中，测得的峰高从工作曲线图查出相应含量，Rt=8.235。

（5）计算

$$X = \frac{A \times 1000}{m \times \dfrac{V_2}{V_1}}$$

式中　$X$——样品中己烯雌酚含量，单位为 mg/kg；

　　　$A$——进样体积中己烯雌酚含量，单位为 ng；

　　　$m$——样品的质量，单位为 g；

　　　$V_2$——进样体积，单位为 μL；

　　　$V_1$——样品甲醇提取液总体积，单位为 mL；

**5. 说明及注意事项**

本标准适用于新鲜鸡肉、牛肉、猪肉、羊肉中己烯雌酚残留量测定。最小检出限 1.25ng（取样 5g 时，最小检出浓度 0.25mg/kg）。

# 5.3　食品中瘦肉精的检测

## 【典型案例】

近年来，为了单纯追求销售利润，一些违禁化学药品常被非法添加到饲料、大宗农畜产品中，食品安全事件时有发生，"三聚氰胺"、"瘦肉精"、"毒豇豆"、"毒豆芽"、"皮革奶"等也成了人们耳熟能详的"新名词"。"瘦肉精"的滥用不但对人们的餐桌构成了威胁，也给体育等其他行业带来了负面影响，同时也严重影响了正常生产经常活动。因此，加强"瘦肉精"监测，已成为防止"瘦肉精"滥用，维护正常生产秩序的必要手段。

据了解，瘦肉精的频频作乱要追溯到 2001 年。2001 年 4 月，广州一家六口因食用含"瘦肉精"的猪肝而发生手脚发抖、头痛、心慌、气促等中毒症状，被送医院救治。这就是曾被众多媒体报道的首宗"瘦肉精"导致中毒的事件。而在此后不久的 2001 年 11 月，广东河源市一户居民在市场买回一些猪肉，回家做菜吃完后，出现头晕心悸、四肢颤抖、恶心呕吐等症状。同期有 400 多河源市民因同样症状相继被送到医院。这是河源市建市以来中毒人数最多的群体性食物中毒事件，所有中毒者病发前均食用过猪肉。"河源毒猪肉事件"因中毒人数众多而震惊全国。

### 5.3.1 瘦肉精概述

**1. "瘦肉精"的发现**

20 世纪 80 年代初，美国脂胺公司研究人员意外发现，在饲料中添加一定量的"瘦肉精"时，能够改善动物物质的代谢途径，加强脂肪分解，促进蛋白质合成，还可以使其生长速度增快，瘦肉率增加 9～16%。所以它曾作为饲料添加剂在世界各地推广使用。在 80 年代后期，被引进我国。

**2. "瘦肉精"的性状**

"瘦肉精"的化学名称为盐酸克伦特罗，是苯乙醇胺类衍生物，其制剂常用盐酸盐，呈白色结晶粉末，无臭、味苦，溶于水和乙醇，微溶于丙酮，不溶于乙醚，其化学结构和药理性质与肾上腺素和去甲肾上腺素类似，可选择性地作用于 α-受体，引起交感神经兴奋，又称 β-兴奋剂。它具有良好的平喘作用，临床用于治疗哮喘。试验证明，盐酸克伦特罗在体内吸收快，其半衰期长，消除缓慢，主要分布于肝脏、肾、肺和肌肉，且在肝脏中的残留是肌肉中的 200 倍。

**3. "瘦肉精"的作用机理**

"瘦肉精"能选择性的作用于猪 β-肾上腺素受，激活腺苷酸环化酶，使环磷腺苷增加，当使用剂量是治疗剂量的 5～10 倍，且使用时间较长的情况下，能够加强脂肪分解，促进蛋白质合成，实现营养再分配，提高胴体瘦肉率 。

"瘦肉精"在畜牧养殖业上应用能提高猪、牛、羊等牲畜的生长速度，增加瘦肉率，减少饲料使用，使肉品提早上市，降低成本，并能促进毛色红润光亮，收腹，卖相好；屠宰后，肉色鲜红，脂肪层极薄，往往是皮贴着瘦肉，瘦肉丰满。

**4. "瘦肉精"种类**

在我国，以前将盐酸克伦特罗俗称为"瘦肉精"，其实"瘦肉精"不是特定的一种物质，既不是兽药，也不是饲料添加剂，而是一种激素。任何能够促进瘦肉生长、抑制动物脂肪沉积的物质都可以叫做"瘦肉精"，又称 β-兴奋剂。近年来，随着对"瘦肉精"的监测力度不断加大，各种新型"瘦肉精"也随之不断"问世"。2002 年农业部、卫生部和国家药品监督管理局联合发布公告禁止在饲料和动物饮用水中使用盐酸克伦特罗、沙丁胺醇、莱克多巴胺等 7 种 β-兴奋剂；2010 年，农业部发布 1519 号公告，禁止在饲料和动物饮用水中使用苯乙醇胺 A、班布特罗、盐酸齐帕特罗等 9 种 β-兴奋剂；2011 年国务院食品安全委员会办公室《"瘦肉精"专项整治方案》（食安办〔2011〕14 号）规定的"瘦肉精"品种目录，共 16 种，分别是：盐酸克伦特罗、莱克多巴胺、沙丁胺醇、硫酸沙丁胺醇、盐酸多巴胺、西马特罗、硫酸特步他林、苯乙醇胺 A、班布特罗、盐酸齐帕特罗、盐酸氯丙那林、马布特罗、西布特罗、溴布特罗、酒石酸阿福特罗、富马酸福莫特罗。

**5. "瘦肉精"的危害**

由于盐酸克伦特罗性质稳定，要加热至 172℃才会分解，所以烹调无法破坏它的毒性。医学研究表明，人食用了含"瘦肉精"的猪肉后，会对心脏和神经有刺激作用，出现恶心、头晕、四肢无力、手颤等中毒症状，特别是对心脏病、高血压、甲亢、青光眼、前列腺肥大患者危害更大，中毒严重可导致人死亡。所以，"瘦肉精"在我国畜牧业生产中被列为禁用物质。

#### 6. "瘦肉精"的检测方法

（1）感官检验法

① 宰前检疫：如有皮毛异常光亮，呼吸急促，后臀部外形异常饱满且突出，四肢严重颤抖或卧地不起的，基本上可初步判定。

② 宰后检验：有"瘦肉精"残留的猪肉肉色较深，肉质鲜艳，后臀部肌肉饱满突出，脂肪层非常薄；在胴体两侧腹股沟脂肪层内毛细血管分布密集，甚至呈充血状态，可怀疑有"瘦肉精"残留。

（2）化学分析法

主要包括酸碱度法和分光光度计法。

① 酸碱度法：正常新鲜肉多呈中性或弱碱性，宰后 1 小时，pH 值为 6.2～6.3，自然条件下冷却 6 小时以上为 5.6～6.0；而有"瘦肉精"残留的猪肉其 pH 值明显小于该范围。

② 分光光度计法：因"瘦肉精"溶于水，所以可以直接用水提取，且其可以显芳香第一胺类及氯化物的鉴别反应，因此，可以用分光光度计法来进行检测，结果可在 243nm 与 296nm 波长处得到最大吸收峰。此法不需昂贵设备，操作简单。但是灵敏度低、有杂质干扰、重现性差。

### 5.3.2 实验室常用检测方法

目前，"瘦肉精"的实验室常用检测方法主要有胶体金试条法、酶联免疫法、色谱法和质谱法（气相色谱-质谱和液相色谱-串联质谱），由于胶体金试条法和酶联免疫法简单快速，以及质谱法检测精准而在生产和实验室检测中常被采用。

#### 1. 胶体金快速检测试纸条

胶体金法是以胶体金作为示踪标志物应用于抗原抗体的特异性反应的一种免疫标记技术。该检测法是一种快速定性的检测方法，检测样本一般为尿液，目前常用的有盐酸克伦特罗、莱克多巴胺和沙丁胺醇 3 种试纸卡，检测卡含有被事先固定于硝酸纤维膜测试区（T）的抗原和控制区（C）的 Ⅱ 抗以及固定于结合垫上的金标抗体。样品经简单处理，取上清液滴入检测卡的样品孔中，根据两条色带的颜色判断阴性和阳性。该法操作简便、快速，适用于批量普检筛选、宰前检疫等现场检测。但是有假阳性发生。使用此法检测时，应注意以下事项：$C_{18}$

（1）样品处理所需容器要保证干净无污染。

（2）检测卡的适宜温度在 15～25℃，在过高或过低温度下不适于检测。

（3）样品孔中应滴加无气泡的液体 3～4 滴。

（4）试验中一定要做阴性对照，要用阴性样品做对照，不能用水或其他液体代替。

（5）在规定时间内观察 C 线及 T 线，一般只要 C 线显色，T 线无论颜色深浅均可判定为阴性。

（6）对发现的疑似阳性样品，要及时送有条件单位采用质谱法确证。

#### 2. 酶联免疫法（ELISA）

ELISA 的基本原理是基于抗原和抗体的特异性反应与酶的高效催化作用的有机结合，即通过化学方法将酶与抗盐酸克伦特罗抗体结合形成酶标记物,之后将其与盐酸克伦特罗反应形成酶标记复合物,再将此复合物与酶的底物作用,通过底物显示的颜色变化和深浅来判定样品中盐酸克伦特罗的含量。目前,国内外均开发研制出检测"瘦肉精"残留的 ELISA 试剂盒。该法操作简便、准确、快速、灵敏度高、特异性强,适用于大批量样品的检测,是目前常用的检测方法之一。

（1）试样的准备

为保证样品充分被提取。可适当延长涡旋时间、离心时间及离心转数,效果比较理想。

（2）试剂的准备

① 不同批次的试剂盒不能混用,特异性不同。

② ELISA 中用的蒸馏水或去离子水,应为新鲜的和高质量的。

③ 试剂盒中本次试验不需用的部分应及时放回冰箱保存。

④ 检测过程中应保持在室温 20～25℃,避免阳光直射下进行。

（3）加样

① 加样时应加在板孔的底部,避免加在孔壁上部,并注意不可溅出,不可产生气泡,当有气泡时,可用干净的枪头小心刺破。

② 在加酶标物、底物、终止液时,建议尽量使用多道移液枪,以缩短反应时间。动作一定要迅速、准确,避免枪头碰壁或液体溅出。

（4）保温孵育

① 一般为常温（20～25℃）温育,可根据室温适当调节保温时间。

② 如工作台温度过低,应适当铺垫若干纸巾或其他材料。

③ 孵育时间的计算越规范越好,保持添加标准品的一致性。

（5）洗板

① 将孔内液体甩干时,动作要快,要把整板垂直倒置,将液体甩出,防止各孔液体混流,最后在吸水纸上拍干,不可甩干, 此种方法可有效避免试剂盒孔的交叉污染。

② 洗板次数和两次洗板间隔时间应尽量按照说明书进行。

（6）显色

① 在一定时间内,阴性孔可保持无色,而阳性孔则随时间的延长而呈色加强。适当提高温度有助于加速显色进行。

② 在定量测定中,加入底物后的反应温度和时间应按规定力求准确。

③ 定性测定的显色可在室温进行,时间一般不需要严格控制,有时可根据阳性对照孔和阴性对照孔的显色情况适当缩短或延长反应时间,及时判断。

（7）测定

① 对定量判定应绘制半对数曲线,从曲线上读出样品对应浓度值。

② 对于每次试验浓度值的准确性判定可观察标准样品的吸光度值是否为线性关系,即吸光度值是否呈梯度递减来判定,当吸光度值无明显梯度时应考虑重新检测。

③ 当板间差异性大时,可能原因是板与板之间孵育时间相差太大,板与板之间洗涤不一致,移液枪使用不当、温度不同等。

（8）注意事项

① 选用的试剂盒必须经农业部备案,在选用一种试剂盒前通过检测回收率确保试剂盒质量。

② 完整阅读使用说明书，在适当环境条件下，严格按照检测流程规范操作。

③ 近年来，酶联免疫法疑似阳性值越来越低，对检测要求越来越高，所以要选用有一定检测基础的检测人员。

④ 在检测过程中，需添加阳性、阴性对照品，监控检测结果。

⑤ 对发现的疑似阳性样品，要及时送至有条件的单位采用质谱法确证。

### 3. 气相色谱-质谱法（CG-MS）

GC-MS 法的优点是把色谱高效快速的分离效果和质谱高灵敏度的定性分析有机结合起来，能在多种残留物同时存在的情况下对某种特定的残留物进行定性、定量分析，且具有更高的检测限。该法与 HPLC 法相比，其灵敏度更高，假阳性率更低。因此，我国将 GC-MS 法定为检测"瘦肉精"的确证性方法。

### 4. 毛细管区带电泳法（CE）

CE 法适用于那些难以用液相色谱法分离的离子化样品的分离与分析，其分离效率可达几百万理论塔板数。该法灵活性大，操作简便，所需样品量极少，且准确度、精确度均已符合生物样品中残留物的检测标准。但是需复杂仪器，检测耗时长。

### 5. 高效液相色谱法（HPLC）

HPLC 法适合测定热不稳定和强极性的 β-兴奋剂及其代谢产物，而且，HPLC 可以与柱前提取、纯化及柱后荧光衍生化反应和质谱（MS）等系统联用，容易实现分析过程的自动化。目前，我国已将 HPLC 法作为检测"瘦肉精"残留的半确证性方法。该法检测精确度较高，具较高特异性。但是设备昂贵、操作繁琐、耗时长。

在现有的"瘦肉精"检测方法中，酶联免疫法、高效液相色谱法、气相色谱-质谱法等，检测费用昂贵，检测程序繁琐，耗时长。胶体金快速检测试纸条，适合大批量初筛，将成为今后检测"瘦肉精"残留方法的宠儿，值得进一步深入研究和开发。

（1）方法原理

用加有甲醇的稀酸溶液将饲料中的盐酸克仑特罗盐酸盐溶出，溶液碱化，经液液萃取和固相萃取净化后，直接在 HPLC 仪上分离、测定，或经衍生后于 GC-MS 仪器上分离、检测。

（2）样品处理

称取样品适量（配合饲料 5g，预混料和浓缩料 2g）精确至 0.0001g，置于 100mL 三角瓶中，准确加入提取液（偏磷酸：甲醇=80：20，其中偏磷酸的浓度为 0.5%）50mL，振摇使全部润湿，放在超声水浴中超声提取 15 分钟，期间每 5 分钟振摇一次，取上层液于离心机上 4000r 离心 10 分钟。准确吸取上清液 10mL，置于 150mL 分液漏斗中滴加 2mol/L 氢氧化钠溶液，充分振摇，将 pH 值调至 11~12。溶液用 30、25mL 乙醚萃取两次，令醚层通过无水硫酸钠干燥。用少许乙醚淋洗分液漏斗和无水硫酸钠，并用乙醚定容至 50mL。准确吸 25mL 于 50mL 烧杯中，置于通风橱内、低于 50℃ 加热块或沙浴上蒸干。残渣溶于 2mL，0.02mol/L 盐酸溶液，取 1.00mL 置于预先已分别用 1mL 甲醇和 1mL 去离子水处理过的 SPE 小柱上，用注射器稍试加压，使其过柱速度不超过 1mL/min。再先后分别用 1mL SPE 淋洗液-1（含 2%氨水的 5%甲醇水溶液）和 SPE 淋洗液-2（含 2%氨水的 30%甲醇水溶液）淋洗，最后用甲醇洗脱，洗脱液置 70±5℃ 加热块或沙浴上，用氮气吹干。

### 6. HPLC 法（筛选法）

在净化、吹干的样品残渣中准确加入 1～2mL 0.02mol/L 盐酸溶液，充分振摇、超声，使残渣溶解，必要时过 0.451zm 的滤膜，清液上机测定，用盐酸克仑特罗标准系列进行单点或多点校准。

### 7. GC-MS 法（仲裁法）

在净化、吹干的样品残渣中加入衍生剂 BSTFA 501XL．充分涡旋混合后．置入（70+5）℃烘箱中，衍生反应 30 分钟。用氮气吹干，加甲苯 100tXL，混匀，上机测定。

# 5.4 食品中三聚氰胺的检测

## 【典型案例】

2008 年 9 月，中国爆发三鹿婴幼儿奶粉受污染事件，导致食用了受污染奶粉的婴幼儿产生肾结石病症，其原因是奶粉中含有三聚氰胺。国家质检总局通报全国婴幼儿奶粉三聚氰胺含量抽检结果，共有 22 个厂家 69 批次产品中检出三聚氰胺，被要求立即下架。

据医学专家介绍，三聚氰胺是一种低毒性化工产品，婴幼儿大量摄入会引起泌尿系统疾患。多数幼儿通过多饮水勤排尿的方法结石可自行排出。如果出现尿液混浊、排尿困难等症状时，需要及时到医院就诊。发生急性肾功能衰竭时，如及时治疗，患儿也可以恢复。

### 5.4.1 三聚氰胺概述

#### 1. 三聚氰胺的概念

三聚氰胺为纯白色单斜棱晶体，无味，密度为 1.573g/cm$^3$（16℃）。常压熔点 354℃（分解）；快速加热升华，升华温度为 300℃。溶于热水，微溶于冷水，极微溶于热乙醇，不溶于醚、苯和四氯化碳，可溶于甲醇、甲醛、乙酸、热乙二醇、甘油、吡啶等，低毒。在一般情况下较稳定，但在高温下可能会分解放出氰化物。呈弱碱性（pKb=8），与盐酸、硫酸、硝酸、乙酸、草酸等都能形成三聚氰胺盐。在中性或微碱性情况下，与甲醛缩合而成各种羟甲基三聚氰胺，但在微酸性中（pH 值 5.5～6.5）与羟甲基的衍生物进行缩聚反应而生成树脂产物。遇强酸或强碱水溶液水解，胺基逐步被羟基取代，先生成三聚氰酸二酰胺，进一步水解生成三聚氰酸-酰胺，最后生成三聚氰胺。

#### 2. 三聚氰胺的主要用途

三聚氰胺是一种用途广泛的基本有机化工中间产品,最主要的用途是作为生产三聚氰胺甲醛树脂（MF）的原料。三聚氰胺还可以作为阻燃剂、减水剂、甲醛清洁剂等。该树脂硬度比脲醛树脂高，不易燃、耐水、耐热、耐老化、耐电弧、耐化学腐蚀、有良好的绝缘性能、光泽度和机械强度，广泛运用于木材、塑料、涂料、造纸、纺织、皮革、电气、医药等行业。其主要用途有以下几方面：

（1）装饰面板：可制成防火、抗震、耐热的层压板，色泽鲜艳、坚固耐热的装饰板，作飞机、船舶和家具的贴面板及防火、抗震、耐热的房屋装饰材料。

（2）涂料：用丁醇、甲醇醚化后，作为高级热固性涂料、固体粉末涂料的胶联剂、可制作金属涂料和车辆、电器用高档氨基树脂装饰漆。

（3）模塑粉：经混炼、造粒等工序可制成蜜胺塑料，无度、抗污，潮湿时仍能保持良好的电气性能，可制成洁白、耐摔打的日用器皿、卫生洁具和仿瓷餐具，电器设备等高级绝缘材料。

（4）纸张：用乙醚醚化后可用作纸张处理剂，生产抗皱、抗缩、不腐烂的钞票和军用地图等高级纸。

（5）三聚氰胺甲醛树酯与其他原料混配，还可以生产出织物整理剂、皮革鞣润剂、上光剂和抗水剂、橡胶粘合剂、助燃剂、高效水泥减水剂、钢材淡化剂等。

### 3. 毒性危害及诊治

目前三聚氰胺被认为毒性轻微，大鼠口服的半数致死量大于 3 克/公斤体重。据 1945 年的一个实验报道：将大剂量的三聚氰胺饲喂给大鼠、兔和狗后没有观察到明显的中毒现象。动物长期摄入三聚氰胺会造成生殖、泌尿系统的损害，膀胱、肾部结石，并可进一步诱发膀胱癌。1994 年国际化学品安全规划署和欧洲联盟委员会合编的《国际化学品安全手册》第三卷和国际化学品安全卡片也只说明：长期或反复大量摄入三聚氰胺可能对肾与膀胱产生影响，导致产生结石。然而，2007 年美国宠物食品污染事件的初步调查结果认为：掺杂了≤6.6%三聚氰胺的小麦蛋白粉是宠物食品导致中毒的原因，为上述毒性轻微的结论画上了问号。但为安全计，一般采用三聚氰胺制造的食具都会标明"不可放进微波炉使用"。

目前广泛认为三聚氰胺毒性非常轻微，基本上没有肾毒性，但是由于加工过程中的原因使得三聚氰胺中常常混有三聚氰酸，两者紧密结合形成不溶于水的网格结构。摄入人体后由于胃酸的作用三聚氰胺和三聚氰酸相互解离并被分别通过小肠吸收进入血液循环并最终进入肾脏。在肾细胞中两者再次结合沉积从而形成肾结石，堵塞肾小管，最终造成肾衰竭。由于三聚氰胺结石微溶于水，对于成年人，由于经常喝水使得结石不容易形成。但对于哺乳期的婴儿，由于喝水很少并且相比成年人肾脏狭小，造成更容易形成结石。卫生部对于婴幼儿奶粉污染事件指导治疗方案中，对于三聚氰胺造成的轻度结石，推荐大量喝水的方法，也是基于这个原理。

### 4. 假蛋白原理

由于食品和饲料工业蛋白质含量测试方法的缺陷，三聚氰胺也常被不法商人用作食品添加剂，以提升食品检测中的蛋白质含量指标，因此三聚氰胺也被人称为"蛋白精"。

蛋白质主要由氨基酸组成，其含氮量一般不超过 30%，而三聚氰胺的分子式含氮量为 66%左右。通用的蛋白质测试方法凯氏定氮法是通过测出含氮量来估算蛋白质含量，因此，添加三聚氰胺会使得食品的蛋白质测试含量偏高，从而使劣质食品通过食品检验机构的测试。有人估算在植物蛋白粉和饲料中使测试蛋白质含量增加一个百分点，用三聚氰胺的花费只有真实蛋白原料的 1/5。三聚氰胺作为一种白色结晶粉末，没有什么气味和味道，所以掺杂后不易被发现。

## 5.4.2 三聚氰胺的检测方法

目前检测三聚氰胺的方法很多，HPLC，液质和气质联用是较常用的方法。

### 1. 超高效液相色谱 2 电喷雾串联质谱法测定饲料中残留的三聚氰胺

饲料样品经 1%三氯乙酸-2-二甲基亚砜提取，WatersOasisMCX 柱净化，超高效液相色谱分离，最终采用电喷雾串联四极杆质谱进行检测。结果表明，三聚氰胺在饲料中的含量范围为 10～5000μg/kg 时,线性关系良好（$r>0199$）。在 10～100μg/kg 的添加水平范围内的平均回收率为 83%～94%,相对标准偏差为 412%～615%。该方法的检出限为 10μg/kg。

### 2. 高效液相色谱-四极杆质谱联用测定饲料中三聚氰胺含量

试验采用自动固相萃取装置，建立合适的过柱程序；运用 Agilent HP1100 高效液相色谱-四极杆质谱联用仪，优化质谱条件，建立饲料中三聚氰胺残留检测方法。该方法的线性范围为 0.010～0.500μg/mL，相对标准偏差在 3.2%～7.7% 之间，回收率在 72.4%～91.2% 之间，具有较好的准确度和精密度。

### 3. 液相色谱串联质谱法（LC-MS/MS）分析宠物食品中三聚氰胺

液相色谱-串联质谱（LC-MS/MS）是用于宠物食品中三聚氰胺检测的方法，将其与美国食品药品监督管理局（US FDA）公布的气相色谱-质谱（GC-MS）和液相色谱（LC）方法进行对比，结果发现 LC-MS/MS 的方法，前处理过程简单，是一种高灵敏度、高选择性的分析方法。

### 4. 液相色谱 2 串联质谱法测定饲料中三聚氰胺残留

应用液相色谱 2 串联质谱法可以测定饲料中三聚氰胺残留。试样用 $V$（乙腈）：$V$（H2O）= 1：1 溶液，提取，高速离心后,供液相色谱 2 串联质谱仪定性定量分析。流动相为 $V$（乙腈）：$V$（H$_2$O）=80：20 混合溶液。采用电喷雾离子源，定性离子对为 127.2/85.2 和 127.2/68.2；定量离子对为 127.2/85.2。在添加了 0.5～10mg/kg 的三聚氰胺标准品时的回收率为 92.6%～103.2%；相对标准偏差（RSD）在 0.8%～2.0%；检出限为 0.2mg/kg。

### 5. 固相萃取-液相色谱-串联质谱法检测食品中的三聚氰胺

样品经均质后，以 1% 三氯乙酸溶液提取，用 OASIS MCX 固相萃取小柱净化，减压浓缩后以甲醇溶解定容，用 Waters BEH-C 柱分离，乙腈和水为流动相，经液相色谱一串联质谱法检测。三聚氰胺线性范围为 0.1～10.0mg/kg，相关系数 $r$ 为 0.9999，平均回收率为 71%～95%，相对标准偏差为 4.56%～9.82%（n=6），方法的检出限为 0.5mg/kg。

### 6. HPLC 法检测三聚氰胺

（1）反相高效液相色谱法测定饲料中三聚氰胺的含量

（2）高效液相色谱-二极管阵列法测定高蛋白食品中的三聚氰胺

建立用高效液相色谱-二极管阵列法测定高蛋白食品中的三聚氰胺的检测方法。对不同样品采用不同的前处理方法，然后用 Agilent TC$_2$C$_{18}$ 4.6 ×250mm 色谱柱，柱温为 40℃，流动相为 0.02mol/L 硫酸铵：甲醇=94：6（$V$：$V$），流速 0.8mL/分钟，二极管阵列检测器于 235 nm 波长下进行检测，并以保留时间和三维光谱图相似性系数进行定性，外标法定量。不同样品的加标回收率为 98.8%～101.5%，RSD 小于 1.2%。方法线性范围为 0.1～150μg/mL，检测限为 0.01μg/mL，相关系数 $R$=0.9999。

（3）固相萃取与高效液相色谱联用测定宠物食品中三聚氰胺

利用阳离子交换 2 反相萃取柱净化样品提取液,结合高效液相色谱对宠物食品中三聚氰胺进行测定，获得较满意的结果。

### 5.4.3 GC-MS 检测方法

**1. 实验仪器与条件**

（1）Agilent 1100 高效液相色谱仪；二极管阵列检测器（DAD），检测波长 240nm，柱温：40℃。

（2）VenusilTM ASB C18（4.6×250mm）；缓冲液：10mm 柠檬酸，10mm 庚烷磺酸钠；流动相：缓冲溶液：乙腈=85：15；流速：1.0mL/分钟。

（3）VenusilTM ASB C8（4.6×250mm）；流动相：缓冲液：乙腈=85：15；缓冲液：10mm 柠檬酸，10mm 辛烷磺酸钠，调 pH 为 3.0；流速：1.0mL/分钟；离子交换固相萃取柱 ClearnertTM PCX。

**2. 实验步骤**

（1）标准样品配制：取 50mg 三聚氰胺标准品，以 20%甲醇溶解定容至 50mL 得到 1000ppm 的标准溶液，使用时以提取液（0.1%三氯乙酸）稀释至所要的浓度。

（2）提取：称取饲料样品 5g，加入 50mL 0.1%三氯乙酸提取液，充分混匀，加入 2mL 2% 乙酸铅溶液，超声 20 分钟。然后取部分溶液转移至 10mL 离心管中，以 8000r/min 离心 10 分钟，取上清液 3mL 过混合型阳离子交换小柱（PCX）。

（3）净化（PCX 小柱，60mg/3mL）：

① 活化及平衡：3mL 甲醇，3mL 水。

② 上样：加入提取液 3mL。

③ 淋洗：3mL 水；3mL 甲醇；弃去淋洗液并将小柱抽干。

④ 洗脱：5mL 5%氨化甲醇（$v/v$）洗脱。（5%氨化甲醇的配制：5mL 氨水+95mL 甲醇）。

⑤ 浓缩：50℃，氮气吹干，20%甲醇/水定容至 2mL，HPLC 分析或衍生后 GC/MS 分析。

### 5.4.4 LC-MS 检测方法

**1. 实验试剂**

（1）VenusilTMASBC18（4.6×250mm）；缓冲液：10mm 柠檬酸，10mm 庚烷磺酸钠；流动相：缓冲溶液：乙腈=85：15；流速：1.0mL/min。

（2）VenusilTMASBC8（4.6×250mm）；流动相：缓冲液：乙腈=85：15；缓冲液：10mm 柠檬酸，10mm 辛烷磺酸钠，调 pH 为 3.0；流速：1.0mL/min。

（3）离子交换固相萃取柱 ClearnertTMPCX。

**2. 实验步骤**

（1）标准样品配制：取 50mg 三聚氰胺标准品，以 20%甲醇溶解定容至 50mL 得到 1000ppm 的标准溶液，使用时以提取液（0.1%三氯乙酸）稀释至所要的浓度。

（2）提取：称取饲料样品 5g，加入 50mL0.1%三氯乙酸提取液，充分混匀，加入 2mL2% 乙酸铅溶液，超声 20 分钟。然后取部分溶液转移至 10mL 离心管中，以 8000r/min 离心 10 分钟，取上清液 3mL 过混合型阳离子交换小柱（PCX）。

（3）净化（PCX 小柱，60mg/3mL）：

① 活化及平衡：3mL 甲醇，3mL 水。

② 上样：加入提取液 3mL。

③ 淋洗：3mL 水；3mL 甲醇；弃去淋洗液并将小柱抽干。

④ 洗脱：5mL 5%氨化甲醇（$V/V$）洗脱。（5%氨化甲醇的配制：5mL 氨水+95mL 甲醇）。

⑤ 浓缩：50℃，氮气吹干，20%甲醇/水定容至 2mL，HPLC 分析或衍生后 GC/MS 分析。

# 5.5  食品中苏丹红的检测

## 【典型案例】

在北京市的禽蛋交易市场，一些摊位打着白洋淀"红心"鸭蛋的招牌招揽顾客。包装上介绍：白洋淀的鸭子捕食小鱼小虾、水虫水草，因此这些鸭蛋的营养价值远远高于喂饲料的鸭子产的鸭蛋。然而，在白洋淀区，记者发现这里的鸭子都被圈养在狭小的水域里，并是以吃小鱼小虾为主，这些蛋腌好煮熟后，蛋黄并不红，而是橘黄色，后经调查才发现这样的红鸭蛋实际是出自石家庄。他们的鸭子之所以能产下"红心"鸭蛋，关键是在饲料里加了一些"营养素"。这种"营养饲料"是红色的。据介绍， 他们当地的养鸭户把这种染红饲料的药称作"红药"，"红药"加得越多，鸭子产的蛋也会越红。这样的"红心"鸭蛋，每月销量高达 70 多吨——主要来自于河北白洋淀国华禽蛋加工厂。这种"红心"鸭蛋品相好，每斤要 7 元左右，比农贸市场内的 5 元一斤贵出了 40%。后经检测后发现这 6 种"红药"里含有 46.5%的工业染料苏丹红Ⅳ号。苏丹红Ⅳ号颜色红艳，毒性很大。国际癌症研究机构将苏丹红Ⅳ号列为三类致癌物，其初级代谢产物列为二类致癌物，食用后可能致癌。我国禁止使用于食品。而每公斤鸭蛋里的含量高达 0.137 毫克，可以对人体造成非常大的伤害。

1995 年欧盟（EU）等国家已禁止其作为色素在食品中进行添加，我国也明文禁止使用。但由于其染色鲜艳，印度等一些国家在加工辣椒粉的过程中还容许添加苏丹红Ⅰ号。

2005 年 2 月 18 日,英国最大的食品制造商的产品中发现了被欧盟禁用的苏丹红Ⅰ号色素，下架食品达到 500 多种。

2005 年 3 月 4 日 北京市有关部门从亨氏辣椒酱中检出"苏丹红Ⅰ号"。不久，湖南长沙坛坛香调料食品有限公司生产的"坛坛乡辣椒萝卜"也被检出含有"苏丹红Ⅰ号"。

2005 年 3 月 15 日,肯德基新奥尔良烤翅和新奥尔良烤鸡腿堡调料中发现了"苏丹红Ⅰ号"成分。几天后，北京市有关部门在食品专项执法检查中再次发现，肯德基用在"香辣鸡腿堡"、"辣鸡翅"、"劲爆鸡米花" 3 种产品上的"辣腌泡粉"中含有"苏丹红Ⅰ号"。

随后，全国 11 个省市 30 家企业的 88 个样品被检出含有苏丹红，苏丹红事件席卷中国。

## 5.5.1  苏丹红概述

苏丹红是一种非生物合成着色剂，一般不溶于水，易溶于有机溶剂。它大量用于生物、化学毒理化研究中的着色，机油溶解剂、润滑剂、汽车蜡和鞋油等工业产品的染色，地板的增色，及焰火礼花的着色。

苏丹红不属食品添加剂，但因性质稳定，常被一些不法商家用作食用色素，如用于碳酸饮料和糖果等增色的"胭脂红"，肉肠、火腿和果冻等的"诱惑红"。苏丹红可分成苏丹Ⅰ、苏丹Ⅱ、苏丹

Ⅲ、苏丹Ⅳ。苏丹红具有致突变性和致癌性，国际癌症研究机构把苏丹红归为第3类可致癌物质。

苏丹红的检测方法有凝胶柱净化-高效液相色谱法、二极管阵列检测器——高效液相色谱法、气相色谱-质谱（gc/ms）选择离子检测法（sim）、分光光度法等。2005年3月29日国家质量监督检验度总局和国家标准委联合发布《食品中苏丹红染料的检测方法——高效液相色谱法》（GB/T19681—2005）。

## 5.5.2 高效液相色谱法测定食品中苏丹红含量

### 1. 试剂与器皿

（1）色谱柱管：1cm（内径）×5cm（高）的注射器管。

（2）色谱用氧化铝（中性100～200目）：105℃下干燥2小时，于干燥器中冷至室温，每100g中加入2mL水降活，混匀后密封，放置12小时后使用。

（3）氧化铝色谱柱：在色谱柱管底部塞入一薄层脱脂棉，干法装入处理过的氧化铝至3cm高，轻敲实后加一薄层脱脂棉，用10mL正己烷预淋洗，洗净柱中杂质后，备用。

（4）5%冰坩的正己烷液：吸取50mL丙酮用正己烷定容至1L。

（5）标注贮备液：分别取苏丹Ⅰ、苏丹Ⅱ、苏丹Ⅲ及苏丹Ⅳ各10mg（按实际含量折算），用乙醚溶解后用正己烷定容至250mL。

### 2. 前处理样品制备：将液体、浆状样品混合均匀，固体样品需细磨。

（1）红辣椒粉等粉状样品

称取1～5g（标准至0.001g）样品于三角瓶中，加入10～30mL正己烷，超声5分钟，过滤，用10mL正己烷洗涤残渣数次，至洗出液无色，合并正己烷液，用旋转蒸发仪浓缩至5mL以下，慢慢加入氧化铝色谱柱中，为保证色谱效果，在柱中保持正己烷液面为2mm左右时上样，在全程的色谱过程中不应使柱干涸，用正己烷少量多次淋洗浓缩瓶，一并注入色谱柱。控制氧化铝表层吸附的色素带宽宜小于0.5cm，待样液完全流出后，视样品中含油类杂质的多少用10～30mL正己烷洗柱，直至流出液无色，弃去全部正己烷淋洗液，用含丙酮-正己烷液60mL（5+95）洗脱，收集、浓缩后，用丙酮转移并定容至5mL，经0.45μm有机滤膜过滤后待测。

（2）红辣椒油、火锅料、奶油等油状样品

称取0.5～2g（标准至0.001g）样品于小烧杯中，加入适量正己烷溶解（约1～10mL），难溶的样品可于正己烷中加温溶解。按（1）中"慢慢加入氧化铝色谱柱中……过滤后待测"操作。

（3）辣椒酱、番茄沙司等含水量较大的样品

称取10～20g（标准至0.001g）样品于离心管中，加入10～20mL水将其分散成糊状，含增稠剂的样品多加水，加入30mL正己烷-丙酮（3+1），均浆5分钟，以3000r/min离心10分钟,吸出正己烷层，在下层再加入20mL×2次正己烷均浆，离心，合并3次正己烷，加入无水硫酸钠5g脱水，过滤后于旋转蒸发仪上蒸干并保持5分钟，用5mL正己烷溶解残渣后，按（1）中"慢慢加入氧化铝色谱柱中……过滤后待测"操作。

（4）香肠等肉制品

称取粉碎样品10～20g（标准至0.001g）于三角瓶中，加入60mL正己烷充分均浆5分钟，滤出清液，再以20mL×2次正己烷均浆，过滤。合并3次滤液，加入5g无水硫酸钠脱水，过滤后于旋转蒸发仪上蒸至5mL以下，按（1）中"慢慢加入氧化铝色谱柱中……过滤后待测"操作。

### 3. HPLC 测定条件

梯度条件见表 5-1，苏丹红标准 HPLC 如图 5-1 所示。

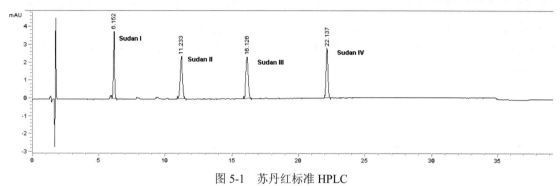

图 5-1　苏丹红标准 HPLC

表 5-1　HPLC 梯度条件

| 时间（分钟） | 流动相 | | 曲　　线 |
| --- | --- | --- | --- |
| | 溶剂 A%：0.1%甲酸的水溶液-乙腈（85+15） | 溶剂 B%：0.1%甲酸的乙腈溶液-丙酮（80+20） | |
| 0 | 25 | 75 | 线性 |
| 10.0 | 25 | 75 | 线性 |
| 25.0 | 0 | 100 | 线性 |
| 32.0 | 0 | 100 | 线性 |
| 35.0 | 25 | 75 | 线性 |
| 40.0 | 25 | 75 | 线性 |

## 5.5.3　薄层色谱法检测辣椒酱中苏丹红 I

### 1. 仪器与试剂

KQ-300DE 型医用数控超声波清洗器、氮吹仪、722s 分光光度计、匀浆机、涂铺器（上海科哲生化科技有限公司）、微量进样器（5μL）（上海高欣玻璃仪器厂）、玻璃板（50mm×100mm）。苏丹 I、硅胶 g（青岛海洋化工厂）、羧甲基纤维钠水溶液（5g/L）、无水硫酸钠。乙腈、氯仿、环己烷、乙酸乙酯均为分析纯，实验所用水均为二次水。

### 2. 标准溶液的配制

准确称取 25.0mg 的苏丹 I 标准样品，以乙腈溶解并转入 50mL 的容量瓶定容，取上述标准储备液分别配制浓度为 5μg/mL、8μg/mL、10μg/mL、15μg/mL、20μg/mL、25μg/mL、30μg/mL的系列标准溶液。

### 3. 样品处理

所用样品为市售辣椒酱，采用乙腈提取方法。称取 5g 辣椒酱加入乙腈 10mL，经震荡仪振荡 3 分钟，超声波震荡 10 分钟，重复提取 3 次，合并提取液，加入无水硫酸钠干燥，再用氮吹仪浓缩至干，用氯仿溶解定容 1mL，待分析。

### 4. 薄层板的制备

称取 4g 硅胶 G 于 100mL 烧杯中，加入 11mL 羧甲基纤维钠水溶液，用匀浆机仔细搅拌 15 分钟。然后倒入铺有洗净晾干的层析玻璃板的涂铺器上，在玻板上平稳地移动涂布器进行涂布（厚度为 0.25～0.5mm），取下涂好薄层的玻板，置于水平台上在室温下晾干，后在 105～110℃下烘 30 分钟，即置有干燥剂的干燥箱中备用。

### 5. 定性测定

定量吸取标准品溶液、样品提取液和样品加标溶液，点样 2μL 于同一块硅胶 G 薄层板上，以环己烷-乙酸乙酯（体积比为 9：1）为展开剂，饱和 30 分钟，直立上行展开 810cm，挥干溶剂，室温下晾干。

### 6. 分光光度法确认

将展开后样品加标的斑点刮除下来，用乙腈溶解后进行分光光度检测，所得曲线图与标准溶液的曲线图比较。

### 7. 注意事项

（1）薄层板的选择

分别采用荧光玻璃板、铝箔板和普通玻璃板进行实验，展开后斑点较为清晰，都适用于苏丹 I 的展开，因为普通玻璃板比荧光玻璃板和铝箔板便宜、容易获得，并且可以重复循环使用，故本实验均选用普通玻璃板为展开板。

（2）展开剂的选择

用正己烷-乙醚作展开剂的 RF 较小，但斑点较模糊，颜色较浅，RSD 值较大；用苯-乙酸乙酯作展开剂的 RF 值偏大，且峰拖尾；用环己烷-乙酸乙酯作展开剂的 RF 值虽比正己烷-乙醚大，但 RSD 值较小，斑点清晰，便于观察。故选用环己烷-乙酸乙酯作为展开剂。

（3）薄层分离的鉴别及检出限

将 0.5g/L 的苏丹 I 标准溶液、样品及样品加标溶液点样，以环己烷-乙酸乙酯（9：1）为展开剂，展开，晾干。可见，苏丹 I 标准溶液及样品加标液展开后的斑点在同一直线上，样品中不含有苏丹 I。斑点清晰明了，通过观察斑点就可以初步判定样品溶液中是否含有苏丹 I，方便快捷。最低检出限为 8μg/mL。

（4）经荧光光度法、紫外分光光度法、可见分光光度法测定，发觉苏丹 I 溶液在前两种的波长范围内没有吸收，而在可见分光光度法的波长范围内有吸收，经多次反复测定得其最大吸收波长为 475nm，故实验选择 475nm 作为测定波长。

（5）苏丹红浓度与吸光度的关系是 475nm 处苏丹 I 标准溶液（10.050μg/mL）的吸光度，可得线性回归方程为 $a=0.02866c\ 0.4397$，相关系数 $r=0.9755$。

（6）吸光度的比较 475nm 处样品加标溶液（10.050μg/mL）的吸光度，可得线性回归方程为 $a=0.028c\ 0.4325$，相关系数 $r=0.9540$，这同标准溶液非常相似。

# 5.6  食品中塑化剂的检测

## 【典型案例】

2011 年 3 月，台湾卫生署进行例行抽验时，在一款名为"净元益生菌"中发现了可致癌的塑化剂 DEHP。追查发现，其来源是昱伸香料公司所供应的食品添加剂——起云剂。

此事一出，在台湾引起轩然大波。相关部门持续追查发现，凡是浓稠状饮料、儿童食品、钙片等保健品的厂商几乎全部沦陷，数量高达千家以上，产品涉及运动饮料、水果饮料、茶饮料，以及儿童感冒糖浆、儿童钙片、乳酸菌咀嚼片、化妆品等 500 多种。其中，多个企业生产的产品均在大陆有售。台湾卫生专家甚至称，这可能是目前最大的塑化剂污染事件。

国际食品包装协会副会长董金狮在接受《生命时报》记者采访时指出，起云剂是一种比较普遍的食品添加剂，可使饮料避免油水分层，看起来更均匀，还可改善食品口感，它一般由棕榈油、乳化剂等多种物质添加混合制成。但台湾一些不法厂商为节约成本，将其中的棕榈油换成了塑化剂。塑化剂则属于化工原料，主要存在于塑料制品中，起到软化橡胶，增加塑料弹性的作用。一般有两个用途，一是用于食品包装，如保鲜膜、保鲜袋，二是用于制作玩具、汽车坐椅等非食品包装。这次台湾食品出现的 DEHP 属于塑化剂的一种，台湾地区将其列为第四类毒剂化学物质，根本不允许用于食品包装，更别说在食物中添加了。2011 年 6 月 1 日晚，卫生部紧急发布公告，公布第六批食品中可能违法添加的非食用物质和易滥用的食品添加剂名单，塑化剂邻苯二甲酸酯类物质名列其中，这意味着塑化剂将成为卫生监管部门监督管理重点之一。

## 5.6.1  塑化剂概述

### 1. 塑化剂的概念

塑化剂（Plasticizer）顾名思义就是塑料的添加物。在塑料原料加工时，添加塑化剂可以使其物理性质变得较为柔软，易于加工。依据塑料使用的功能、环境不同，可制造成拥有各种韧性、软硬度、光泽度的成品，其中越软的塑料成品所需添加的塑化剂越多。

### 2. 塑化剂的分类

塑化剂种类多达百余种，使用最普遍的为邻苯二甲酸酯类化合物。

邻苯二甲酸酯类（Phthalate Esters，PAEs）是邻苯二甲酸（Phthalate acid）的酯化衍生物，为具些许芳香气味或无气味的无色液体，中等黏度、高稳定性、低挥发性、成本低廉、低水溶解度，但易溶于多数有机溶剂中。邻苯二甲酸酯类在日常及工业上被广泛使用，以邻苯二甲酸二（2-乙基己基）酯（DEHP）为最大宗，占塑化剂产量的四分之三，其次是邻苯二甲酸二丁酯（DBP）。

另一个广泛存有塑化剂的产品是 PVC 制造的儿童玩具，欧盟已经明定塑料玩具中塑化剂的含量需为 0.1%以下。一般常使用的保鲜膜，一种是无添加剂的 PE（聚乙烯）材料，但其黏性较差；另一种广被使用的是 PVC（聚氯乙烯）保鲜膜，有大量的塑化剂，以让 PVC（聚氯乙烯）材质变得柔软且增加黏度。

### 3. 塑化剂的特点

添加塑化剂后，塑料成品具有柔软，易于弯曲、折叠，弹性佳的性质而易于塑形。此外，女性经常使用的香水、指甲油等化妆品，则以邻苯二甲酸酯类作为定香剂，以保持香料气味，或使指甲油薄膜更光滑。但由于塑化剂并非以化学键键结于聚合物中，所以容易受到外在环境因素如温度、使用时间、pH 值的影响而释放到环境中。而且塑化剂易溶于有机溶剂，即使与食物接触时并未加热，塑化剂也有机会渗出到食物中，尤其当接触的食物是表面具非极性油脂的鱼肉时更易"溶"出塑化剂。

### 4. 塑化剂的危害

通常情况下，由于进入体内的邻苯二甲酸酯类物质可以随尿液或粪便排出体外，因此，其对健康的影响取决于它的摄入量。世界卫生组织、美国食品与药品监管局与欧盟分别认为，每人每天摄入 1.5mg、2.4mg 和 3.0mg 及以下的 DEHP 是安全的。我国对于食品容器及包装材料用添加剂中的 DEHP 也严格规定：其从食品包装材料迁移到食品的迁移量为 1.5mg/kg，DINP 为 9mg/kg，与世界发达国家的规定一致。但是长期、大量摄入塑化剂会损害男性生殖能力，促进女性第二性征发育，可能造成儿童性别错乱，造成基因毒性伤害人类基因，影响消化免疫系统、诱发肝癌等危害。

### 5. 检测方法

目前主要根据国家标准 GB/T21911—2008 与国家标准 GB/T21928—2008 的要求，检测食品与食品包装中的邻苯二甲酸酯类物质主要采用气相色谱-质谱联用（GC-MS）测定方法。GC-MS 检测用水通常建议使用超纯水。

## 5.6.2　食品中邻苯二甲酸酯的测定（GB／T21911—2008）

### 1. 试样制备

取同一批次 3 个完整独立包装样品（固体样品不少于 500g、液体样品不少于 500mL），置于硬质全玻璃器皿中，固体或半固体粉碎混匀，液体样品混合均匀，待用。

### 2. 试样处理

（1）不含油脂试样

量取混合均匀液体试样 5mL（含有二氧化碳气的试样需先除去二氧化碳），加入正己烷 2mL，振荡 1 分钟，静置分层（如有必要时盐析或以 4000r/min 离心 5 分钟），取上层清液进行 GC-MS 分析。

称取混合均匀固体或半固体试样 5g，加适量水（视试样水分含量加水，总水量约 50mL），振荡 30 分钟，摇匀。静置过滤，取滤液 25.0mL，加入正己烷 5mL，振荡 1 分钟，静置分层（如有必要时盐析或以 4000r/min 离心 5 分钟），取上层清液进行 GC-MS 分析。

（2）含油脂试样

称取混合均匀纯油脂试样 0.50g（精确至 0.1mg），用乙酸乙酯：环己烷（体积比 1：1）定容至 10mL，涡旋混合 2 分钟，以 0.45μm 滤膜过滤，滤液经凝胶渗透色谱装置净化，收集流出液，减压浓缩至 2mL，进行 GC-MS 分析。

称取混合均匀含油脂试样 0.50g（精确至 0.1mg）于具塞三角瓶中，加入 20mL 石油醚涡旋混合 2 分钟，静置后提取石油醚层，再用石油醚重复洗涤三角瓶中的残渣三次，每次 10mL，合并提取液经无水硫酸钠（10g）过滤，将滤液减压浓缩至干，用乙酸乙酯：环己烷（体积比

1∶1）定容至10mL，涡旋混合2分钟，以0.45μm滤膜过滤，滤液经凝胶渗透色谱装置净化，收集流出液，浓缩至2mL，进行GC-MS分析。

**3. 空白试验**

将试验中使用的试剂进行处理后，进行GC-MS分析。

**4. 测定**

（1）色谱条件

① 色谱柱：HP-5PS石英毛细管柱〔30m×0.25mm（内径）×0.25μm〕或相当型号色谱柱。

② 进样口温度：250℃。

③ 升温程序：初始柱温60℃，保持1分钟，以20℃/min升温至220℃，保持1分钟，再以5℃/min升温至280℃，保持4分钟。

④ 载气：氦气（纯度）为99.999%，流速1mL/min。

⑤ 进样方式：不分流进样。

⑥ 进样量：1μL。

（2）质谱条件

① 色谱与质谱接口温度：280℃。

② 电离方式：电子轰击源（EI）。

③ 监测方式：选择离子扫描模式（SIM）。

④ 电离能量：70eV。

⑤ 溶剂延迟：5分钟。

## 5.6.3 食品塑料包装材料中邻苯二甲酸酯的测定（GB/T21928—2008）

**1. 试样处理**

将试样粉碎至单个颗粒≤0.2g的细小颗粒，混合均匀，准确称取0.2g试样（精确至0.1mg）于具塞三角瓶中，加入正己烷2.0mL，超声提取30分钟，以滤纸过滤，再用正己烷重复上述提取三次，每次10mL，合并提取液用正辛烷定容至50mL，再视试样中邻苯二甲酸酯含量作相应的稀释后，进行GC-MS分析。

**2. 空白试验**

将试验中使用的试剂处理后，进行GC-MS分析。

**3. 测定**

（1）色谱条件

① 色谱柱：HP-5PS石英毛细管柱〔30m×0.25mm（内径）×0.25μm〕或相当型号色谱柱。

② 进样口温度：250℃。

③ 升温程序：初始柱温60℃，保持1分钟，以20℃/min升温至220℃，保持1分钟，再以5℃/min升温至280℃，保持4分钟；

④ 载气：氦气（纯度）99.999%，流速1mL/min。

⑤ 进样方式：不分流进样。

⑥ 进样量：1μL。

（2）质谱条件

① 色谱与质谱接口温度：280℃。

② 电离方式：电子轰击源（EI）。

③ 监测方式：选择离子扫描模式（SIM）。

④ 电离能量：70eV。

⑤ 溶剂延迟：5分钟。

实验过程中要严格防止塑料物质的接触以防有新的污染产生。桶装或瓶装纯净水毫无疑问不能满足 GB/T21911—2008 的要求，它们一般都使用 PET 塑料瓶盛装，这样塑料瓶中的物质会进入水中，使得检测出现误差。

## 5.6.4　生活中常见塑化剂

在塑料容器的底部都有一个带箭头的三角形，三角形里面有一个数字，不同数字代表不同材质的容器。如图 5-2 所示。

| Code 編碼 | Material 物料 | Applications 應用例子 |
|---|---|---|
| ① OR ① PET PETE | Polyethylene Terephthalate 聚對苯二甲酸乙二醇酯 | Clear soft drink and beverage bottles, food packaging 翻明汽水及飲品樽·食品包裝 |
| ② OR ② HDPE PE-HD | High Density Polyethylene 高密度聚乙烯（硬性軟膠） | Bottles (especially for food products, detergent and cosmetics), industrial wrapping and film, sheets, plastic bags 食物·洗潔精及化妝品樽·工業包裝及薄膜·背心膠袋 |
| ③ OR ③ PVC V | Polyvinyl Chloride 聚氯乙烯 | Bottles, packaging film, credit cards, water containers, water pipes 膠樽·包裝薄膜·信用咭·盛水容器·水喉 |
| ④ OR ④ LDPE PE-LD | Low Density Polyethylene 低密度聚乙烯 | Cling film, plastic bags, flexible containers and food wrap 保鮮紙·背心膠袋·彈性容器·食品包裝 |
| ⑤ PP | Polypropylene 聚丙烯（百折膠） | Packaging such as yoghurt and margarine pots, sweet and snack wrappers, medical packaging, milk and beer crates, shampoo bottles 放乳酪及牛油膠盒·糖果及小吃膠袋·醫療用品包裝·牛奶及啤酒膠箱·洗頭水樽 |
| ⑥ PS | Polystyrene 聚苯乙烯（硬膠） | Disposable hot or cold drink cups and plates, fast food clamshells, dairy product containers 即棄杯碟·外賣飯盒·乳製品容器 |
| ⑦ OR ⑦ OTHER O | All other resins and multi-materials not otherwise defined 其他所有未列出之樹脂及混合料 | Other resins, complex composites and laminates 其他樹脂或合成製品 |

blog.sina.com.cn/bishumin1952

图 5-2　常见塑化剂

**1. "01" ——PET（聚对苯二甲酸乙二醇酯）**

矿泉水瓶、碳酸饮料瓶都是用这种材质做成的。饮料瓶不能循环使用装热水，这种材料耐热至 70℃，只适合装暖饮或冻饮，装高温液体或加热则易变形，有对人体有害的物质溶出。并且，科学家发现，这种塑料制品用了 10 个月后，可能释放出致癌物，对人体具有毒性。因此，饮料瓶等用完了就丢掉，不要再用来作为水杯，或者用来做储物容器盛装其他物品，以免引发健康问题得不偿失。

### 2.	"02"——HDPE（高密度聚乙烯）

承装清洁用品、沐浴产品的塑料容器，目前超市和商场中使用的塑料袋多是此种材质制成，可耐 110℃高温，标明食品用的塑料袋可用来盛装食品。承装清洁用品、沐浴产品的塑料容器可在小心清洁后重复使用，但这些容器通常不好清洗，残留原有的清洁用品，变成细菌的温床，清洁不彻底，最好不要循环使用。

### 3.	"03"——PVC（聚氯乙烯）

这种材质的塑料制品易产生的有毒有害物质来自于两个方面，一是生产过程中没有被完全聚合的单分子氯乙烯，二是增塑剂中的有害物。这两种物质在遇到高温和油脂时容易析出，有毒物随食物进入人体后，容易致癌。目前，这种材料的容器已经比较少用于包装食品。如果在使用，千万不要让它受热。

### 4.	"04"——LDPE（低密度聚乙烯）

保鲜膜、塑料膜等都是这种材质。其耐热性不强，通常合格的 PE 保鲜膜在温度超过 110℃时会出现热熔现象，会留下一些人体无法分解的塑料制剂。并且用保鲜膜包裹食物加热后，食物中的油脂很容易将保鲜膜中的有害物质溶解出来。因此，将食物放入微波炉前，先要取下包裹着的保鲜膜。

### 5.	"05"——PP（聚丙烯）

微波炉餐盒采用这种材质制成，耐 130℃高温，透明度差，这是唯一可以放进微波炉的塑料盒，在小心清洁后可重复使用。需要特别注意的是，一些微波炉餐盒，盒体以 05 号 PP 制造，但盒盖却以 06 号 PS（聚苯乙烯）制造，PS 透明度好，但不耐高温，所以不能与盒体一并放进微波炉。为保险起见，容器放入微波炉前，先把盖子取下。

### 6. "06" ——PS（聚苯乙烯）

这是用于制造碗装泡面盒、发泡快餐盒的材质。又耐热又抗寒，但不能放进微波炉中，以免因温度过高而释出化学物。并且不能用于盛装强酸（如柳橙汁）、强碱性物质，因为会分解出对人体不好的聚苯乙烯。因此，要尽量避免用快餐盒打包滚烫的食物。

### 7. "07" ——PC 及其他类

PC 是被大量使用的一种材料，尤其多用于制造奶瓶、太空杯等，因为含有双酚 A 而备受争议。专家指出，理论上，只要在制作 PC 的过程中，双酚 A 百分百转化成塑料结构，便表示制品完全没有双酚 A，更谈不上释出。只是，若有小量双酚 A 没有转化成 PC 的塑料结构，则可能会释出而进入食物或饮品中。因此，在使用此塑料容器时要格外注意。

PC 中残留的双酚 A，温度愈高，释放愈多，速度也愈快。因此，不应以 PC 水瓶盛热水。如果你的水壶编号为 07，下列方法可降低风险：使用时勿加热，勿在阳光下直射。不用洗碗机、烘碗机清洗水壶。第一次使用前，用小苏打粉加温水清洗，在室温中自然烘干。如果容器有任何摔伤或破损，建议停止使用，因为塑料制品表面如果有细微的坑纹，容易藏细菌。避免反复使用已经老化的塑料器具。

## 5.7 习题

1. 简述食品中农药残留的来源种类。
2. 测定食品中有机氯农药残留的国家标准有哪些？了解其样品提取和净化的方法。
3. 用气相色谱测食品中有机磷农药残留时样品如何预处理？
4. 什么是兽药残留？兽药进入动物性食品的途径？何为兽药的最高残留限量（MRLVDs）？
5. 简述高效液相色谱法测定畜禽肉中土霉素、四环素、金霉素残留量的步骤。
6. 简述塑化剂的危害。
7. 简述瘦肉精残留猪肉的特点。
8. 简述胶体金快速检测试纸条测试温度的方法。
9. 测定辣椒酱、番茄沙司等含水量较大的样品中苏丹红含量时如何进行预处理？
10. GC-MS 检测方法测定三聚氰胺含量时，标准溶液如何配置？

# 习题参考答案

## 第1章

1. 食品卫生从食品原料的生产、加工、制造及最后消费的所有过程，为保证其安全性、有益性和完好性而采取的全部措施；食品安全是研究食物的毒性因素和可能存在的风险，并采取控制和降低毒性和风险制订相应的措施或方法的一门科学。

2.（1）食品加工过程工艺操作不当和储藏不当：如微生物杀灭不彻底，导致食品残留病原微生物。

（2）超量使用和滥用食品添加剂、非法添加物引起食品安全问题。

3. 食品污染是指食品被外来的、有害人体健康的物质所污染。按污染物的性质，食物污染可以分为生物性、化学性及物理性污染三类。

4. 食物中毒（Food Poisoning）是指健康人摄入了含有生物性或化学性有毒有害物质的食物，或把有毒有害物质当作食物摄入后出现的非传染性疾病。可分为食物中毒细菌，食物中毒霉菌和真菌，食物中毒化学物质及有毒动植物。

5. 根据检验目的、食品特点、批量、检验方法、微生物的危害程度等确定采样方案；应采用随机原则进行采样，确保所采集的样品具有代表性；采样过程遵循无菌操作技术程序，应采取必要的措施防止样品中原有微生物的数量变化，保持样品的原有状态。

6.（1）在无菌操作下进行。

（2）采样用具必须是无菌的。

（3）所用容器不得含有任何消毒剂、防腐剂抗生素等杀菌或抑菌物质。

（4）据样品的种类如袋、瓶、罐装的，应采取完整未开封的，若样品包装过大，则用无菌采样器采样。样品为固体粉末，应边取边混合；为液体，振摇均匀后再取样；为冷冻食品，采样后应保持在冷冻状态；非冷冻食品采样后，应保持在 0~5℃（不能冷冻）。

（5）按规定采样数量及方法采集样品量。

（6）样品采集后贴好标签、标明品名、来源、数量、地点、采样者及年月日等必要时可贴封条送检。

（7）记录采样现场的温度、湿度及卫生状况。

7.（1）采（送）样人将样品和送检单送至委托单位，并签委托检验书。

（2）委托单位收到样品送检单后，对样品进行登记编号，贴好标签，送交检验并对备查样品进行登记留样。

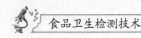

（3）缴纳委托检测费用。

（4）委托单位在收样之日起 15 个工作日内出具检验结果报告，对中毒食品或可能引起中毒食品的检验，在 5 个工作日内出具检验结果报告。

（5）到委托单位自取检测报告或进行邮寄检测报告。

8. 将不需冷冻的样品保持在 1～5℃环境中（如冰壶）。如需保持冷冻状态，则需保存在泡沫塑料隔热箱内（箱内有干冰可维持在 0℃以下）。

9. 应先将盐水加热到 45℃后放入样品（不能高于 45℃），促使其溶解。

10. 放入沸水内煮 3～5 秒或灼烧表面进行表面灭菌，再用灭菌剪刀剪掉表层，取深度样品 25g，剪碎或研碎制成混悬液。

11. 用点燃的酒精棉球对瓶口进行消毒灭菌，用石炭酸或来苏儿（煤酚皂液）等浸泡过的纱布盖好瓶口，再用消毒开瓶器开启后直接吸取进行检验，将样品倒入无菌磨口瓶中，盖上一块消毒纱布，开一缝隙轻轻摇动，使气体溢出后再进行检验。

12. 各种食品检样的处理与制备过程中注意无菌操作。

## 第 2 章

1. 防腐剂（Preservative）是指能够防止和抑制食品在加工后的存放、储运、销售等过程微生物的繁殖，延长食品保质期的在食品中使用的添加剂。

（1）根据来源分类

① 天然防腐剂：从生命组织中提取的均有防腐作用的食品添加剂。例如，鱼精蛋白等。

② 合成防腐剂：指化学合成的具有防腐作用的食品添加剂。例如，苯甲酸及其盐类等。

天然防腐剂安全性较高，但是有效价低、抗菌时间短等特点，最常用的还是苯甲酸及其盐类、山梨酸及其盐类这些化学合成的防腐剂。

（2）根据对微生物的作用分类

① 杀菌剂：在较短的时间内杀死微生物的食品添加剂。例如，环氧乙酸等。

② 抑菌剂：使微生物生长繁殖减慢甚至停止的食品添加剂。例如，壳聚糖等。

但是二者常因浓度高低、作用时间长短和微生物种类等不同而有时很难区分。

（3）根据组成成分分类

① 有机防腐剂：其成分是有机物的防腐剂。例如，山梨酸钾及其盐类等。

② 无机防腐剂：其成分是无机物的防腐剂。例如，亚硝酸盐类等。

③ 生物防腐剂：从微生物的代谢产物中提取出来的有防腐作用的物质。例如：乳酸链球菌素等。

生物防腐剂安全性相对较高但是其适用范围较小，最常见的还是前两种。

2.（1）要充分了解可能引起该食品腐败的微生物的种类和所选防腐剂的抗菌谱，最低抑菌浓度，做到有的放矢。

（2）了解所用防腐剂的性质，如溶解性，pH 值条件等，以便正确使用。

（3）了解食品加工工艺，贮藏条件，保质期限等，以确保在保值期有效。

（4）不用防腐剂的配合使用，又起协同作用。

（5）防腐剂又与热处理，冷处理辐射等方法相结合。

（6）确保合理添加时机。

（7）适宜增加食品酸度，降低 pH 值。

（8）减少食品的污染。

3. 香肠等肉制品，亚硝酸盐的作用除了发色以外还可以防腐，增强风味。

4.（1）严格控制其使用范围、使用量及残留量。

（2）配合使用发色助剂，降低发色剂的用量。

（3）寻找发色剂的替代物。

5. 高效液相色谱准确性较高。

6. 着色剂是指能使食品着色和改善食品色泽的食品添加剂。

按来源分为食用天然色素和食用合成色素。

食用天然色素：主要是指由生物体中提取的色素，例如：从植物中提取的辣椒红素、姜黄等；从动物体内提取的有胭脂虫红、紫胶红等，从微生物体内提取的有红曲红等。

食用合成色素：指人工化学合成方法所得到的色素，基本为有机物质。靛蓝（色淀）、亮蓝（色淀）、二氧化钛（白色素）等都属于人工合成色素。

7. 食用天然色素有的大多数来自食品本身安全性高，有的还会有一定的营养价值，着色后产生的颜色比较自然等优点，但是也有不稳定、易混浊、成本高、有怪味等缺点。

食用合成色素与食用天然色素相比安全性受到质疑，但是也有色彩鲜艳、色调多、性质稳定、着色力强、坚牢度大、可任意调配、成本低廉、使用方便等优点。近几年食用合成色素应用很广泛，用量和使用范围受到严格限制。

8. 在用亚硫酸处理水果时，会渗入到水果组织内部，用单纯加热的方法不能去除，只有把水果组织破碎才能除尽二氧化硫。用亚硫酸保藏的水果只适于制作果酱、干果、果酒、蜜饯等，不能作为罐头的原料。

9. 还原性漂白剂主要是亚硫酸及其盐类，使用时要注意以下几点：

（1）还原性漂白剂是亚硫酸类物质，各种亚硫酸类物质中含有的有效二氧化硫含量不同现配现用，以防亚硫酸盐不稳定而挥发。

（2）如果食品中存在金属离子时，可将残留的亚硫酸氧化；还能使已经还原的色素氧化显色，从而降低漂白剂的效力。所以在生产时同时使用金属螯合剂来去除金属离子。

（3）用亚硫酸盐类漂白的物质，由于二氧化硫消失而容易复色，所以通常在食品中会残留二氧化硫，但残留量不得超过标准。

（4）亚硫酸不仅抑制不了果胶酶的活性，还会有损于果胶的凝聚力。再者，在用亚硫酸处理水果时，会渗入到水果组织内部，用单纯加热的方法不能去除，只有把水果组织破碎才能除尽二氧化硫。

（5）亚硫酸盐对硫胺素有破坏作用，故不用于鱼类食品。

（6）亚硫酸盐易与醛、酮、蛋白质等反应，影响食品原有成分。

10. 甜味剂是指赋予食品甜味的食品添加剂。

（1）根据来源分类

① 天然甜味剂：自然界本身就有的或者从天然生物中提取出来的甜味剂。例如：木糖醇、甘草甜味素、甜菊糖等。

② 人工合成甜味剂：指化学合成的甜味剂剂。例如：糖精钠、甜味素、甜蜜素、安塞蜜等。

（2）根据对化学结构和性质分类。

① 糖类甜味剂：本身就是糖类的甜味剂。例如：糖醇等

② 非糖类甜味剂：甜度很高但是不属于糖类、不参与代谢的甜味剂。例如：甘草甜味素、

甜菊糖、糖精钠等。

（3）根据营养价值分类。

① 营养型甜味剂：本身可以为机体提供营养的甜味剂。例如：糖醇类。

② 非营养型甜味剂：只有甜味而没有营养价值的甜味剂。例如：糖精钠、甜蜜素等。

11. 化学合成甜味剂：化学性质稳定，耐热不易出现失效的现象，不参加机体代谢，不供能，甜度较高，不会引起龋齿但安全性受到质疑。

天然甜味剂：相对安全但会供能，引起龋齿。

## 第3章

1. 样品采集的原则有两个，一是尽量不要将杂质带入样品，二是不要是样品有损耗。

2. 铅的主要来源是食品，其次是汽油等污染；食品中的含铅较高有传统的爆米花，松花蛋等；铅的毒性主要损害人的神经系统、肝肾等。

3. 铅对儿童的危害要高于成年人，原因是儿童的吸收率高于成年人的吸收率。

4. 基体改进剂的使用：可以减少杂质的干扰。

5. 汞的危害很高，可以影响人的神经系统，危害肝肾，尤其是甲基汞的危害更高，汞常温下即可蒸发，温度越高，蒸发速度越快。对呼吸道等粘膜刺激较强。在体内可以蓄积。

6. 冷原子吸收光谱法特点：不需要加热。

测定汞的原理：汞蒸汽对波长 253.7nm 的共振线具有强烈的吸收作用，样品经过消化液（硝酸-硫酸或硝酸-硫酸-五氧化二钒）消化使汞转为离子状态，在强酸性条件下被氯化亚锡还原成元素汞，以氮气干燥清洁空气作为载体，将汞吸出，进行冷原子吸收测定，与标准系列比较定量。

7. 因为海洋生物体内的砷是以有机砷形式存在的，其中砷原子与碳原子的结合屏蔽了巯基的作用，所以海洋生物毒性低于陆地生物。

8. 国标方法规定了氢化物原子荧光法、原子吸收法、银盐法、砷斑法。

9. 试剂空白可以提高结果的准确度，消除试剂和仪器的干扰。

10. 镉的危害：镉的生物半衰期长，排泄缓慢，少量的镉持续进入体内可因长期积累对组织器官造成损伤，在肾脏、肝脏、肺脏、骨骼、生殖系统、心血管系统、胃肠系统、胰脏表现出明显病变，相对于人体的毒害而言，则仅次于汞居第二位。

11. 镉的测定方法：样品经灰化或酸消解后，注入原子吸收分光光度计石墨炉中，电热原子化后吸收 228.8nm 共振线，在一定浓度范围，其吸收值与镉含量成正比，与标准系列比较定量。

## 第4章

1.（1）接种细菌时必须穿工作服、戴工作帽。

（2）进行接种食品样品时，必须穿专用的工作服、帽及拖鞋，应放在无菌室缓冲间，工作前经紫外线消毒后使用。

（3）接种食品样品时，应在进无菌室前用肥皂洗手，然后用 75%酒精棉球将手擦干净。

（4）进行接种所用的吸管，平皿及培养基等必须经消毒灭菌，打开包装未使用完的器皿，不能放置后再使用，金属用具应高压灭菌或用 95%酒精点燃烧灼三次后使用。

（5）从包装中取出吸管时，吸管尖部不能触及外露部位，使用吸管接种于试管或平皿时，

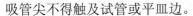

吸管尖不得触及试管或平皿边。

（6）接种样品、转种细菌必须在酒精灯前操作，接种细菌或样品时，吸管从包装中取出后及打开试管塞都要通过火焰消毒。

（7）接种环和针在接种细菌前应经火焰烧灼全部金属丝，必要时还要烧到环和针与杆的连接处，接种结核菌和烈性菌的接种环应在沸水中煮沸 5 分钟，再经火焰烧灼。

（8）吸管吸取菌液或样品时，应用相应的橡皮头吸取，不得直接用口吸。

2.（1）经培养的污染材料及废弃物应放在严密的容器或铁丝筐内，并集中存放在指定地点，待统一进行高压灭菌。

（2）经微生物污染的培养物，必须经 121℃30 分钟高压灭菌。

（3）染菌后的吸管，使用后放入 5%煤酚皂溶液或石炭酸液中，最少浸泡 24 小时（消毒液体不得低于浸泡的高度）再经 121℃30 分钟高压灭菌。

（4）涂片染色冲洗片的液体，一般可直接冲入下水道，烈性菌的冲洗液必须冲在烧杯中，经高压灭菌后方可倒入下水道，染色的玻片放入 5%煤酚皂溶液中浸泡 24 小时后，煮沸洗涤。做凝集试验用的玻片或平皿，必须高压灭菌后洗涤。

（5）打碎的培养物，立即用 5%煤酚皂溶液或石炭酸液喷洒和浸泡被污染部位，浸泡半小时后再擦拭干净。

3. 革兰氏阳性细菌细胞壁较厚，尤其是肽聚糖含量较高，网格结构紧密，含脂量又低，当它被脱色剂 95%乙醇脱色时，引起了细胞壁肽聚糖层网状结构的孔径缩小，通透性降低，从而使媒染后形成的不溶性结晶紫-碘复合物不易逸出，菌体呈初染后的深紫色；而革兰氏阴性细菌的细胞壁肽聚糖层较薄，且壁上的孔隙较大，含有较多易被乙醇溶解的类脂质，当用乙醇处理后，类脂物质溶解，细胞壁孔径增大，增加了细胞壁的通透性，初染的结晶紫-碘复合物易于渗出，用酒精脱色时细菌被脱色，在用蕃红复染后呈复染液的红色

4. 干燥箱可分为普通式和鼓风式两种

5.（1）打开锅盖，向锅内加入适量的水。

（2）将待灭菌的物品放入灭菌锅的内锅内。但不要放得太挤，否则影响蒸汽流通。

（3）盖好锅盖，采用对角形式均匀拧紧盖上的螺旋，勿使漏气。打开放气阀，开始加热。

（4）锅内产生蒸汽后，放气阀即有热气排出，待空气排尽，再关闭放气阀，冷空气未排尽，压力虽然升高而温度达不到要求。

（5）待压力上升到 0.1Mpa 温度达到 121℃时，控制热源，保持恒温 30 分钟。此时必须注意勿使压力继续上升或降低。

（6）停止加热，待压力徐徐下降至零时，将打开放气阀，排出残留蒸汽，打开锅盖，取出灭菌物品。压力未降到要求时，切勿打开放气阀，否则锅内突然减压，培养基和其他液体会从容器内喷出或沾湿棉塞，使用时容易污染杂菌。

（7）将锅内剩余的水倒出，使锅内保持干燥，并做好各项安全检查后才能离去。

在使用高压灭菌器时应注意：

① 要根据不同的培养基，选择不同的灭菌方法，尽量达到最佳的要求（即灭菌最彻底而营养破坏最少，灭菌方法又最简单方便的要求）。

② 加压之前，冷空气一定要完全排尽，以提高灭菌效果。

③ 要注意恒温灭菌。

④ 等自然减压至"0"以后，才能打开灭菌锅盖。

6. 通过风机将空气吸入预过滤器，经由静压箱进入高效过滤器过滤，将过滤后的空气以垂直或水平气流的状态送出，使操作区域达到百级洁净度，保证生产对环境洁净度的要求。

7. 菌落总数是指食品检样经过处理在一定条件下培养后所得 1mL（g）检样中所含菌落的总数。菌落总数主要作为判别食品被污染程度的标志，也可以应用这一方法观察细菌在食品中的繁殖动态，以便对被检样品进行卫生学评价时提供依据。

8. 温度太高会将细菌烫死，太低则琼脂还没有到平板就凝固了。

9. 检样的稀释及培养、培养、计数

10. 前增菌、增菌、分离、生化试验、血清学鉴定、结果报告

11. 增菌、分离、生化试验及血清学鉴定。

12. 黑色具有金属光泽的菌落

13. 厌氧性的杆状菌，形成芽胞，芽胞比繁殖体宽，呈梭状，新鲜培养基的革兰氏染色为阳性，产生剧烈细菌外毒素，即肉毒毒素。

肉毒梭菌的致病性在于所产生的神经毒素即肉毒毒素，这些毒素能引起人和动物的肉毒中毒。

14. 菌落及周围培养基表面覆盖着特有的虹彩样（或珍珠层样）薄层。

15. 罐头食品经过适度的热杀菌以后，不含有致病的微生物，液不含有在通常温度下能在其中繁殖的非致病性微生物，这种状态称作商业无菌。

16. 该批（锅）罐头食品经审查生产操作记录，属于正常；抽取样品经保温试验未胖听或泄漏；保温后开罐，经感官检查、pH 测定或涂片镜检，或接种培养，确证无微生物增殖现象，则为商业无菌。

17. 能进一步除去样品中的杂质，提高灵敏度。

18. 赭曲霉毒素 A 是由多种生长在粮食（小麦、玉米、大麦、燕麦、黑麦、大米和黍类等）、花生、蔬菜（豆类）等农作物上的曲霉和青霉产生的。动物摄入了霉变的饲料后，这种毒素也可能出现在猪和母鸡等的肉中。赭曲霉毒素主要侵害动物肝脏与肾脏。这种毒素主要是引起肾脏损伤，大量的毒素也可能引起动物的肠黏膜炎症和坏死。还在动物试验中观察到它的致畸作用。

## 第 5 章

**1. 食物中农药污染的主要来源如下。**

（1）施用农药后对作物或食物的直接污染

喷洒农药后，部分粘附在作物根、茎、果实的表面；通过植物叶片组织渗入到植株体内，再经生理作用运转到植物的根、茎、果实等各部分，并在植物体内经行代谢。

（2）植物根部吸收

（3）来自食物链和生物富集作用

农药对水体造成污染后，使水生生物长期生活在低浓度的农药中，水生生物通过多种途径吸收农药，通过食物链可逐级浓缩，尤其是一些有机氯农药和有机汞农药。这种食物链的生物浓缩作用，可使水体中微小的污染发展至食物的严重污染，可使农药的残留浓度提高至数百倍到数万倍。假设河流中的 DDT 浓度为 1，水生植物体内的 DDT 就可达 265 倍，小鱼体内的达500 倍，大鱼体内就会达 80000 倍，而水鸟体内则高达 850000 倍。

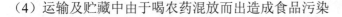

（4）运输及贮藏中由于喝农药混放而出造成食品污染

## 2. 气相色谱法和薄层色谱法

（1）提取

① 称取具有代表性的样品（适用于生的及烹调加工过的蔬菜、水果或谷类、豆类、肉类、蛋类）约200g，加适量水，于捣碎机中捣碎，混匀。称取匀浆2～5g，于50mL具塞三角瓶中，加10～15mL丙酮，在振荡器上振荡30分钟，过滤于100mL分液漏斗中，残渣用丙酮洗涤四次，每次4mL，用少许丙酮洗涤漏斗和滤纸，合并滤液30～40mL，加石油醚20mL，摇动数次，放气。振摇1分钟，加20mL硫酸钠溶液（20g/L），振摇1分钟，静置分层，弃去下层水溶液。用滤纸擦干分液漏斗颈内外的水，然后将石油醚液缓缓放出，经盛有约10g无水硫酸钠的漏斗，滤入50mL三角瓶中。再以少量石油醚分三次洗涤原分液漏斗、滤纸和漏斗，洗液并入滤液中，将石油醚浓缩，移入10mL具塞试管中，定容至5.0mL或10.0mL。

② 称取具有代表性的乳样品2g，于10mL具塞试管中，加4mL丙酮，振摇1分钟，加4mL石油醚，振摇1分钟。静置分层。将上层石油醚溶液移入另一25mL具塞试管中，再加1mL石油醚于原试管中，不摇。取出上层石油醚合并于25mL试管中，重复两次。再加与石油醚等体积的硫酸钠溶液（20g/L），摇混，分层。将上层石油醚溶液取出经无水硫酸钠滤入10mL具塞试管中，再加1mL石油醚于原25mL试管中，不摇。取出上层液合并于10mL试管中，重复两次。提取液定容至4.0mL。

③ 称取具有代表性的均匀食用油样品0.50g以石油醚溶解于10mL试管中，定容至10.0mL。

（2）净化 5mL提取液加0.50mL浓硫酸，盖上试管塞。振摇数次后，打开塞子放气，然后振摇0.5分钟，于1600r/min，离心15分钟，上层清液，供气相色谱法分析用。

薄层色谱法提取净化方法同上

3.（1）提取

① 水果、蔬菜 称取50g试样，置于300mL烧杯中，加入50mL水和100mL丙酮（提取液总体积为150mL），用组织捣碎机提取1～2分钟。匀浆液经铺有二层滤纸和约10gCelite545的布氏漏斗减压抽滤。从滤液中分取100mL移至500mL分液漏斗中。

② 谷物 称取25g试样，以下步骤同①自"置于300mL烧杯中，加入50mL水和100mL丙酮"起，依法操作。

（2）净化 向提取的滤液中加入10～15g氯化钠使溶液处于饱和状态。猛烈振摇2～3分钟，静置10分钟，使丙酮从水相中盐析出来，水相用50mL二氯甲烷振摇2分钟，再静置分层。

将丙酮与二氯甲烷提取液合并，经装有20～30g无水硫酸钠的玻璃漏斗脱水滤入250mL圆底烧瓶中，再以约40mL二氯甲烷分数次洗涤容器和无水硫酸钠。洗涤液也并入烧瓶中，用旋转蒸发器浓缩至约2mL，浓缩液定量转移至5～25mL容量瓶中，加二氯甲烷定容至刻度。

4. 兽药残留是指给动物使用兽药或饲料添加剂后，药物的原型及其代谢产物可蓄积或贮存于动物的细胞、组织、器官或可食性产品（如蛋、奶）中，为兽药在动物性食品中的残留，简称兽药残留。

一般来说，兽药进入动物性食品的主要途径有：

（1）预防和治疗畜禽疾病用药；

（2）饲料添加剂中兽药的使用；

（3）食品保鲜中加入的兽药。

由于使用某种兽药而在食物中或食物表面产生的此兽药残留的最高允许浓度，以鲜重计表示为 mg/kg 或 μg/kg。μL

5.（1）样品测定　称取 5.00g（±0.01g）切碎的肉样（<5mm），置于 50mL 锥形烧瓶中，加入 5%高氯酸 25.0mL，于振荡器上振荡提取 10min，移入到离心管中，以 2000r/min 离心 3min，取上清液经 0.45um 滤膜过滤，取溶液 10μL 进样，记录峰高，从工作曲线上查得含量。

（2）工作曲线　分别称取 7 份切碎的肉样，每份 5.00g（±0.01g），分别加入混合标准溶液 0mL、25mL、50mL、100mL、150mL、200mL、250μL（含土霉素、四环素各为 0mL、2.5mL、5.0mL、10.0mL、15.0mL、20.0mL、25.0μg，含金霉素 0mL、5.0mL、10.0mL、20.0mL、30.0mL、40.0mL、50.0μg），按〔5.（1）〕的方法操作、以峰高为纵坐标，以抗生素含量为横坐标，绘制工作曲线。

（3）计算

$$X = \frac{A \times 1000}{m \times 1000}$$

式中　$X$——样品中抗生素含量，mg/kg；

　　　$A$——样品溶液测得抗生素质量，μg；

　　　$m$——样品质量，g。

6. 长期、大量摄入塑化剂会损害男性生殖能力，促进女性第二性征发育，可能造成儿童性别错乱，造成基因毒性伤害人类基因，影响消化免疫系统、诱发肝癌等危害。

7. 有"瘦肉精"残留的猪肉肉色较深，肉质鲜艳，后臀部肌肉饱满突出，脂肪层非常薄；在胴体两侧腹股沟脂肪层内毛细血管分布密集，甚至呈充血状态，可怀疑有"瘦肉精"残留。

8. 检测卡的适宜温度在 15～25℃，在过高或过低温度下不适于检测。

9. 称取 10～20g（标准至 0.001g）样品于离心管中，加入 10～20mL 水将其分散成糊状，含增稠剂的样品多加水，加入 30mL 正己烷-丙酮（3+1），均浆 5 分钟，3000r/min 离心 10 分钟，吸出正己烷层，于下层再加入 20mL×2 次正己烷均浆，离心，合并 3 次正己烷，加入无水硫酸钠 5g 脱水，过滤后于旋转蒸发仪上蒸干并保持 5 分钟，用 5mL 正己烷溶解残渣后，慢慢加入氧化铝色谱柱中，为保证色谱效果，在柱中保持正己烷液面为 2mm 左右时上样，在全程的色谱过程中不应使柱干涸，用正己烷少量多次淋洗浓缩瓶，一并注入色谱柱。控制氧化铝表层吸附的色素带宽宜小于 0.5cm，待样液完全流出后，视样品中含油类杂质的多少用 10～30mL 正己烷洗柱，直至流出液无色，弃去全部正己烷淋洗液，用含丙酮-正己烷液 60mL（5+95）洗脱，收集、浓缩后，用丙酮转移并定容至 5mL，经 0.45um 有机滤膜过滤后待测

10. 取 50mg 三聚氰胺标准品，以 20%甲醇溶解定容至 50mL 得到 $1000 \times 10^{-6}$ 的标准溶液，使用时，以提取液（0.1%三氯乙酸）稀释至所要的浓度。